MUDRAS

For Healing and Transformation

瑜伽手印大全

108 種療癒手印圖解＋引導式冥想

| 透過手印深入瑜伽的實修堂奧 |

喬瑟夫
Joseph Le Page

·

莉蓮·雷佩吉
Lilian Le Page

楓樹林

我還能再對你多說什麼呢？
這世上沒有一樣東西
比手印更能快速收到修行成效。
——《葛蘭達本集》經文100

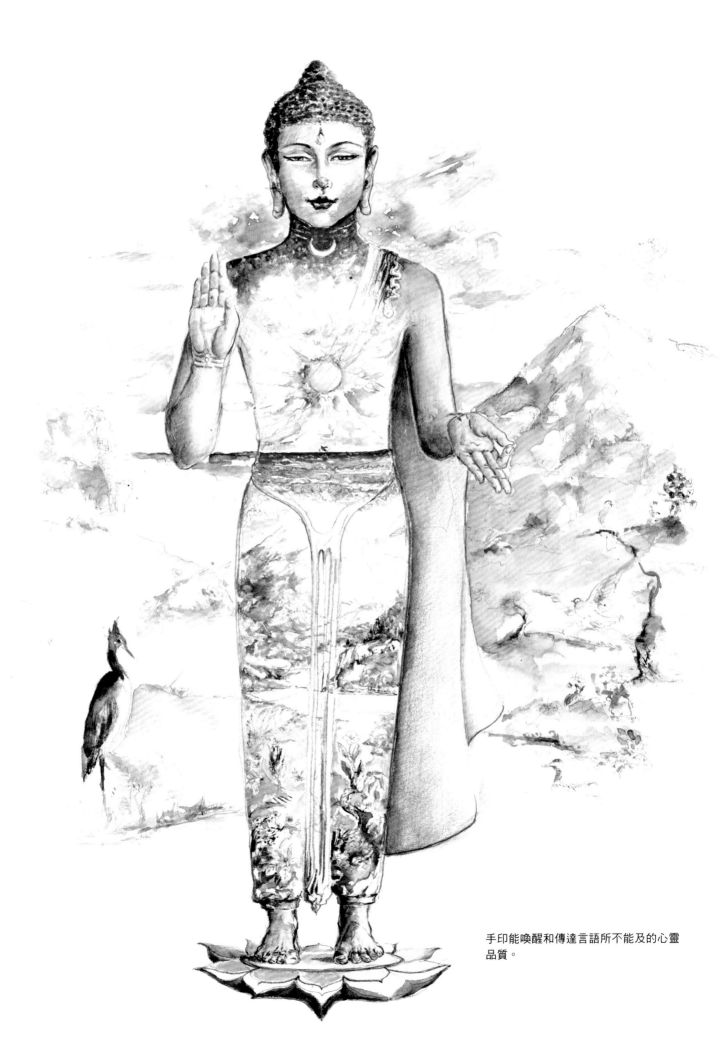

手印能喚醒和傳達言語所不能及的心靈品質。

手印大宇宙

手印（mudras）是一種藉由手部、臉部、身體姿勢，來促進身體健康、維持心理平衡以及邁向靈魂覺醒的工具。梵文的 mudra 這個字，重音在最後這個 a，可翻譯為「手勢」、「印」、「立場態度」或「印契」。手印就是能夠喚起某種心理和精神態度的手勢，每一種手勢都各有其獨特品質或「印形」。Mudra 這個字源自兩個字根：mud 的意思是「喜悅」、「愉悅」、「歡喜」；rati 的意思是「帶來」。手印能夠為我們帶來自身內在本有的喜悅和歡喜，它們一直都在，只是等待被喚醒。

手印的使用，跟印度靈修傳統的關係最為密切，已超過兩千年歷史。不過，世界各地各種不同宗教傳統也使用手印，包括基督宗教，我們經常可以看到基督畫像上出現特定的手部姿勢。某些手印幾乎是全世界共通的，最常看到的就是雙手合十置於胸前的祈禱姿勢，代表禮敬與皈依。在印度靈修傳統中，這個姿勢稱為合掌手印（Anjali mudra）。

手印的源起與演進

手部、臉部、身體姿勢，都屬於我們日常肢體語言的一部分。比如，雙手交叉抱胸，代表防衛；頭部往前垂下，很可能在傳達一種悲傷；拳頭握得很緊，經常是代表憤怒；雙手指尖相觸，可能表示此人心情憂沉；眉毛往上揚起，代表驚訝或不可置信。這些姿勢，都是一種非口語的語言，經常在無意之間透露人們的心情、意圖以及態度。

這些手部、面部、身體姿勢，如果是有意識地使用，以喚起某種心理或精神態度，那麼就稱為手印。人們發現，像是「合一」、「無限」這類難以用精確語言來表達的微妙精神品質，透過手印就很容易完整表現。薩滿教是世界最早使用身形、聲音、動作、身手臉姿勢來喚起宇宙深層神聖能量的傳統之一。薩滿巫醫會在儀式中運用各種姿勢動作來傳遞能量，祈求人們身體健康、療癒治病、與靈性世界溝通。你可以在全世界各地看到擁有各種形式儀式的薩滿教，而在印度，基於與神聖造物本源合一的渴望，演變成一門非常深奧的科學，手印就是這門科學的其中一面。

古印度的偉大聖者（Rishis），透過禪定冥想來探索人類精神深層合一的狀態。手印自然而然就成為表達這些深層靜定狀態的一種方式；後來，他們應眾人要求，將這些體驗傳授給他們的門徒。古代先知們在冥想入定經驗中發現到的終極智慧，就是超越一切二元對立，走向眾生合一之境。這個合一的旅程，必須具備非常多的精神品質，比如：明辨洞察、自由無拘、萬物一體，以及慈悲憐憫。而手印就是喚醒這些精神品質的一種工具，能夠使我們自然而然朝眾生合一的願景邁進。

印度繪畫藝術和雕像當中出現的每一位神祇，都是某特定精神品質的具象化身。而這些神祇所持的手印，就是在反映和傳達這些精神品質。很多雕像或畫像顯示，這些持有手印的神祇，對於印度周邊大陸地區的靈修法門的發展具有相當大的影響力。其中最古老的，就是位於印度埃洛拉和阿旃陀石窟內的佛像壁畫和雕塑，已有將近兩千年歷史。

在印度密續佛教時代，大約西元五世紀到十九世紀間，手印的使用到達巔峰，現今我們已知的各種手印都已經出現。根據密教教義，人身肉體被認為是靈魂聖所，是神性的縮影。而要將肉身轉化成為精神廟堂，必須透過一些縝密設計過的儀式來完成，包括使用神聖音聲、唱誦梵咒、神聖幾何圖形（稱為「壇城」Yantras），以及廣泛使用手印。

十一世紀初，對人體肉身採取正面態度的密教，隨之催生出哈達瑜伽（Hatha Yoga）此一流派，倡導將肉身作為主要修行工具，來追求精神的解脫自在。哈達瑜伽的教導，將瑜伽修行方法分為各種不同階段（或稱為「肢／支」limbs），其中一項就是手印。手印在哈達瑜伽教導中占有非常重要的地位，可從以下這段十七世紀哈達瑜伽經典《葛蘭達本集》（Gheranda Samhita）當中的一段經文得到印證（經文一〇〇）：

「我還能再對你多說什麼呢？這世上沒有一樣東西比手印更能快速收到修行成效。」

無論是人像藝術作品、譚崔儀式，或是哈達瑜伽教義，都在在顯示，手印在印度靈修傳統的演進中，扮演著極為重要的角色。

手部手印的重要性

　　手印可分為好幾種類型。首先是面部姿勢，比如香巴維手印（Shambhavi mudra，將眼球轉向上轉，看著眉心第三眼的方向），可喚醒人體周圍的精微能量。還有一些是類似於哈達瑜伽姿勢的全身手印，比如靠牆倒箭手印（Viparita Karani mudra），則類似於肩倒立式這個瑜伽體式，可長時間維持精微能量的流動。手印也被廣泛應用在印度古典舞蹈中，用以喚起舞者對每一個舞步的本質精髓和情感能有所覺知。

　　不管是在舞蹈舞步中，或是作為療癒和覺醒工具，手部手印都是最常被使用的，因此也成為本書的主題。手部手印之所以受到高度評價，有以下幾個原因：

- 我們的手指內含大量感覺神經和運動神經末梢，是直接與大腦和身體其他部位連繫的強大工具。
- 手部和手指非常靈巧，能夠為喚醒心理與精神品質創造更大範圍的可能性。
- 傳統上，每隻手指都各自與五種元素中的一種相對應，特定幾隻手指的組合，能擴大元素之間保持協調平衡的可能性，更容易達到身體保健效果。
- 手部手印能夠維持手部健康，適度且定期練習手印，有助於預防和治療關節炎。

手印的核心品質

　　核心品質（Core Qualities）指的是：手印所能喚起的、我們內在的正向精神品質。而這些品質就是我們內在深層精神本性的反射，它原本就存在，只是暫時隱藏起來，需要被喚醒。手印就是將這些精神品質加以解鎖的那把有力鑰匙。從手印的梵文名稱，我們通常就能知道它們所關聯的核心品質是什麼，或至少可從名稱得到一些相關線索。例如，rupa 的意思是「形」，因此 Rupa mudra（形手印）能為我們帶來穩定力量，讓事物可以具體成形。Dirgha svara 的意思是「擴展呼吸」，Dirgha Svara mudra（擴展呼吸手印）有助於肋骨和肺葉完全擴張，增強呼吸效能。

　　有很多手印都是以印度神祇之名來命名，這些手印能夠喚醒我們內在的這些男神和女神所代表的核心品質。例如，Kubera（俱毗羅）是財富之神，Kubera mudra 財神手印能為我們內在帶來自我價值感。Ganesha（甘尼薩象神）能夠護身和消除障礙，因此 Ganesha mudra 象神手印能為我們帶來深層信賴與保護的感覺。

　　之所以要特別提出每一種手印能夠喚醒的核心精神品質，是因為我們強調，手勢手印本身並不是目的，更不是用來治病的「靈丹妙藥」，而是用來展現我們內在真實本性原有的正向品質的一種工具，這也是手印能夠帶給我們身體健康、靈魂甦醒的最主要原因。

以冥想來喚醒核心品質

　　本書共列舉了 108 種手印，每一種手印都搭配一則引導式冥想，來幫助你開展該手印的核心品質。這些冥想能夠讓我們更容易去感知及整合核心特質，讓它成為我們的身體經驗，以提高手印的練習效果。這些引導式冥想可以用團體方式進行，也可以個別請老師或靈修指導者來單獨為你做引導。你也可以自己一邊練習手印，一邊默默（或發出聲音）幫自己做冥想引導，或者直接聽喬瑟夫和莉蓮安夫婦共同錄製的《引導式冥想》錄音檔。 使用引導式冥想最棒的方式之一是兩人一組來進行，輪流幫對方引導，然後相互分享經驗。

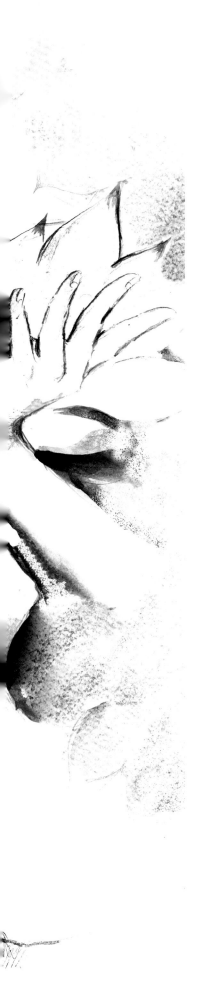

手印是體驗瑜伽法門最直接的工具

具有療癒與轉化作用的手印，運用手部姿勢作為工具，來發掘瑜伽哲學及心理學的重要面向，包括五鞘（五層身體）、五元素、七脈輪以及瑜伽八肢等概念。以手印作為輔助來探索瑜伽法門的這些不同面向，能夠讓我們更直接快速了解瑜伽，也對我們的身體健康、靈性療癒以及意識覺醒大有幫助。以手印作為能量鑰匙，很自然就能領悟瑜伽的深層奧義，並將它融入我們生命的各個層面。

藉由手印來獲得健康和療癒

手印之所以能夠幫助我們獲得健康和療癒，是因為它能夠讓我們生命體每一個層面（層身）都保持在平衡與調和狀態。在身體層面，手印能夠幫助我們將呼吸和覺知意識引導到身體特定部位，提升我們的覺察力，使我們更容易辨識和回應該身體部位發出的訊息。手印是用來引導呼吸最好的一種方法。當我們練習手印，手勢本身就帶有引導呼吸的功能，可以即刻改變呼吸的速度、焦點、品質和位置。藉由手印將覺察力和呼吸帶到身體某特定部位，它會產生一種按摩效果，促進該部位的血液循環。

呼吸得到擴張和引導，就等於是在促進我們身體內部精微能量的平衡。呼吸是我們身體獲得普拉納（prana，也就是「氣」、「生命能量」，或稱「般納」）的主要手段。藉由將氣（呼吸）引導到身體特定部位，就能提升我們對身體精微能量流的感知力，打通阻塞的能量，使體內的氣得以重新自由順暢流動。這些特定手勢，能夠使我們身體精微能量的每一個面向（包括：能量中心／脈輪、能量流／生命風息、能量管道／經脈）皆得以保持平衡。

在心理層面，手印能夠喚起我們的各種心情和感受，從平靜到振奮的各種感覺。有些可以讓人放鬆寧靜，有些則能提振人的熱情、樂觀心態以及活力。手印也有助於提升各種心理情感品質，包括自信、勇氣、自尊。手印也能幫助我們去發覺那些限制性的觀念，放掉那些使我們陷入困境的想法和情緒。當你放掉為你帶來限制的那些觀念，你內在本具的正向精神品質就有了開展的空間。當所有的核心品質全部整合在一起，很自然我們的真實本性就會展露出來，你便能領略自由解脫與眾生一體的滋味。

踏上手印大宇宙的旅程

手印是一門廣大無邊的科學，它包含了儀式、舞步以及圖像學。在手印大宇宙裡面，我們特別的關注點是：以手印作為能量鑰匙，來喚醒我們內在的核心精神品質，達到內外合一之境。這趟手印大宇宙的旅程，我們會從 1990 年代初理查·米勒博士（Richard Miller）所進行的研究開始。理查博士將手印分成好幾個家族，我們會以他的概念為基礎，進一步擴大到涵蓋整個瑜伽哲學和心理學領域。還有多位靈修導師也對我們多所啟發，包括：卡利·雷（Kali Ray）、瓦了阿南達（Vayuananda），埃尼達·迪·奧利維拉（Eneida de Oliveira），葛洛麗亞·阿里拉（Glória Arieira），還有克里帕盧瑜伽與健康中心（Kripalu Center）的所有教職員工。多年來，我們以五鞘（人體五層身）作為基本模型，為手印實作練習開發出獨特的體驗框架。在我們的瑜伽整合治療訓練計畫（www.iytyogatherapy.com）中，我們已經與數千名學生分享這個模型。我們也在巴西魔法山瑜伽中心（www.enchanted-mountain.org）的治療計畫中廣泛使用這些手印。最重要的是，手印一直都是我們自己在健康、療癒和覺醒旅途上非常重要的一項工具。正是此一個人經驗，構成了本書的基礎與精髓。歡迎您加入這趟手印大宇宙的探索旅程！

本書使用方法

本書所列舉的手印，主要是依照五鞘（也就是人的五層身體）這個概念來加以組織分類的，從物質層身開始，最後是精神至樂層身（詳見第五章）。

- 第一至第五章介紹入門手印，以及如何提升你身體的感覺敏銳度，先在這裡打好基礎，以便進一步體驗手印的效果。
- 第六至第八章探討物質層身（Annamaya kosha）的對應手印，包括身體各種問題的對應手印，以及用來活化五元素、平衡三督夏（體質傾向）的各種手印。
- 第九至第十一章探討人體精微能量結構的生命之氣層身（Pranamaya kosha）所對應的手印，包括滋養生命風息的手印、平衡脈輪和經脈的手印。
- 第十二和十三章探討用來守護心靈與情緒平衡的心理情緒層身（Manomaya kosha）之對應手印。
- 第十四和十五章介紹有助於靈性淨化、喚醒我們的智慧層身（Vijnanamaya kosha）的對應手印。
- 第十六和十七章介紹有助於喚醒我們靈魂本心至樂層身（Anandamaya kosha）的手印，並探討如何將我們內在本具的精神品質融入日常生活。

手印練習能夠引導我們去探索與整合我們生命體的每一個向度，協助我們在健康、療癒、覺醒的旅程上走得更順利。

如何開始練習手印

我們會建議你從手指手印來展開你的手印之旅。當你完全熟練這系列的手印之後，就可以開始依序逐章閱讀，探索自己生命體的各個向度，可以從你最感興趣的部分，或是跟你目前想要解決的某個身體狀況對應的手印開始。你也可以參考附錄 F 的核心品質對照表，選擇你最想要提升的「核心品質／特性」（比如自尊自信）所對應的手印開始練習。隨著日經月累的練習，你的敏銳度會愈來愈提高，手印會自己開始對你說話，你便可以依據當下的直觀感受，選擇當時最適合你的手印來練習。

要認識每一種手印，最好的方法就是靜靜地練習持手印，深化自己的感受敏銳度，去發掘它在你身體各個層面所帶來的功效，包括：生理層面、能量層面、心理情緒面，以及靈性面。我們建議你，練習持手印的時間一定要夠長，你才能真正感應到它所對應的核心品質是否已被喚醒。持每一種手印時，一開始至少要維持五到十次呼吸的長度，然後慢慢把時間拉長，每一個手印至少做五分鐘，每天做三次。每一種手印都有附上一則引導式冥想，可以在你持手印的同時進行冥想。你可以多多留意在你練習手印之後，生命各個層面是否有起變化，以此來評估每一個手印的功效，比如：是不是更有精神更有活力、心情是不是更平靜、思緒有沒有更清明、是否更有能力去面對生命的各種挑戰等等。

練習手印時應注意的要點

- 如果你目前有身體病症正在接受治療，請務必遵照醫師的醫療囑咐，留心各種身體變化，比如血壓。絕對不能用手印來替代醫療。
- 書中介紹每一種手印時，都會在左側欄提出注意事項和禁忌。練習任何一種手印之前，請務必詳細閱讀。
- 本書針對每一種手印的功效都有詳盡的敘述。由於學術上對於手印功效的研究仍然不多，因此書中所列舉的這些功效，僅作為可能的參考。
- 練習手印之前，先花一點點時間做全身部位的放鬆，並讓手部保持溫暖，會有助於消除緊繃感。
- 某些手印的效果可能不會立即顯現。請讓整個過程慢慢自然展開，並試著了解、感受每一種手印的整體效果，這本身就是一趟旅程。
- 有很多手印會打開我們所不熟悉的精微能量，這個過程可能會讓我們稍稍感到不舒服。請不要強迫自己越級練習任何讓你感覺不舒服的手印，而應該保持適度。
- 某些手印姿勢可能並不適合在某些時刻練習。因此，針對每一種手印我們都有列出「相近效果手印」。有人可能會覺得某個相近效果手印對他來說更有幫助。每一種手印所附的引導式冥想通常也可適用於「相近效果手印」。
- 練習每一種手印時，要施加多少手部力量來持那個手印，大概就跟幫弦樂器上弦要調多緊一樣，既不要太鬆、也不可太緊。如果需要手指或手部相接觸，只要表面皮膚超微碰觸即可，因此你可能會需要修剪指甲，或是調整你的手指，以找到你覺得最適當的接觸點。
- 躺著、坐著或是站著都可以練習手印。以盤坐冥想的姿勢、脊椎自然打直是理想的選擇；仰躺下來，用墊被或厚毛毯墊在背下，特別適合用在練習有治療功效的手印。
- 呼吸速度的快慢，以及吸氣吐氣的長度，是自然而然由手印本身來控制的。你只要放輕鬆，讓手印姿勢來帶領你呼吸即可。
- 空腹是練習手印的最佳時間。如果是飯後練習，請等三十至四十五分鐘後再進行。
- 任何地方、任何時間、任何狀態下都可練習手印。不過，黎明和黃昏是最佳時刻。

- 睡前最好只練習具有放鬆、鎮定、舒緩效果的手印。很多手印的手掌都是朝上的；但是手掌朝下的手印鎮靜效果會比較好，特別推薦在晚上使用。
- 長時間練習難度較高的手印，可能會導致手部和手指不適。練習時可試著先持一段時間手印，然後適時把手鬆開，改用觀想的方式來持手印，然後等你的手比較舒服一點，再繼續以手持印。
- 建議由經驗豐富的瑜伽老師、瑜伽治療師，或是靈修老師來協助和指導你練習手印，尤其是如果你的身體有任何狀況，或是希望藉由手印來探索更精微的生命領域。

　　本書會以最簡潔的方式來介紹手印，讓你可以毫不費力、輕鬆快速獲得每一種療癒手印的最精要資訊。以下就是每一項資訊的範例及圖示說明。

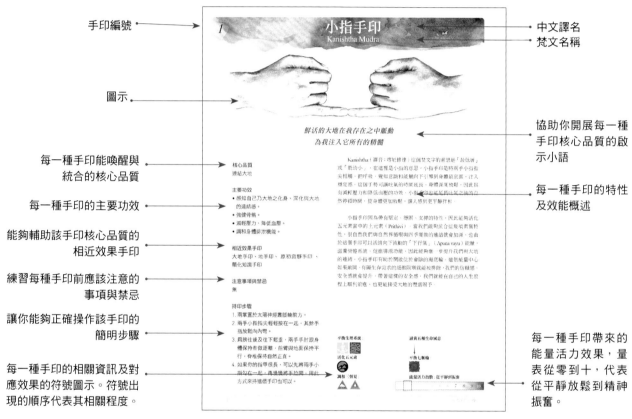

手印編號

中文譯名
梵文名稱

圖示

協助你開展每一種手印核心品質的啟示小語

每一種手印能喚醒與統合的核心品質

每一種手印的特性及效能概述

每一種手印的主要功效

能夠輔助該手印核心品質的相近效果手印

練習每種手印前應該注意的事項與禁忌

讓你能夠正確操作該手印的簡明步驟

每一種手印帶來的能量活力效果，量表從零到十，代表從平靜放鬆到精神振奮。

每一種手印的相關資訊及對應效果的符號圖示。符號出現的順序代表其相關程度。

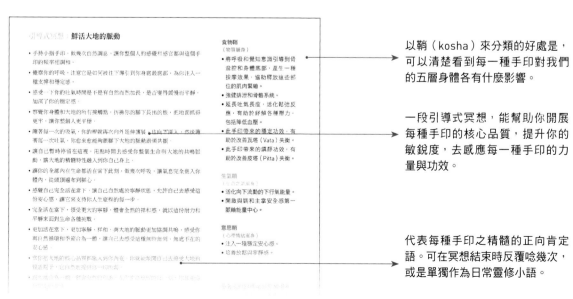

以鞘（kosha）來分類的好處是，可以清楚看到每一種手印對我們的五層身體各有什麼影響。

一段引導式冥想，能幫助你開展每種手印的核心品質，提升你的敏銳度，去感應每一種手印的力量與功效。

代表每種手印之精髓的正向肯定語。可在冥想結束時反覆唸幾次，或是單獨作為日常靈修小語。

本書圖示符號說明

　　每一種手印都會用兩頁的篇幅來介紹，在第一頁底端會用幾個小圖示來顯示該手印的重點資訊以及對應功效，供你作為快速參考。這些符號顯示的是，該手印主要對應及作用的身體系統及精微能量系統。包括：十二個生理系統、五大元素、五種生命風息（prana vayu）、七大脈輪，以及三種體質傾向（dosha，督夏）。每一種手印當中出現的圖示符號，都是根據該手印的特定姿勢所能帶來的功效強度來進行組織分類的。

生理系統符號（詳見第六章）

骨骼	肌肉	呼吸道	消化道	排泄系統	泌尿系統
包括全身骨骼。對應土元素以及堅毅、紮實的特性。	包括肌肉、韌帶、肌腱。對應水元素以及流動與彈性的特性。	包括鼻腔、鼻竇、氣管、支氣管、肺泡以及其他肺部組織。對應風元素，以及相互交換的特性。	包括口腔、食道、胃部、小腸，以及其他輔助器官。對應火元素以及轉化的特性。	包括大腸和肛門。主要對應土元素以及排解之特性。	包括腎臟、膀胱、輸尿管和尿道。對應水元素以及過濾的特性。

生殖系統	心血管	內分泌	淋巴系統	免疫系統	神經系統
包括生殖器官及腺體。對應水元素，以及生育繁殖與歡樂的特性。	包括心臟、動脈、靜脈，以及血液。對應風元素，以及生命力與循環的特性。	包括各個內分泌腺及其賀爾蒙。對應空元素，以及溝通的特性。	包括淋巴結、導管，以及淋巴液。對應水元素，以及淨化之特性。	包括免疫細胞、抗體、胸腺，以及脾臟。對應風元素，以及統合的特性。	包括腦部、脊髓，以及所有神經組織。對應空元素，以及編排策畫的特性。

五大元素符號（詳見第七章）

土 / Earth	水 / Water	火 / Fire	風 / Air	空 / Space
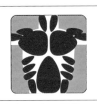				
體現紮實、穩定、堅毅、不動的特性。對應嗅覺。	體現流動、彈性、清新、滋潤，以及適應的特性。對應味覺。	體現熱力、光明、轉化、淨化的特性。對應視覺。	體現機動、輕盈、敏銳，以及交流互換的特性。對應觸覺。	體現廣大、無拘、遼闊，以及精微奧妙的特性。對應聽覺。

五種生命風息符號（詳見第九章）

下行氣 / Apana	命根氣 / Prana	平行氣 / Samana	上行氣 / Udhana	遍行氣 / Viyana
↓	↑			
出息；向下的能量流。對應吐氣；滋養骨盆腔、生殖與排泄系統。	入息（般納）；向上的能量流。對應吸氣；滋養胸腔、心肺和免疫系統。	均等息；水平流動的能量流。吸氣時擴張、吐氣時緩和；滋養太陽神經叢脈輪及消化系統。	上息；能量的最上層流動。吸氣時能量上揚，吐氣時循環；滋養頸部、頭部、神經與內分泌系統。	周遍息；遍布全身的能量流。吐氣時向外擴張、吸氣時向內集中；有助身體末梢血液循環。

七大脈輪符號（詳見第十章）

海底輪 Muladhara	生殖輪 Svadhisthana	太陽神經叢 Manipura	心輪 Anahata	喉輪 Vishuddha	眉心輪 Ajna	頂輪 Sahasrara
位於會陰部，圖案為四片紅色花瓣。對應土元素，以及穩定與安全感。	位於肚臍下方，圖案為六片橘色花瓣。對應水元素，以及流動與自我滋養。	位於腹腔，圖案為十片金色花瓣。對應火元素，以及充滿精力與自信。	位於心臟，圖案為十二片翠綠色花瓣。對應風元素，以及愛與慈悲。	位於喉嚨，圖案為十六片天藍色花瓣。對應空元素，以及靈性與淨化。	位於兩眉之間的第三眼處，圖案為兩片紫色花瓣。統合所有元素，喚醒智慧與清明。	位於頭部頂端，圖案為千片透明花瓣。是所有元素的本源；喚醒自由解脫與合一之特性。

三督夏（體質傾向）的符號（詳見第八章）

瓦塔 / 風能 / Vata	皮塔 / 火能 / Pitta	卡法 / 水能 / Kapha
由風元素和空元素組成。體質傾向為創造力與多才多藝。失衡時的表現：恐懼、困惑以及過動。	由火元素和水元素組成。體質傾向為組織與領導力。失衡時的表現：完美主義與批判。	由土元素和水元素組成。體質傾向為穩定、忠誠、具幽默感。失衡時的表現：昏沉倦怠和過度依賴。

特別符號

全人系統
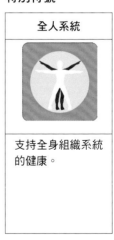
支持全身組織系統的健康。

能量活力指數：量表從零到十
分別代表從平靜放鬆到精神振奮（詳見第四章）

4　5　6　7　8　9　10

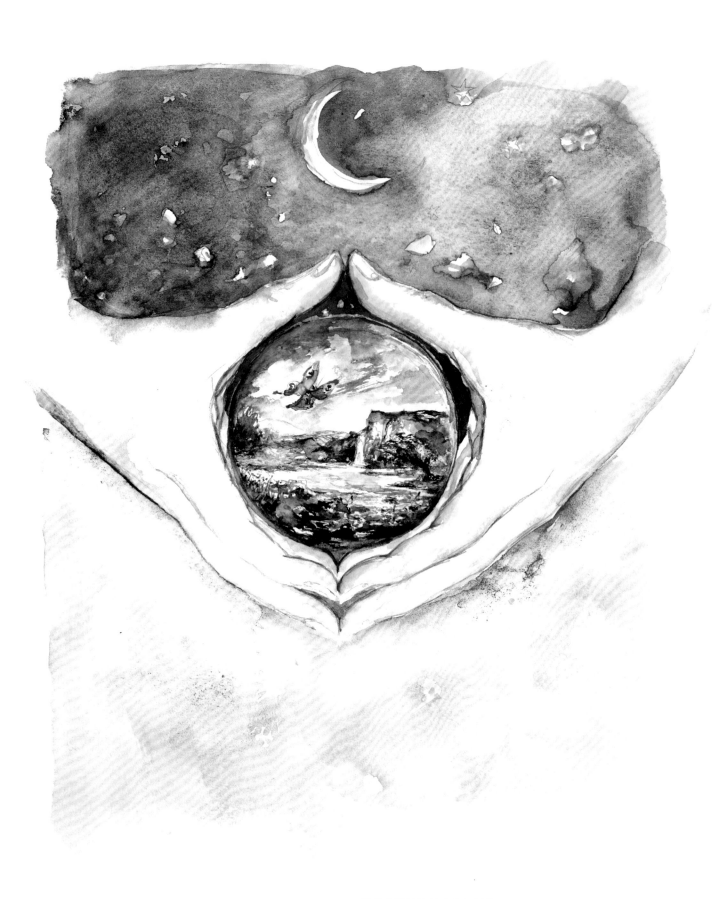

隨著我們的敏銳度愈加提升，
手印也會為我們打開一扇門，帶我們通往神奇與美好的精微之境。

手指手印

Hasta 的意思是「手」，本章「手指手印」就是要來介紹一些手部姿勢的入門手印。在第一組手印家族裡面，我們要介紹以兩手同一隻手指相互碰觸的幾種手印，以及透過手印將呼吸、覺知意識和能量引導到身體的特定部位。例如，兩手小指相觸，可將呼吸、覺知意識和能量引導到骨盆腔底部。隨著手指的變換，我們的關注部位也會跟著往上移，最後在拇指相觸時抵達喉嚨部位。這個手印家族的最後一個姿勢是哈基尼手印（睿智手印），也就是左右兩手手指一一相觸，來幫助全身達到統合狀態。下面這張列表顯示的是每一種手印以及它所喚醒的身體部位間的關聯。每一種手印也各有其對應的元素、脈輪、生命風息，以及核心品質。

手印	呼吸部位	五大元素	脈輪	生命風息	核心品質
小指手印	骨盆腔底部	土	海底輪	下行氣	穩定
無名指手印	骨盆	水	生殖輪	下行氣	自我療癒
中指手印	腹腔	火	太陽神經叢	平行氣	能量平衡
食指手印	胸腔	風	心輪	命根氣	心胸開闊
拇指手印	頸部	空	喉輪	上行氣	內在聆聽
哈基尼手印	全身	全部元素	第一到第六脈輪	包括所有氣息聚焦於遍行氣	完全統合

小指手印
Kanishtha Mudra

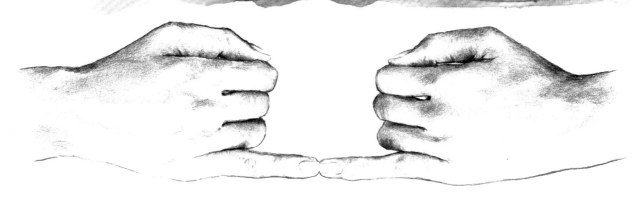

鮮活的大地在我存在之中脈動
為我注入它所有的精髓

核心品質
連結大地

主要功效
- 感知自己乃大地之化身、深化與大地的連結感。
- 強健骨骼。
- 減輕壓力、降低血壓。
- 調和身體排泄機能。

相近效果手印
大地手印、地手印、 原初寂靜手印 、顯化知識手印

注意事項與禁忌
無

持印步驟
1. 兩掌置於太陽神經叢脈輪前方。
2. 兩手小指指尖輕輕按在一起，其餘手指放鬆向內彎。
3. 肩膀往後及往下鬆垂，兩手手肘跟身體保持些微距離，前臂與地面保持平行，脊椎保持自然正直。
4. 如果你的指甲很長，可以先將兩手小指勾在一起，再慢慢將手拉開，用此方式來持這個手印也可以。

Kanishtha（譯音：喀尼修達）這個梵文字的意思是「最低層」或「最幼小」，在這裡是小指的意思。小指手印是將兩手小指指尖相觸，把呼吸、覺知意識和能量向下引導到身體最底部，注入穩定感。這個手勢可讓吐氣的時間延長、身體深度放鬆，因此具有減輕壓力和降低血壓的功效。小指手印也能延長吐氣之後的自然停頓時間，使身體更加放鬆，讓人感到更平靜祥和。

小指手印因為帶有堅定、穩固、支撐的特性，因此能夠活化五元素當中的土元素（Prithivi）。當我們能夠統合這幾項素質特性，很自然我們與自然界循環與四季變換的連結就會加深。也由於這個手印可以活絡向下流動的「下行氣」（Apana vayu）能量，滋養骨骼系統、促進排泄功能，因此能夠進一步提升我們與大地的連結。小指手印有助於開啟位於會陰的海底輪。這個能量中心如果敞開，有礙生存需求的細微阻塞就能被排除，我們的信賴感、安全感就會提升。帶著這樣的安全感，我們就能在自己的人生旅程上順利前進，也更能接受大地的豐盛賜予。

平衡生理系統：

滋養五種生命風息：
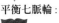

活化五元素：

平衡七脈輪：

調和三督夏：

能量活力指數：從平靜到振奮

	4	5	6	7	8	9	10

引導式冥想：鮮活大地的脈動

- 手持小指手印，做幾次自然調息，讓你整個人的感覺和感官都與這個手印的頻率相調和。

- 覺察你的呼吸，注意它是如何被往下導引到你身底最底部，為你注入一種支撐和穩定感。

- 感受一下你的吐氣時間是不是有自然而然加長，是否變得緩慢而平靜，加深了你的穩定感。

- 察覺你身體和大地的所有接觸點，彷彿你的腳下長出的根，把地面抓得更牢，讓你整個人更平穩。

- 隨著每一次的吸氣，你的根就再次向外延伸擴展，也向下深入，然後隨著每一次吐氣，你愈來愈能夠跟腳下大地的脈動諧頻共振。

- 讓自己暫時停留在這裡，用點時間去感受你整個生命與大地的共鳴脈動，讓大地的精髓特性融入到你自己身上。

- 讓你的全部內在生命都活在當下此刻，做幾次呼吸，讓氣息完全進入你體內，從頭頂遍布到腳心。

- 感覺自己完全活在當下，讓自己自然處於寧靜狀態，允許自己去感受這份安心感，讓它來支持你人生旅程的每一步。

- 完全活在當下，領受更大的寧靜，體會全然的祥和感，就以這份耐力和平靜來面對生命各種挑戰。

- 更加活在當下，更加寧靜、祥和，與大地的脈動更加協調共鳴，感受你與自然循環和季節合為一體，讓自己去感受這種無時無刻、無處不在的安心感。

- 當你把大地的核心品質都融入到你內在，你就能敞開自己去接受大地的豐盛賜予，它自然能提供你一切所需。

- 跟大地合為一體，體會全然的和諧，在你生命旅程的每一刻，你都能得到完全的支持。

- 深深與大地連結，對自己說三次這句肯定語（出不出聲都可以）：「**我帶著大地的精髓特性，自信地走在人生道路上。**」

- 現在，慢慢把手印放掉，做幾次深呼吸，感受你與鮮活大地的一體感。

- 準備好之後，張開眼睛，讓意識慢慢回到當下，帶著一種更深的支持與穩定感，繼續你的人生旅程。

食物鞘
（物質層身）

- 將呼吸和覺知意識引導到骨盆腔和身體底部，產生一種按摩效果，協助釋放這些部位的肌肉緊繃。
- 強健排泄和骨骼系統。
- 延長吐氣長度，活化鬆弛反應，有助於紓解各種壓力，包括降低血壓。
- 此手印帶來的穩定功效，有助於改善瓦塔（Vata）失衡。
- 此手印帶來的鎮靜功效，有助於改善皮塔（Pitta）失衡。

生氣鞘
（生命之氣層身）

- 活化向下流動的下行氣能量。
- 開啟與調和主掌安全感第一脈輪能量中心。

意思鞘
（心理情緒層身）

- 注入一種穩定安心感。
- 培養放鬆與寧靜感。

理智鞘
（智慧層身）

隨著我們的穩定感愈加提升，我們就愈容易與真實內在生命保持和諧共鳴，它的核心本質就是安全感。

歡喜鞘
（至樂層身）

當我們與大地更加融合與連結，一種舒適自在和幸福的感受會自然從我們身體內部底層升起。

無名指手印
Anamika Mudra

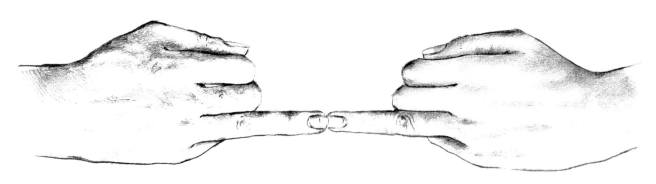

順應我內在海洋的節奏
我被一波波療癒能量的浪潮所滋養

核心品質
自我療癒

主要功效
- 提升自我療癒的力量。
- 強健生殖與泌尿系統。
- 發展健康的親密關係。
- 戒除上癮症狀與依賴心理。

相近效果手印
內在居住手印、海螺手印、子宮手印、三神手印

注意事項與禁忌
無

持印步驟
1. 兩掌置於太陽神經叢脈輪前方。
2. 兩手無名指指尖輕輕按在一起，其餘手指放鬆向內彎。
3. 肩膀往後及往下鬆垂，兩手手肘跟身體保持些微距離，前臂與地面保持平行，脊椎保持自然正直。
4. 你可以先將兩手無名指勾在一起，再慢慢將手拉開，用此方式來持這個手印也可以。

Anamika（阿那密卡）這個梵文字的意思是「無名指」，無名指手印是將兩手無名指指尖碰在一起，把呼吸、覺知意識和能量引導到骨盆部位，藉此來提升內在滋養與自我療癒的力量。操作此手印，我們會感受到骨盆腔內有一股微妙的按摩力量，就像療癒能量一波波從骨盆中央流出，滋養我們整個生命。這股充滿養分的按摩力會帶給我們一種回到本家的感覺，讓我們體驗到全然的舒適與自在。隨著這種內在安適感的加深，我們便能與自己內在的圓滿心性連結，深化我們持守內在本心的能力，無論外境如何變化。自我滋養與持守本心的能力愈加提升，我們就愈容易發展出健康的人際關係。

骨盆部位對應的是水元素（Jala），因此無名指手印能夠提升我們水的特性，包括順暢流動性、彈性，以及適應性。而活絡向下流動的下行氣能量，能夠提升我們的流動感。水的舒緩特性加上下行氣的流動能量，能夠強健我們的泌尿與生殖系統。無名指手印有助於開啟與調和生殖輪，疏通骨盆阻塞的能量，提升自我滋養與自我療癒的感受，同時解決第二脈輪的相關問題，包括被遺棄感，以及上癮症狀和心理依賴。

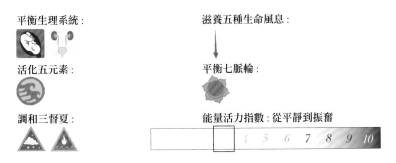

平衡生理系統：

活化五元素：

調和三督夏：

滋養五種生命風息：

平衡七脈輪：

能量活力指數：從平靜到振奮

| | | | 1 | 5 | 6 | 7 | 8 | 9 | 10 |

引導式冥想：滋養與療癒的海洋

- 手持無名指手印，做幾次自然調息，讓你整個人的感覺和感官都與這個手印的頻率相調和。

- 覺察你的呼吸，注意它是如何被往下導引到你的骨盆，以柔和滋養的能量波浪按摩你的身體內部。

- 當你的骨盆沉浸在這股舒適自在的柔和波浪中，感受你身體的這個部位就像一座能量的大海洋。

- 做幾次呼吸，感受一下你的骨盆腔部位完全沐浴在這股溫和的滋養能量波浪中，這個部位所有的腺體和器官都運作良好。

- 現在，當你吸氣，順應你內在海洋的頻率，當你吐氣，讓這股溫柔的波浪向下流進你的雙腿和雙腳，做幾次呼吸，感受一下你軀幹的最末端也沐浴在這股療癒能量中。

- 現在，再一次吸氣，回到你的療癒海洋，然後吐氣，感受這股滋養的波浪流進你的腹部、太陽神經叢部位，以及下背部和背部中央，讓這些部位完全柔軟、放鬆。

- 再一次吸氣，順應這片位在你身體正中央的柔軟海洋的頻率，然後吐氣，讓你的心臟、肺部、胸腔、上背部全都充滿這股療癒能量。

- 自我療癒的波浪現在從你的內在海洋慢慢往上流動，沐浴著你的肩膀，然後向下流進你的雙臂和雙手，一路到達你的手指，讓這些部位也填滿療癒和養分。

- 再一次吸氣，回到你存在的中心點，然後吐氣，感受你的脊柱也沐浴在柔和的療癒波浪中。做幾次呼吸調息，讓這股療癒能量潤滑你的每一節椎間盤和脊骨。

- 當你的脊柱完全受到滋養，這股療癒能量波浪會自然往上流進你的頸部和頭部，舒緩你所有的感官，讓它們得到深度休息。

- 當你整個身體都沐浴在這股充滿養分和療癒的波浪中，你會自然經驗到徹底的寧靜與祥和。

- 對自己說三次這句肯定語（出不出聲都可以），來穩固你的自我療癒本源：「**我的生命沐浴在全然滋養的波浪中，我經驗到全然的內在療癒。**」

- 現在，慢慢把手印放掉，做幾次深呼吸，感受完全的內在滋養。

- 準備好之後，張開眼睛，帶著一種更深的自我療癒感，慢慢回到當下。

食物鞘
（物質層身）

- 將呼吸和覺知意識引導到骨盆，產生一種按摩效果，協助釋放這個部位的肌肉緊繃。
- 改善骨盆的血液循環，強健生殖和泌尿系統。
- 讓身體所有關節活動順暢，特別是臀部。
- 此手印帶來的滋養功效，有助改善瓦塔失衡。
- 此手印帶來的鎮靜功效，有助於改善皮塔失衡。

生氣鞘
（生命之氣層身）

- 活化向下流動的下行氣能量。
- 開啟與調和主掌自我滋養療癒的第二脈輪。

意思鞘
（心理情緒層身）

- 使我們對自己的性欲感到舒適和自在。
- 幫助戒除上癮症狀和相互依賴的心理。

理智鞘
（智慧層身）

喚醒我們內在的滿足感，讓我們可以不再強迫自己去追求外在的滿足。

歡喜鞘
（至樂層身）

- 當我們愈來愈感受到自己內在的滿足與自我療癒，一種舒適自在和幸福的感受會自然從我們的骨盆內部升起。

中指手印
MADHYAMA MUDRA

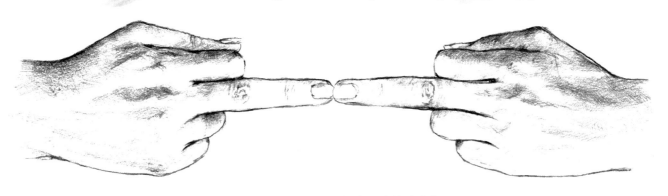

我一切行動作為都平衡調和
我感覺更加活力充沛

核心品質
平衡能量

主要功效
- 穩固能量。
- 強健消化系統。
- 紓解背部緊繃。
- 讓施與受保持平衡。
- 發揮我們的全部潛能。

相近效果手印
繁榮之神手印、財神手印、太陽手印

注意事項與禁忌
無

持印步驟
1. 兩掌置於太陽神經叢脈輪前方。
2. 兩手中指指尖輕輕按在一起，其餘手指放鬆向內彎。
3. 肩膀往後及往下鬆垂，兩手手肘跟身體保持些微距離，前臂與地面保持平行，脊椎保持自然正直。
4. 如果你的指甲很長，可以先將兩手中指勾在一起，再慢慢將手拉開，用此方式來持這個手印也可以。

Madhyama（瑪迪亞瑪）這個梵文字的意思是「中間」，在這裡是中指的意思。中指手印是將兩手中指指尖相觸，把呼吸、意識和能量引導到太陽神經叢（腹腔部位），也就是個人力量的儲存所。隨著我們更加深入感受這個部位的頻率，我們自然會意識到內在能量平衡的重要性。這個手印能夠協助我們評估內在能量是處於平衡或失衡狀態。隨著覺知力的提升，我們就能夠自覺地守護自己的能量，讓我們的一切行動作為都活力充滿。這個手印能夠活絡水平流動的平行氣（Samana vayu，或稱均等息），強健我們的消化系統，包括生理或精微能量的層次，增強我們調和自身能量的能力。

中指手印以其溫暖、明亮、輕盈和轉化的特質，輕柔地活化火元素（Tejas），提升我們平衡體內能量的能力。中指手印能夠打開與調和位於腹部的太陽神經叢脈輪。一旦這個脈輪打開，太陽神經叢部位阻塞的能量得到疏通，我們便自然擁有自信，個人力量和活力都會提升。藉由將覺知意識帶到這個能量儲存所，我們會更有能力去維持體內能量的平衡，而且能夠有意識地利用這股能量，將我們所有的天賦才能與潛能發揮出來。

平衡生理系統：

滋養五種生命風息：

活化五元素：

平衡七脈輪：

調和三督夏：

能量活力指數：從平靜到振奮

			6	7	8	9	10

引導式冥想：促進體內能量平衡

- 手持中指手印，做幾次自然調息，讓你整個人的感覺和感官都與這個手印的頻率相調和。
- 覺察你的呼吸，注意它是如何被輕輕導引到你的太陽神經叢部位，並從你存在的中心點向外放射，為你注入能量和活力。
- 做幾次呼吸調息，讓自己與太陽神經叢部位這個能量儲存所和諧共振，這個部位就是提供你一切行為活動生命力的地方。
- 隨著你愈加深入這個生命能量中心，你就愈能感受你身體每一個部位能量皆保持平衡的重要性。
- 開始去感受你體內的這股平衡能量。觀想你身體的每一個細胞都和諧運作，一方面吸收它們各自所需要的一切，同時又相互合作無間。
- 做幾次呼吸，讓你身體的每一個部位都同樣達到這種和諧，各自吸收所需的營養食物、新鮮空氣，活在健康的自然環境中。
- 觀想你的飲食和環境開始產生變化，現在你更有能力可以讓體內能量能維持在平衡狀態。
- 接下來，評估一下你日常生活的能量平衡狀況。到什麼程度你會想要去協調你的休息時間與工作活動時間？
- 做幾次呼吸調息，觀想你的日常生活開始有所改變，讓你生活中一切活動都保持在能量平衡的狀態。
- 現在，感受你的人際情感關係、家庭、朋友、社群之內的能量也都非常調和平衡。做幾次呼吸調息，反思一下，當你為其他人付出時，是否也能夠同時照顧到自己的需要。
- 現在，做幾次呼吸調息，觀想你的身體、日常生活作息、人際關係、以及周遭環境，每一部分能量都非常平衡和諧，讓你能夠在其中發揮你所有的天賦才能與潛能，也更加感恩生命。
- 對自己說三次這句肯定語（出不出聲都可以），來穩固你平衡的能量：**「我生命的每一部分，能量都非常和諧平衡，我活得淋漓盡致而且充滿活力。」**
- 現在，慢慢把手印放掉，做幾次深呼吸，感受你體內能量的平衡和諧。
- 準備好之後，張開眼睛，讓意識慢慢回到當下，帶著一種更深廣的平衡感，繼續你的人生旅程。

食物鞘
（物質層身）

- 將呼吸和覺知意識引導到太陽神經叢部位，產生一種按摩效果，協助釋放此部位的肌肉緊繃。
- 增強腹部的呼吸力道，可產生一種按摩效果，有助強健消化系統。
- 按摩背部中央部位，可舒緩背部疼痛。
- 按摩背部中央部位，可改善腎臟以及腎上腺部位的血液循環。
- 此手印帶來的溫和刺激效果，有助於改善卡法（Kapha）失衡。
- 溫熱與平衡效果，有助於改善瓦塔失衡。

生氣鞘
（生命之氣層身）

- 活化平行流動的平行氣能量。
- 開啟與調和主掌個人力量的第三脈輪。

意思鞘
（心理情緒層身）

- 注入自尊與自信。

理智鞘
（智慧層身）

- 提升行動的覺知力，協助我們更明智地使用我們的能量。

歡喜鞘
（至樂層身）

- 當我們的能量處於平衡狀態，自然而然光彩耀人洞見清明。

食指手印
TARJANI MUDRA

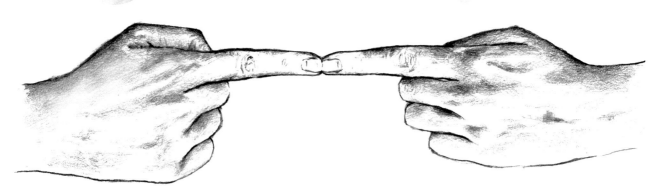

我與我內心的交響樂曲和諧共振
我的生命充滿喜悅與活力

核心品質
心性敞開

主要功效
- 開啟心臟部位的精微能量。
- 紓解胸腔的緊迫感。
- 擴大呼吸效能。
- 提振熱情,有助於改善抑鬱心情。

相近效果手印
蓮花手印、全心手印、不動搖信賴手印

注意事項與禁忌
無

持印步驟
1. 兩掌置於太陽神經叢脈輪前方。
2. 兩手食指指尖輕輕按在一起,其餘手指輕輕放鬆向內彎。
3. 肩膀往後及往下鬆垂,兩手手肘跟身體保持些微距離,前臂與地面保持平行,脊椎保持自然正直。
4. 如果你的指甲很長,可以先將兩手食指勾在一起,再慢慢將手拉開,用此方式來持這個手印也可以。

Tarjani(達爾伽尼)是「食指」的意思,食指手印是將兩手食指指尖相觸,把呼吸、覺知意識和能量引導到胸腔、心臟和肺部,來注入一種擴張和敞開的感覺。這個手印可讓我們的肋骨往外擴張,使呼吸的量能擴大,並釋放胸腔部位的肌肉緊繃。此印有助於使胸腔保持敞開,強健心肺系統的功能;而且還能在胸腺部位產生按摩效果,維持免疫系統的健康。

食指手印能活化風元素(Vayu),促進我們輕鬆、優雅、自在和敏銳的精神品質。食指手印也能活絡向上流動的命根氣(Prana vayu,或稱入息),為我們注入熱情與活力。食指手印也有助於喚醒心輪,疏通胸腔、兩側肋骨以及上背部所阻塞的能量,使我們輕鬆就能創造一個內在空間,展露我們本心的精髓品質,包括自我接納、感恩、慈悲、與萬物眾生一體共融。當這些特質被開發出來,我們內在的那份無私之愛就會隨之顯露,我們就能與萬物眾生同體合一,共同譜出和諧的交響曲。

平衡生理系統:

活化五元素:

調和三督夏:

滋養五種生命風息:

平衡七脈輪:

能量活力指數:從平靜到振奮

			4	5	6	7	8	9	10

引導式冥想：心靈的交響樂

- 手持食指手印，做幾次自然調息，讓你整個人的感覺和感官都與這個手印的頻率相調和。

- 覺察你的呼吸，注意它是如何被往下導引到你的胸腔、兩側肋骨，以及上背部，為你帶來一種完全敞開的感覺。

- 感受一下，隨著你的每次吸氣，你的兩側肋骨同時往外擴張，然後每一次吐氣，這些部位都感到更柔軟、更放鬆。

- 讓這自然擴張與疏放的節奏，幫你創造一個內在空間，深化你對於本心之精髓品質的知覺感受。

- 這些品質就像和諧彈奏的樂器，讓你生活中的所有行為活動都處在和諧狀態，像一首悠揚美妙的交響樂。

- 從自我接納開始，做幾次深呼吸，擁抱你過去所做的一切，以及過去的自己，你明白，生命本身沒有所謂的錯誤，只有應該學習的功課，一切都是為了讓你的生命更臻和諧。

- 當自我接納的品質被打開，你就能夠心懷感恩，迎接生命的每一刻，將它視為珍貴的禮物，小心翼翼地打開，徹底品嘗它的滋味。

- 當心懷感恩的品質顯露出來，做幾次呼吸，讓憐憫慈悲的品質來加入你的交響曲，開啟你心靈的眼睛，你就會看見，所有眾生都在追尋同樣的幸福與和諧。

- 當悲憫之心覺醒，你的心會自然敞開，讓你覺知到你與眾生原是一體，真心去關懷這個大家庭中的每一個人。

- 現在，所有這些品質都和諧地融合，展現出宇宙大愛，它就是這首交響樂曲的指揮，也是你的真實本心，它放射出光芒，碰觸所有眾生。

- 對自己說三次這句肯定語（出不出聲都可以），來穩固你敞開的心：「**我與我的本心品質和諧共振，無私之愛就自然顯露。**」

- 現在，慢慢把手印放掉，做幾次深呼吸，在你的本心之中休息。

- 準備好之後，張開眼睛，讓意識慢慢回到當下，更加與你的本心和諧共鳴。

食物鞘
（物質層身）

- 將呼吸和覺知意識引導到胸腔，擴大呼吸的量能，協助你釋放這個部位的肌肉緊繃。
- 促進胸腺部位的血液循環。
- 此手印能使你的胸腔更加敞開，為你帶來活力，有助於改善卡法失衡。
- 心的敞開有助於改善皮塔失衡。

生氣鞘
（生命之氣層身）

- 活化向上流動的命根氣。
- 開啟與調和主掌無私之愛的第四脈輪。

意思鞘
（心理情緒層身）

- 提升生命熱情與活力。
- 敞開你的心，深化你對微細靈性品質的覺知感受力。

理智鞘
（智慧層身）

- 在心中培育一個廣闊空間，接納、統合、疏通各種情緒，讓我們本心之中的正向品質可以顯露。

歡喜鞘
（至樂層身）

- 喚醒細膩精微的心靈品質，包括慈悲心與無私之愛。

拇指手印
ANGUSHTHA MUDRA

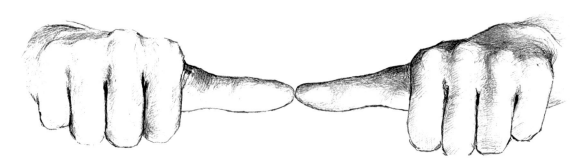

透由更深層的聆聽與覺知感受的提升
我接收內在生命的指引

核心品質
聆聽內在聲音

主要功效
- 接收內在指引,並清晰對外表達。
- 釋放來自肩膀、喉嚨,以及頸部的緊繃。
- 使頸椎回正對齊。
- 維持甲狀腺的健康。
- 增進口說與歌唱能力。

相近效果手印
老鷹手印、淨化手印、空手印、空無手印

注意事項與禁忌
無

持印步驟
1. 兩掌置於太陽神經叢脈輪前方。
2. 兩手拇指指尖輕輕按在一起,其餘手指放鬆向內彎。
3. 肩膀往後及往下鬆垂,兩手手肘跟身體保持些微距離,前臂與地面保持平行,脊椎保持自然正直。
4. 如果你的指甲很長,可以先將兩手拇指勾在一起,再慢慢將手拉開,用此方式來持這個手印也可以。

Angushtha(安古修達)的意思是「拇指」,拇指手印是將兩手拇指尖相觸,把呼吸、覺知意識和能量引導到胸腔上半部、鎖骨、喉嚨和頸部。增強這些部位的呼吸和覺知意識,有助於緩解肩膀、喉嚨和頸部的緊繃。當壓力被釋放,持此手印可使頸椎回正對齊,從而緩解頸部疼痛的可能原因。拇指手印能活絡在身體最上層流動的上行氣(Udana vayu),滋養神經和內分泌系統以及各個感官。由於此手印能夠使呼吸氣息與能量向上流動到頸部,因此能夠增進甲狀腺部位的血液循環,維持新陳代謝的平衡。

拇指手印能活化空元素(Akasha),空元素的特性包括擴展延伸、無所局限,對我們存在體的精微能量保持敞開。如果我們身體的精微層次能夠保持敞開,我們就能培養不執著、純淨,以及清晰溝通的精神品質。此手印也能釋放喉嚨和頸部壓力,打通阻塞的能量,使我們的精神淨化中心喉輪自然敞開。喉輪的敞開能夠增強內在聆聽的能力,使我們更能夠清楚接收到人生旅程的指引訊息。拇指手印有助於喚醒我們內在聲音,使我們能夠更清楚將得到的指引實踐出來。

平衡生理系統:

滋養五種生命風息:

活化五元素:

平衡七脈輪:

調和三督夏:

能量活力指數:從平靜到振奮

4	5	6	7	8	9	10

引導式冥想：內在聆聽的空間

- 手持拇指手印，做幾次自然調息，讓你整個人的感覺和感官都與這個手印的頻率相調和。

- 覺察你的呼吸，注意它是如何被導引到你的喉嚨和頸部，為你帶來一種廣大的空間感。

- 當這個部位擴展出一個空間，你就能夠更清楚聽到你的內在聲音，並讓這個訊息成為你人生道路上的指引。

- 這些訊息可能會以文字、影像、符號，或是微細的直覺來呈現。

- 要提升這種內在聆聽力，首先做幾次呼吸調息，觀想一件你現在想要解決的人生問題。

- 花些時間讓自己跟內在聲音同頻共振，聆聽你收到的訊息，讓你有能力看清這個問題。

- 收到指引之後，觀想這個問題該如何被統整到你的整個人生中。

- 想想看，你該做什麼改變，才能將你收到的指引在真實生活中付諸實踐。

- 對自己說三次這句肯定語（出不出聲都可以），來穩固這個內在聆聽力：**「我聆聽內在生命的聲音，我接收清楚的人生指引。」**

- 現在，慢慢把手印放掉，做幾次深呼吸，統整你接收到的智慧。

- 準備好之後，張開眼睛，讓意識慢慢回到當下，現在你對於內在指引的聲音已經有了更深的覺知力。

食物鞘
（物質層身）

- 將呼吸和覺知意識引導到喉嚨和頸部，協助釋放這個部位的緊繃。
- 促進甲狀腺部位的血液循環。
- 協助頸椎的伸展與對齊回正。
- 維護聲帶健康。
- 此手印能激發能量，有助於改善卡法失衡。

生氣鞘
（生命之氣層身）

- 活化身體最上層流動的上行氣。
- 開啟與調和主掌精神淨化的第五脈輪。

意思鞘
（心理情緒層身）

- 促進清晰溝通的能力。
- 深化覺知感受力和內在聆聽力。

理智鞘
（智慧層身）

- 當我們學會聆聽內在聲音，我們就能隨時接收人生指引，擺脫個人慣性和制約。

歡喜鞘
（至樂層身）

- 當頸部和喉嚨的壓力得到釋放，我們的表達自然會更清晰。

哈基尼手印
HAKINI MUDRA

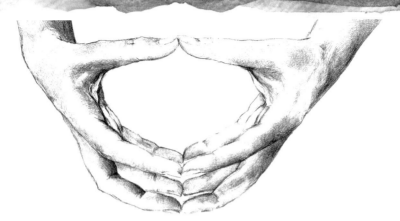

我生命的所有面向
已完全統整合一

核心品質
統整合一

主要功效
- 帶來完整合一的感受。
- 促進完整飽滿的呼吸。
- 有助維持全身健康和療癒。
- 提升身體覺知力。

相近效果手印
法輪手印、萬法運行手印、曼陀羅手印

注意事項與禁忌
無

持印步驟
1. 兩掌置於太陽神經叢脈輪前方。
2. 雙手所有手指與拇指指尖各自一一相接觸。
3. 兩手保持一個圓形空間，像抱著一顆地球。
4. 肩膀往後及往下鬆垂，兩手手肘跟身體保持些微距離，前臂與地面保持平行，脊椎保持自然正直。

Hakini（哈基尼）是內在智慧能量中心眉心輪的對應女神，因此哈基尼手印能夠協助我們開展內在全面向的智慧。這個手印能夠促進完整飽滿的呼吸，自然而然地協助統整身體各個部位，增強我們的現實感。哈基尼手印能夠使左右兩邊鼻孔均等暢通，讓身體左右兩邊保持平衡，同時調和我們內在的陽剛面與陰柔面，積極行動與敏銳感受並存，為我們的生命帶來圓滿與和諧的感受。

哈基尼手印能夠促進全身各個層面的整體健康與和諧。在身體層面，哈基尼手印能增強全身所有組織系統的血液循環，維持功能和諧運作，同時進一步調和五種元素，促進體內和諧平衡。在精微能量層面，此手印能活化和統整五種生命能量氣息，開啟與平衡第一到第六脈輪。在靈性層面，哈基尼手印能將我們的覺知意識自然帶到眉心輪，也就是統整我們生命所有面向的指揮中心。哈基尼手印的手形剛好是一個地球形狀，代表我們的物理身體與精微能量兩層面的完整融合，以及內在的完整與合一。

平衡生理系統：

滋養五種生命風息：

活化五元素：

平衡七脈輪：

調和三督夏：
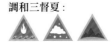

能量活力指數：從平靜到振奮
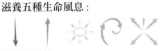

1 5 6 7 8 9 10

- 手持哈基尼手印，做幾次自然調息，讓你整個人的感覺和感官都與這個手印的頻率相調和。
- 察覺你的呼吸，注意你吸進來的每一口氣，是如何從你身體底部往上流動到你的鎖骨，又隨著每一次吐氣平穩地向下流動，為你全身帶來一種放鬆感。
- 做幾次呼吸調息，感受一下你整個身體在這自然呼吸當中，逐漸和諧統整起來。
- 藉由將你的呼吸導引到你身體的各個層面，來促進這個統整合一的過程。
- 首先，做三次完整的吸氣吐氣，把氣息引導到你身體左半邊，感受一下，左半邊身體的氣息如何自然喚醒你的敏銳感受和直覺力。
- 接著，做三次完整的吸氣吐氣，將氣息引導到你身體右半邊，感受一下，這右半邊身體裡的氣息如何自然喚醒你的活躍動力。
- 現在，感覺你的呼吸均勻地通過你身體左右兩側，最後融合成為和諧一體。
- 左右融合為一之後，現在將你的身體分為前胸和後背兩半部。首先，做三次完整吸吐，將呼吸導引到你身體後背部分。
- 感受一下這股後背部的氣息，仔細去感受你的潛意識面，這裡藏著你生命最深的信念、思想以及情感。
- 接著再做三次完整吸吐，將氣息導引到你身體的前胸部分。仔細感受你的明意識面，這裡就是你的習慣、精神品質所在的地方，是它們塑造了你的人格個性。
- 現在，讓氣息均勻在身體前後兩半部流動，將潛意識與明意識統整起來。
- 當身體左右、前後都整合完成，接著將你的身體從腰部分開，分為上半部與下半部。
- 首先做三次完整吸氣吐氣，將氣息導引到身體下半部，讓你的身體穩固扎根，感受這個物質肉體的真實存在。
- 接著再做三次完整吸吐，將氣息導引到身體上半部，感受你生命的精微能量，打開通往內在靈性品質的管道。
- 現在，讓身體上下兩半部的氣息均勻流動，將身體的物質面與精微能量面統整起來。
- 最後，做一次完整的深呼吸，讓氣息自由流遍你全身，感受你身體的左右、前後、上下部分全部融合為一體。
- 對自己說三次這句肯定語（出不出聲都可以），來穩固這個融合的結果：**「我身體的每一部分都已完全整合，我經驗到全然的和諧。」**
- 現在，慢慢把手印放掉，做幾次深呼吸，感覺你的身體完整合一。
- 準備好之後，張開眼睛，讓意識慢慢回到當下，感受這份極致深沉的和諧。

食物鞘
（物質層身）

- 將呼吸和覺知意識引導到全身，協調與統合全身組織系統及五元素。釋放這些部位的肌肉緊繃。
- 在警覺和放鬆之間創造一個理想平衡狀態。
- 此手印帶來的平衡功效，有助於改善瓦塔、皮塔，以及卡法失衡。

生氣鞘
（生命之氣層身）

- 平衡五種生命風息。
- 開啟與調和第一到第六脈輪。
- 平衡左經脈與右經脈。

意思鞘
（心理情緒層身）

- 提升整體的和諧感。
- 建立自尊自信。
- 帶來寧靜感。

理智鞘
（智慧層身）

- 當我們感受全身愈加統合，我們自然能夠與真實自我連結，因其本質就是圓滿完整。

歡喜鞘
（至樂層身）

- 當我們愈能順應我們內在的圓滿完整性，喜悅與幸福感就會自然升起。

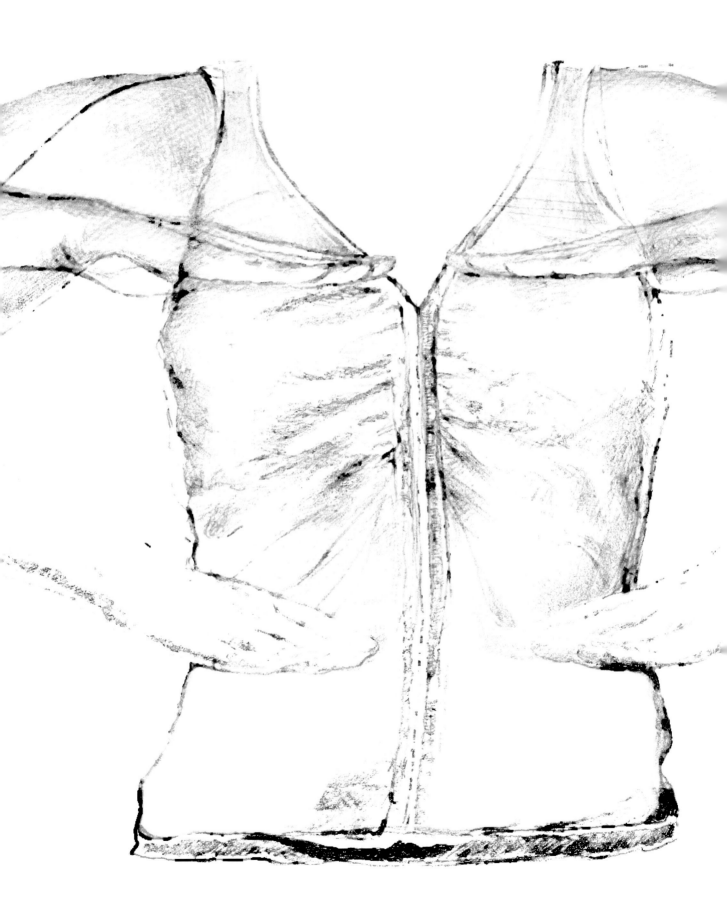

軀幹手印能喚醒我們身體軀幹各部位的氣息，促進完整飽滿的呼吸。

軀幹手印

梵文 Sharira（譯音：薩里拉）的意思是「身體軀幹」，軀幹手印能夠增強我們身體軀幹三個主要區域（下軀幹、中軀幹，以及上軀幹）的覺知意識，同時喚醒肺臟內部三個主要部分的呼吸。三個軀幹手印則分別喚醒這三個部位，而這個手印家族的最後一個手印「完滿呼吸手印」，能夠將軀幹和肺臟的所有部位完全統合起來，促進瑜伽式完整飽滿的呼吸。在象徵層次上，三個軀幹手印也分別對應瑜伽心理學所述生命存在體的三個層面（三身），也就是：物質身（Sthula sharira）、精微能量身（Sukshma sharira），以及因果身（Karana sharira）。此手印家族的前三個手印分別喚醒這三身的其中一身，最後一個手印則將三身完全統合起來。

下軀幹手印（Kanishtha Sharira Mudra）

這個姿勢可活絡腹部呼吸，將身體的氣、覺知意識，以及能量引導到軀幹底部，同時擴張肺臟底部的氣。這個姿勢能夠幫助我們連結「物質身」。

中軀幹手印（Madhyama Sharira Mudra）

此手印可活絡胸部呼吸，將身體的氣、覺知意識以及能量引導到胸腔中央部位，同時擴張肺臟中央部分的氣。這個姿勢能夠幫助我們連結由能量、思維、感受所組成的「精微能量身」。

上軀幹手印（Jyeshtha Sharira Mudra）

這個姿勢可活絡鎖骨呼吸，將身體的氣、覺知意識以及能量引導到胸腔和鎖骨最頂部，同時擴張肺臟頂部的氣。此姿勢能夠幫助我們連結業力模式的倉庫「因果身」。

完滿呼吸手印（Purna Svara Mudra）

這個姿勢能夠活化瑜伽完全呼吸法，將上體軀幹和肺部所有部位以及瑜伽三身全部統合起來。

手印	身體部位 / 呼吸焦點	喚醒三身
下軀幹手印	骨盆、腹部、太陽神經叢 & 中背部 腹部呼吸	物質身 包括全身所有組織系統 以及五大元素。
中軀幹手印	胸腔、肋骨 & 上背部 胸部呼吸	精微能量身 包括所有的精微體 （脈輪、生命風息、經脈）， 以及我們的思維和情感。
上軀幹手印	胸腔上部、鎖骨、頸部 & 頸椎 鎖骨呼吸	因果身 我們的業力模式與深層信念的儲存所， 可透過靈性覺醒而改變。
完滿呼吸手印	上體軀幹 瑜伽完滿呼吸	三身統合：涵蓋且超越物質身、 精微能量身、因果身， 體現我們的真實存在。

下軀幹手印
KANISHTHA SHARIRA MUDRA

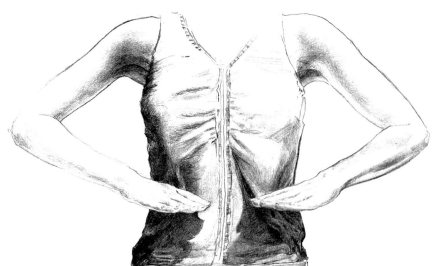

藉由身體與呼吸的穩固支持
我帶著全然的自信
在人生道路上前進

核心品質
活絡下軀幹呼吸

主要功效
- 連結下部軀幹。
- 活化負責呼吸動作的主要肌肉橫隔膜，使腹式呼吸更加完全。
- 強健消化系統。
- 紓解來自下背部的緊繃。
- 帶來寧靜與定心感。
- 建立自信。

相近效果手印
地手印、原初寂靜手印、祕密手印

注意事項與禁忌
無

持印步驟
1. 將兩手拇指與食指中間的虎口打開，置於腰部左右兩側，也就是肋骨下方，拇指朝後，其餘四指朝前。
2. 四指併攏，手掌與前臂皆與地面保持平行。
3. 兩手手肘跟身體保持一點距離，肩膀往後及往下鬆垂，脊椎保持自然正直。

Kanishtha（卡尼修達）的意思是「最底部」，sharira（薩里拉）的意思是「身體軀幹」。下軀幹手印能將呼吸和能量引導到軀幹底部，增強骨盆、腹部、太陽神經叢的覺知意識。持印時，雙手的位置剛好在肋骨下方，有助於增強隔橫膜的運動，強化呼吸動作所牽動的主要肌肉，從而提升呼吸效能。同時，也能活絡肺部底端的空氣，肺部是人體內部氧氣與二氧化碳進行最大面積交換的場所。橫隔膜與腹部的運動，能夠對腹部器官產生一種按摩效果，有助強化身體的消化與排泄功能。這種有節奏的運動還能產生一種幫浦作用，幫助靜脈血液順利回流到心臟、促進淋巴液循環。此外，手部和呼吸的動作，也能為下背部、腎臟以及腎上腺帶來按摩效果。

下軀幹手印能夠延長吐氣時間，增強我們與大地和下軀幹部位的連結，為我們帶來支撐和穩固扎根的感覺。與下軀幹的連結愈深，海底輪就自然能夠通暢平衡，讓我們在人生道路上無論何時何地都能擁有安全感。這個手印也能提升我們的覺知力，讓手部動作節奏與呼吸達到同步。這種有節奏的動作可以使我們的頭腦更加專注，自然培養出平靜和放鬆的心境。下軀幹手印也能溫和活化太陽神經叢部位的火元素，為我們注入生命能量，讓我們既輕鬆又充滿活力地進行所有活動。

平衡生理系統：

滋養五種生命風息：

活化五元素：
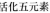

平衡七脈輪：

調和三督夏：

能量活力指數：從平靜到振奮

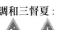

| 1 | 5 | 6 | 7 | 8 | 9 | 10 |

- 手持下軀幹手印，做幾次自然調息，讓你整個人與這個手印所喚醒的感知覺受相調和。

- 注意一下，當你吸氣時，你的雙手是不是有自然往外滑動、拉開距離，吐氣時，兩手距離是否往內拉近。

- 做幾次深呼吸，感受一下你雙手與呼吸的同步動作，以及橫隔膜是否有隨之擴張，讓你的呼吸更加飽滿。

- 注意一下你吐氣的時間是否有自然加長，並且被導引到你的軀幹底部，帶給你支撐和穩固扎根的感覺。

- 隨著這種扎根的感覺愈來愈深，請再做幾次深呼吸，讓你的下軀幹更加穩固，成為你堅定的支撐。

- 當你的下軀幹愈來愈穩，請注意一下，你的呼吸是否有自然導向你的肺部底端，讓氧氣與二氧化碳的交換量達到最大。

- 當你肺部底端的呼吸得到擴張，請感受一下，你的腹部呼吸律動是否有增加，並且自然而然按摩你的消化器官，強健其功能。

- 同時感受一下，你橫隔膜的律動，是否有形成一種幫浦效果，讓下軀幹的體液更順利往上流動。

- 當腹部呼吸愈加順暢、深沉，你會感覺到它正在按摩你的腎臟與腎上腺，強健其功能。

- 現在，感受一下你的吐氣時間逐漸加長，並且舒緩了你下背部的緊繃，從內部按摩著你的腰部，讓你整個下軀幹都非常放鬆、舒適。

- 當你的下軀幹變得非常放鬆，你的手部、胃部以及呼吸節奏會自然為你創造出一個空間，讓你的心智頭腦可以休息，達到一種舒適寧靜的感覺。

- 你已經完全和你的下軀幹呼吸相調和，你感到根基非常穩固，內心非常平靜，在人生旅途上你得到完全的支持。

- 對自己說三次這句肯定語（出不出聲都可以），來穩固這種支持感：「**我與下軀幹的呼吸完全調和，在人生旅途上我得到完全的支持。**」

- 現在，慢慢把手印放掉，做幾次深呼吸，讓下軀幹呼吸所帶來的效果能夠完全得到整合。

- 準備好之後，張開眼睛，讓意識慢慢回到當下，你感覺自己愈來愈穩固、支持感愈來愈深。

食物鞘
（物質層身）

- 將呼吸和覺知意識引導到腹部，讓它產生一種按摩效果，協助增進排泄與消化系統的血液循環。

- 促進橫隔膜的運動，紓解來自下背部的緊繃，改善腎臟與腎上腺區域的血液循環。

- 延長吐氣時間，有助肺部排除殘餘空氣。

- 促進橫隔膜運動，讓靜脈血液順暢回流。

- 此手印帶來的穩定功效，有助於改善瓦塔失衡。

- 此手印帶來的平靜功效，有助於改善皮塔失衡。

生氣鞘
（生命之氣層身）

- 活化向下流動的下行氣。

- 溫和活化水平流動的平行氣。

- 開啟與平衡主掌安全感、自我滋養，以及個人力量的第一、第二、第三脈輪。

意思鞘
（心理情緒層身）

- 帶來支持與穩定感。

- 建立自信。

理智鞘
（智慧層身）

- 創造一個焦點，使頭腦平靜下來，將知覺帶到當下，讓思緒更加清明。

歡喜鞘
（至樂層身）

- 喚醒腹部之內的圓滿幸福感。

中軀幹手印
MADHYAMA SHARIRA MUDRA

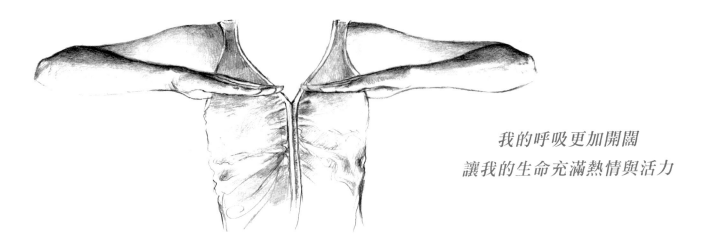

我的呼吸更加開闊
讓我的生命充滿熱情與活力

Madhyama（瑪迪亞瑪）的意思是「中間」，sharira（薩里拉）的意思是「身體軀幹」。中軀幹手印能夠將呼吸、覺知意識和能量引導到胸腔、側肋以及上背部。此手勢可以有節奏地促進胸廓肋骨的擴張和放鬆，產生一種按摩效果，釋放中央軀幹的肌肉緊繃，強健胸部呼吸。此手印能延長吸氣時間，增加身體能量和活力，讓每次的吐氣都能感受到一種輕盈和放鬆。拇指在腋下進行長按的施壓動作，加上肋骨有節奏的起伏運動，可按摩淋巴結，維護淋巴系統的健康。這個呼吸節奏運動還能增強上胸骨後方胸腺區域的血液循環，使免疫系統保持健康。

在心理情感方面，中軀幹手印能帶給人輕盈與活力的感覺，像一隻小鳥毫不費力在空中自在飛翔。這個姿勢也能振奮精神，創造熱情和動力，讓我們的生命更有活力。此手印也能幫助開啟心輪，進一步增強對於生命的熱情。因為心輪的敞開，我們會更加尊重自己的感受，對自己和他人完全接納、發揮同情悲憫心，使我們能夠完全擁抱自己的人生。

核心品質
活絡中央軀幹呼吸

主要功效
- 連結中央軀幹。
- 促進呼吸量能，特別是肺臟中央部位。
- 紓解中背部的緊繃。
- 強健免疫系統。
- 帶來開闊感。

相近效果手印
食指手印、上脊柱手印、擴展呼吸手印

注意事項與禁忌
會對淋巴結進行物理施壓，因此不建議乳癌或淋巴癌患者操作此手印。

持印步驟
1. 四指併攏，虎口打開，拇指儘可能往外伸。
2. 輕輕將拇指壓進腋窩中央，食指內緣置於上胸部位。
3. 前臂和手掌與地面保持平行。
4. 肩膀往後及往下鬆垂，脊椎保持自然正直。

平衡生理系統：

活化五元素：

調和三督夏：

滋養五種生命風息：

平衡七脈輪：

能量活力指數：從平靜到振奮

	4	5	6	7	8	9	10

引導式冥想：喚醒中軀幹的呼吸

- 手持中軀幹手印，做幾次自然調息，讓你整個人與這個手印所喚醒的感知覺受相調和。

- 注意一下，當你吸氣時，你的雙手是不是有自然往外滑動、拉開距離，吐氣時，兩手距離是否往內拉近。

- 做幾次深呼吸，感受一下，吸氣時你的肋骨是否有均勻擴張，吐氣時，讓你的胸腔和上背部變得更加柔軟、完全放鬆。

- 當你更加適應這種胸式呼吸，注意一下你肋骨的緊繃是否有所紓解，讓你的肩胛骨更能自由活動。

- 感受一下，你手部和呼吸的節奏運動，輕輕按摩著你腋下的淋巴結，幫助你的淋巴系統維持正常功能。

- 隨著你對於中央軀體的呼吸更加有所覺知，感受一下你胸骨部位的緊繃逐漸紓解，胸腺循環也自然得到增強，讓你的免疫系統功能維持正常。

- 當你的肋骨逐漸放鬆、活動自如，你就創造了一個空間，讓你的心可以自然敞開。

- 做幾次深呼吸，感受一下你心臟的呼吸氣息，讓所有感受自然升起，又自然消逝離去。

- 當你接納你所有的情緒感受，你就更能夠更加敞開心胸去擁抱自己、擁抱別人、擁抱你的整個人生過程。

- 帶著這種更加寬廣自在的心情，對自己說三次這句肯定語（出不出聲都可以）：「**我與中央軀體呼吸氣息相調和，自然而然完全擁抱我的生命。**」

- 現在，慢慢把手印放掉，做幾次深呼吸，讓中軀幹呼吸所帶來的效果能夠完全得到整合。

- 準備好之後，張開眼睛，讓意識慢慢回到當下，你感覺自己更加開闊了。

食物鞘
（物質層身）

- 打開前、後、左右兩側肋骨，釋放這個部位的緊繃，提升呼吸量能。

- 疏通胸腔有助於緩解氣喘（急性發作時除外）。

- 腋下的長按動作可以帶來按摩效果，改善淋巴結循環。

- 將呼吸和覺知意識導引到胸腺區域。

- 此手印帶來的能量激發效果，有助於改善卡法失衡。

生氣鞘
（生命之氣層身）

- 活化向上流動的命根氣。

- 擴展和開啟主掌無私之愛的心輪。

意思鞘
（心理情緒層身）

- 提升活力，同時帶來開放和熱情的感覺。

- 建立信賴感與自信心。

理智鞘
（智慧層身）

- 心輪的開啟有助於紓緩情緒緊繃，展露本心原有的輕盈與開闊。

歡喜鞘
（至樂層身）

- 胸腔壓力得到釋放，自然而然從心輪散發喜悅與滿足感。

上軀幹手印
JYESHTHA SHARIRA MUDRA

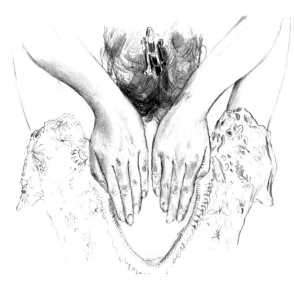

隨著開闊感逐漸提升
我以更廣大的視野來看待生命

核心品質
活絡上軀幹呼吸

主要功效
- 連結上部軀幹。
- 增加生命能量與活力。
- 促進甲狀腺部位的血液循環。
- 刺激感官。
- 提升熱情與創造力。
- 喚醒我們無盡的潛能。

相近效果手印
拇指手印、林伽手印、迦梨女神手印、
淨化手印

注意事項與禁忌
高血壓、心臟病、偏頭痛、青光眼、甲狀腺功能亢進的患者，請勿操作此手印。肩膀與頸部有問題者，可以用拇指手印來代替。

持印步驟
1. 雙手高舉超過頭部，同時肩膀往下壓。
2. 雙肘彎曲，雙掌打開置於肩胛骨上，手肘朝外。
3. 肩膀往下鬆垂，頭往上抬，頸部兩側微微往後伸。
4. 脊椎保持自然正直。

Jyeshtha（羯修達）的意思是「最年長」或「最高」，sharira 的意思是「身體軀幹」。上軀幹手印是將呼吸、覺知意識和能量引導到胸腔最頂部、鎖骨、頸部以及喉嚨部位。此姿勢可有效延長吸氣時間，促進心跳速率和血壓，增強能量與活力。這個手印也能促進喉嚨部位甲狀腺區域的血液循環，刺激新陳代謝。上軀幹手印能夠在兩側肩胛骨中間形成一個空間，使頸椎對齊，讓頭部均衡置於身體軀幹上。

上軀幹手印能活化空元素的特質，包括帶來一種遼闊感，讓我們能夠進入我們存在體的精微能量領域。擁有更廣闊的視野，可以幫助我們認識個人潛能，超越個性上的限制。此手印也能活化位於喉嚨部位的喉輪部，有助於靈性淨化。透過靈性淨化過程，局限性的觀念會浮到表面被我們看見，進而逐步將它釋放，進一步打開我們的無限潛能。隨著上軀幹手印為我們打開新的可能性，我們的創造力自然揚高，特別是演說和歌唱方面的能力。

為了讓你在操作此手印時更加舒適，我們建議你採用坐姿，並靠著牆壁來作為支撐，或是採用修復瑜伽的姿勢，平躺下來，手臂放在墊子上，膝蓋底下墊著枕頭。

平衡生理系統：

活化五元素：

調和三督夏：

滋養五種生命風息：

平衡七脈輪：

能量活力指數：從平靜到振奮

1	5	6	7	8	9	10

引導式冥想：喚醒上軀幹的呼吸

- 手持上軀幹手印，做幾次自然調息，讓整個人與這個手印所喚醒的感知覺受相調和。
- 注意你的呼吸，看它是如何被自然引導進入你的胸腔、鎖骨、喉嚨以及頸部，為你注入一種擴張感。
- 隨著每次吸氣，感受你的脊椎自然拉長，每一節脊骨之間的空間也隨之增加了。
- 隨著每次吐氣，將所有緊繃都釋放掉，讓你的肩膀和鎖骨自然放鬆下垂。
- 當你的呼吸流過你的上胸部、喉嚨、頸部，請再做幾次深呼吸，感受你的甲狀腺循環力道逐漸增強，你的生命能量與活力也隨之提升。
- 隨著你的呼吸氣息在你的上軀幹區域自由流動，你的人生視野也逐漸寬廣起來。
- 以更開放的眼光去檢視你的生命，做幾次深呼吸，感受一下這種遼闊與清明，允許自己去想像你的人生擁有無限可能性。
- 對自己說三次這句肯定語（出不出聲都可以），來穩固這種開闊感：「**當我的上軀幹呼吸得到擴展，人生的無限可能也隨之被喚醒。**」
- 現在，慢慢把手印放掉，做幾次深呼吸，讓上軀幹呼吸所帶來的效果能夠完全得到整合。
- 準備好之後，張開眼睛，讓意識慢慢回到當下，你愈來愈能覺知自己的無限可能性。

食物鞘
（物質層身）

- 擴展肺臟最頂部的呼吸。
- 促進心跳速率和血壓，強健心血管系統。
- 促進甲狀腺區域的血液循環。
- 有助於頸椎對齊。
- 在身體舒適範圍內練習此手印，有助於提振生命能量，改善卡法失衡。

生氣鞘
（生命之氣層身）

- 活化在身體最上層流動的上行氣。
- 開啟與平衡主掌靈性淨化的第五脈輪。

意思鞘
（心理情緒層身）

- 注入生命能量與熱情。
- 提升專注力與警覺性。
- 培養廣闊感，提升能量。

理智鞘
（智慧層身）

- 廣闊感能夠讓我們開啟自身無限的可能性。

歡喜鞘
（至樂層身）

- 當我們能夠感知生命存在體的精微能量領域，無拘無束的自由感就會自然升起。

完滿呼吸手印
PURNA SVARA MUDRA

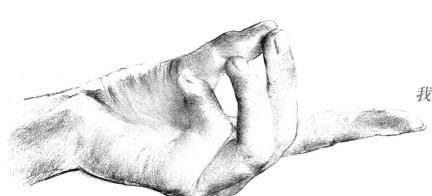

呼吸浪潮流過我的全身
我的身體、心智、靈魂完全得到整合

核心品質
完滿呼吸

主要功效
- 促進完滿瑜伽呼吸，有助改善呼吸系統疾病。
- 紓解整個身體軀幹的緊繃。
- 有助全身系統的療癒和健康。
- 整合身、心、靈。

相近效果手印
哈基尼手印、萬法運行手印、法輪手印

注意事項與禁忌
無

持印步驟
1. 小指指尖碰觸拇指根部關節。
2. 無名指指尖碰觸拇指中央關節。
3. 中指指尖碰觸拇指指尖。
4. 手背自然放在大腿或膝蓋上。
5. 肩膀往後及往下鬆垂，脊椎保持自然正直。

Purna（普爾納）的意思是「完全、完滿、完整」，svara（斯瓦拉）的意思是「呼吸」。Purna Svara 的意思就是「完全 / 完滿呼吸」（Dirgha Pranayama）。完滿呼吸手印能夠自然而然達到完滿瑜伽式呼吸的效果，讓能量在我們整個軀幹暢通流動。完滿呼吸法能夠整合軀幹的三個區域（下部、中部、上部），以及肺臟的三個部分（下端、中端和上端），將之整合為一體。這個手印可以紓解腹部、橫隔肌、肋骨以及肩膀和頸部呼吸肌肉群的緊繃，使呼吸更自由順暢，並增強肺活量。完滿呼吸手印有助於完全瑜伽呼吸法的進行，維持全身所有系統的健康。

完滿呼吸手印能為我們帶來一種融合與和諧的感覺。藉由將你的小指、無名指、中指按壓在拇指上，就可活絡這種融合感。將小指指尖壓在拇指底部指節，可活絡下部軀幹及肺臟底端的呼吸，連結瑜伽三身當中的「物質身」（Sthula sharira）。將無名指尖壓在拇指中央指節，可活絡中軀幹及肺臟中央部分的呼吸，連結瑜伽三身當中的「精微能量身」（Sukshma sharira）。將中指觸碰拇指指尖，可活絡上軀幹及肺部頂端的呼吸，連結「因果身」（Karana sharira）。三隻手指同時按在拇指相對位置上，能夠刺激瑜伽三身的統合，同時，往前伸出的食指則是代表我們這個生命體的真實存在，既包含全體，也超越全體。

平衡生理系統：

滋養五種生命風息：
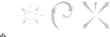

活化五元素：

平衡七脈輪：
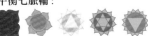

調和三督夏：

能量活力指數：從平靜到振奮

| | | 5 | 6 | 7 | 8 | 9 | 10 |

引導式冥想：喚醒全身所有部位的呼吸

- 手持完滿呼吸手印，做幾次自然調息，讓你整個人與這個手印所喚醒的感知覺受相調和。
- 注意你的呼吸如何從你的軀幹底部一路往上流到你的頸部，然後又平順地再次向下流動。
- 感受一下你吸進來的空氣，正在逐一喚醒你身體的每一個部位，從下軀幹開始，然後往上流進你的胸腔，最後填滿你的鎖骨、肩膀以及脖子。
- 吐氣時，感受一下這股氣息向下流動，為你的鎖骨和胸腔帶來一種深層的紓解感，最後讓你的腹部完全往內縮。
- 慢慢感受你的呼吸像輕柔的波浪一樣在你全身流動，讓你自然處在一種和諧與統合感當中。
- 讓這股呼吸氣流更自由地流動，你更明顯地感受到呼吸讓你肺臟的每一個部位都得到擴張。
- 吸氣時，感受一下你肺部底端正在擴張，接著是肺部中央，最後填滿你的肺部頂端。
- 吐氣時，感受一下這道氣息逐漸釋放，從肺部頂端開始，到肺部中央，最後將你肺部底端的空氣全都排出。
- 做幾次深呼吸，感受一下你呼吸的波動正在為你肺部的前、後以及兩側灌注能量，為你帶來一種完滿與活力的感覺。
- 當這股呼吸波動更順暢地流動，所有的呼吸障礙都因此自然消解，生命能量開始能夠在你全身上下自由流動。
- 慢慢感受一下這種完滿呼吸的感覺，以及它為你的軀幹和肺部所有區域帶來的完滿和諧感。
- 對自己說三次這句肯定語（出不出聲都可以），來穩固這種自由呼吸的感覺：「**我的呼吸完滿而且調和，我經驗到更廣大的和諧感。**」
- 現在，慢慢把手印放掉，做幾次深呼吸，讓全身呼吸的效果能夠完全得到整合。
- 準備好之後，張開眼睛，讓意識慢慢回到當下，體會更廣大的和諧感。

食物鞘
（物質層身）

- 自然活化完滿呼吸法，擴大肺活量。
- 調和神經系統，維護全身系統功能。
- 此手印帶來的平衡效果，有助改善瓦塔、皮塔，以及卡法失衡。

生氣鞘
（生命之氣層身）

- 活化五種生命能量氣息。
- 開啟與平衡第一到第五脈輪。

意思鞘
（心理情緒層身）

- 整合身、心、靈，達到完滿和諧感。

理智鞘
（智慧層身）

- 整合全身所有部位，自然打開一扇門，讓我們能夠體會到我們與自身真實本性乃是一體。

歡喜鞘
（至樂層身）

- 隨著你的完滿呼吸愈來愈順暢自然，你會體驗到一種幸福的波動在你全身上下流動。

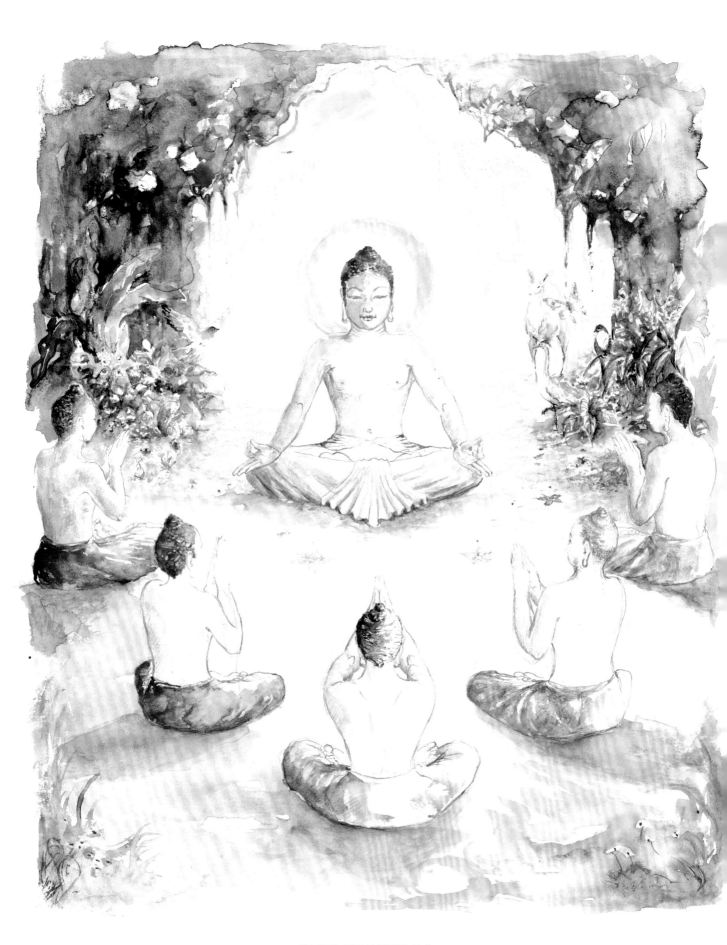

能量平衡是靈性覺醒的基礎。

第四章
平衡能量層次

脊柱手印

脊柱手印家族的演練，可以讓我們看到手印如何幫助我們維繫身體能量的平衡。每一種手印都會影響我們身體的能量層次，有些手印讓我們鎮靜，有些維持能量平穩，有的則讓人精神振奮。書中每一種手印都附有一個能量活力指數量表，用來顯示每一種手印所帶來的能量效果。脊柱手印尤其能夠讓我們了解，手印如何在很短的時間內影響我們身體的能量層次。

脊柱手印家族中的每一種手印，都能將呼吸和覺知意識引導到身體的特定部位，從骨盆底部開始，逐漸往上到達胸部頂端。第一個手印，原初寂靜手印，將呼吸和覺知引導到軀幹底部；第二個手印，下脊柱手印，將呼吸和覺知力帶入骨盆腔，依此類推，每一個手印的能量層次依序往上提升，機敏性和精神活力程度也愈來愈高。脊柱手印家族的運作原理類似於汽車的齒輪，一開始低速而緩慢、鎮靜和穩定，然後速度逐漸加快，能

量愈來愈高，精神活力也愈加振奮。練習整個脊柱手印家族，能夠讓我們的身體能量達到總體平衡的效果，當然你也可以根據自己的需要，練習個別手印，來調整自己的能量層次。

在生理學層次上，脊柱手印能夠提升我們對自律神經系統（autonomic nervous system，簡稱 ANS）的覺知力。自律神經系統包含交感神經與副交感神經這兩個互補作用的分支。交感神經系統能夠激發能量，來應付身體需要。副交感神經負責修復與再生功能，幫身體儲備能量。這兩個互補的神經分支，就像一輛汽車的油門和剎車，彼此協力合作，讓身體的活動與休息能夠達到平衡，使身體能量發揮最佳效能。練習脊柱手印，可以幫助我們發展自律神經系統的動態平衡能力。

手印	呼吸導向區域	能量層次	核心品質
原初寂靜手印	骨盆底部	穩定、平靜、放鬆 4 5 6 7 8 9 10	寂靜不動
下脊柱手印	骨盆腔中央	安定、集中、滋養 4 5 6 7 8 9 10	定心
脊柱手印	太陽神經叢／脊柱	精力充沛、充滿熱情、活力 4 5 6 7 8 9 10	回正對齊
上脊柱手印	上胸、肋骨、 上背部	精力非常充沛、廣大遼闊、開放 4 5 6 7 8 9 10	開闊

原初寂靜手印
ADHI MUDRA

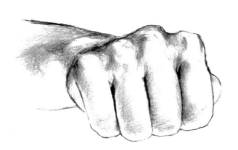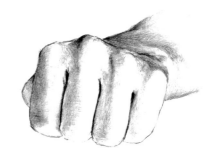

如一尊氣息輕柔之雕像
我安住於生命的完滿寂靜

核心品質
寂靜不動

主要功效
- 連結我們生命的寂靜不動本心。
- 增進骨骼強度與密度。
- 帶來紮實的穩定感。
- 緩解焦慮症狀。
- 有助於打坐冥想的進行。

相近效果手印
地手印、身體手印、顯化知識手印

注意事項與禁忌
由於此手印可降低血壓,因此低血壓的人應該小心注意後續作用。

持印步驟
1. 拇指彎曲放入掌中,其餘四指鬆鬆地將拇指覆蓋,雙手都鬆柔握拳。
2. 雙手放在大腿或膝蓋上,掌心朝下。
3. 肩膀往後及往下鬆垂,脊椎保持自然正直。

梵文 Adhi(阿迪)的意思是「原始的」,意指在我們生命所有活動、思想、感受底下的寂靜不動本心。原初寂靜手印能將呼吸、覺知意識和能量引導到身體底部,為我們帶來支撐和穩定感。這個手印藉由活化土元素的特性(穩定性與穩固性),進一步增強我們與大地的連結。穩定感愈增加,我們就愈能感受到整個身體結構受到大地的支撐。此手印也能延長吐氣時間,活絡化副交感神經系統,使身體放鬆。原初寂靜手印也能延長吐氣之後的停頓時間,創造出一個空間,讓我們可以更深入體驗我們的寂靜本心。這個手印能為我們培養穩定、放鬆、寧靜的心境,帶來全然祥和寧靜的感受。

以能量活力量表來看,原初寂靜手印的活力指數是零,可說是最能讓人平靜的手印之一。這個手印可以帶來非常深沉的平靜與放鬆,讓我們彷彿進入一種休眠狀態,呼吸幾乎完全靜止。這種深度放鬆可以修復身體所有系統,特別是神經系統和感官。當我們的身體得到放鬆和修復,心智頭腦自然變得沉穩安寧,因此這個手印特別有助於紓解焦慮。這種寧靜感會自然為我們打開一扇門,讓我們領受到,在我們日常所有活動背後,始終存在的那份內在祥和。

平衡生理系統:

活化五元素:

調和三督夏:

滋養五種生命風息:
↓

平衡七脈輪:

能量活力指數:從平靜到振奮

						4	5	6	7	8	9	10

引導式冥想：寂靜不動的雕像

- 手持原初寂靜手印，做幾次自然調息，讓你整個人與這個手印所喚醒的感知覺受相調和。
- 觀照你的呼吸，如何慢慢被引導到你身體底部，為你帶來穩定感。
- 慢慢感受一下，每一次吐氣之後的自然停頓，看它如何為你創造出一個寧靜空間，讓你的身體和頭腦可以在那裡得到深度休息。
- 再做幾次呼吸，更深去感受這些停頓的時間，體會那當中的寧靜，讓自己完全靜止下來，像一尊呼吸輕柔的雕像。
- 當這種寂靜感環繞你全身，你體會到一種全然的寂靜與和諧，那就是你真實本心的反照。
- 再做幾次呼吸，讓這種寂靜感滲透到你的骨盆腔、雙腿、雙腳，為你創造一個穩定的根基，讓你成為寂靜不動的雕像。
- 現在，讓你的腹部、太陽神經叢、下背部、中背部也進入這種完全放鬆的寂靜狀態。
- 現在你的下半身已經完全靜止，做幾次呼吸，感受一下你的心臟、肺臟、胸腔以及上背部也沉浸在你的寧靜雕像狀態中。
- 現在，寧靜充滿了你的肩膀、雙臂、雙手，一路到你的手指指尖，這些部位全部都成為寂靜雕像的一部分。
- 最後，讓這份寂靜穿透到你的頸部和頭部，邀請你所有的感官自然往內收攝，輕輕在那裡休息。
- 現在，慢慢去感受，你整個身體已經變成一尊呼吸輕柔的寂靜雕像。
- 對自己說三次這句肯定語（出不出聲都可以），來穩固這份根本寂靜：
  「在寂靜不動的肉身存在中，我體會到全然的祥和與寧靜。」
- 現在，慢慢把手印放掉，做幾次深呼吸，在全然的寂靜不動中休息。
- 準備好之後，張開眼睛，讓意識慢慢回到當下，感覺自己依然擁有真實的寂靜。

食物鞘
（物質層身）

- 將呼吸與覺知意識引導到身體底部，協助釋放這個部位的緊繃，維護排泄系統的健康。
- 增強內在穩定與實在感，協助改善身體平衡、減少跌倒，特別是老年族群。
- 身體穩定感愈強，身體內部肌肉骨骼系統的支撐力也會愈強。
- 減緩呼吸速度，延長吐氣長度，可降低心跳速率和血壓。
- 此手印帶來的穩定效果，有助改善瓦塔失衡。
- 此手印帶來的平靜效果，有助改善皮塔失衡。

生氣鞘
（生命之氣層身）

- 活絡向下流動的下行氣。
- 開啟與平衡主掌安全感的第一脈輪。

意思鞘
（心理情緒層身）

- 帶來穩定與安全感，有助減輕壓力、紓解焦慮。
- 能使念頭停頓下來，讓我們體驗寂靜不動與靜默。

理智鞘
（智慧層身）

- 當身體、呼吸、頭腦都進入寂靜不動，我們會經驗到真實生命的全然寧靜。

歡喜鞘
（至樂層身）

- 在寂靜不動中，感受生命深層的滿足與和諧。

下脊柱手印
ADHO MERUDANDA MUDRA

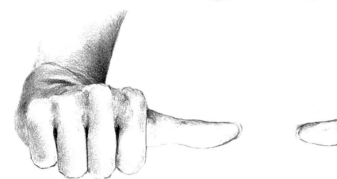
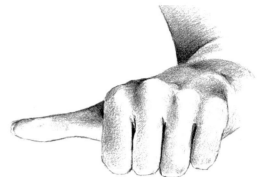

定心的感受愈加深沉
我經驗到全然的平靜

核心品質
定心

主要功效
- 注入定心專注的感受。
- 穩固骨盆。
- 維護生殖系統與泌尿系統的健康。
- 穩定情緒。

相近效果手印
海螺手印、內在居處手印、湖泊手印、水神手印

注意事項與禁忌
無

持印步驟
1. 四指彎曲折入掌中，拇指朝外。
2. 拇指用力朝外伸直。
3. 將拳頭置於大腿上，掌心朝下，兩手拇指指尖相對。
4. 肩膀往後及往下鬆垂，脊椎保持自然正直。

梵文 Adho（阿兜）的意思是「降低」或「向下」，merudanda（梅魯丹達）的意思是「脊柱」。下脊柱手印能將呼吸、覺知意識和能量引導到我們身體的重心部位：骨盆和骶骨。當我們與這個部位的連結加深，我們內在平衡與定心專注的感覺就會提升。當你把意識帶到骨盆的中心點，自然會啟動腹式呼吸，產生一種按摩效果，有助於促進泌尿系統和生殖系統的血液循環。這個手印可提升我們定心專注的能力，我們會更容易以骨盆腔為家，自在坦然地面對自己的性欲。當我們定心專注的感覺愈強，整個身體結構就會感到愈穩定，也愈完整。

下脊柱手印的能量活力指數為 3，是屬於一種平靜定心的手勢，並帶有一點點精神振奮的特性。這個手印能加深我們與骨盆的連結，骨盆是水元素的所在，能讓我們經驗廣大內在海洋所蘊藏的無限潛能。當我們與內在核心能量更加調和，我們就能夠將這份能量往外傳送，滋養整個生命。下脊柱手印能深化我們的定心專注感，讓我們自然培養出一種靜定狀態，無論周遭環境如何變化，我們都有辦法安住於內在核心，於那片寧靜海洋歇息。

平衡生理系統：

活化五元素：

調和三督夏：

滋養五種生命風息：
↓

平衡七脈輪：

能量活力指數：從平靜到振奮

						4	5	6	7	8	9	10

- 手持下脊柱手印，做幾次自然調息，讓你整個人的感覺和感官都與這個手印的頻率相調和。
- 覺察你的呼吸，隨著每一次吐氣，將你的能量和意識向內引導到你骨盆腔中央，隨著每次吸氣，又從你的存在核心往外放射。
- 做幾次呼吸調息，調和向內與向外的氣息與能量流動，讓你整個人愈來愈定心、專注。
- 接下來，吐氣，將注意力放在你的骨盆中央，然後吸氣，觀想有一個環形的能量圈圈，將你的腹部太陽神經叢到臀部區域整個環繞起來。
- 做幾次呼吸調息，感受這個能量圈圈正在滋養你的骨盆腔、腹部以及你的下軀幹部位，加深了你的定心專注感。
- 接下來，再次吐氣，將能量集中在你的存在核心，然後吸氣，觀想這個能量圈圈開始往外擴大，從你的胸腔到你的膝蓋，整個區域都被它環繞起來。
- 做幾次呼吸調息，讓這個擴大的能量圈滋養你的心臟、肺臟，以及所有消化器官。
- 再次吐氣，將注意力放在骨盆中央，然後吸氣，讓這個能量圈繼續外擴，把你整個身體都包起來，從頭頂到腳心，也包括你的四肢。
- 做幾次呼吸調息，感受這個能量圈從你的骨盆中央往外擴大到你的四肢，然後又往內收攝，回到你存在的核心，自然加深了你的定心感。
- 這種非常深沉的定心力量，讓你在往後人生旅程上，自然而然時時刻刻都能保有冷靜與寧靜心態。
- 對自己說三次這句肯定語（出不出聲都可以），來穩固這種定心專注感：**「我回歸生命存在的核心，以定靜之心繼續我的人生旅程。」**
- 現在，慢慢把手印放掉，做幾次深呼吸，在你的內在中心徹底休息。
- 準備好之後，張開眼睛，帶著更加深沉的定心感，讓意識慢慢回到當下。

食物鞘
（物質層身）

- 將呼吸和覺知意識引導到骨盆中央，帶來一種按摩效果，有助紓解骨盆腔區域的肌肉緊繃。
- 對於骨盆腔內的按摩效果，可促進泌尿系統與生殖系統的血液循環。
- 改善我們的姿勢平衡感。
- 強健骨盆肌肉，有助預防尿失禁。
- 此手印帶來的定心效果，有助於改善瓦塔失衡。
- 此手印帶來的鎮靜效果，有助於改善皮塔失衡。

生氣鞘
（生命之氣層身）

- 活絡向下流動的下行氣。
- 開啟與平衡主掌自我滋養的第二脈輪。

意思鞘
（心理情緒層身）

- 鎮定心念。
- 維持情緒平衡。

理智鞘
（智慧層身）

- 定心感愈深，我們自然容易趨向真實本性，因為其核心本質就是寂靜。

歡喜鞘
（至樂層身）

- 當我們能夠在寂靜中安歇，生命的完整圓滿感就會自然升起。

脊柱手印
MERUDANDA MUDRA

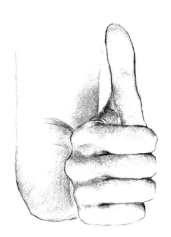
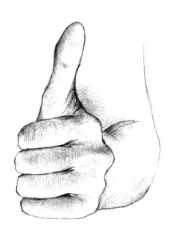

我與存在的中心軸和諧一致
我的生命圓滿完整

核心品質
回正對齊

主要功效
- 與我們的天地能量軸對齊。
- 幫助脊椎回正,創造空間讓所有身體器官和系統正常運作。
- 統合我們這個存在體的物質面與精神面。
- 在活潑與穩定間維持理想平衡。

相近效果手印
濕婆林伽手印、車輛手印、脊骨手印

注意事項與禁忌
無

持印步驟
1. 雙手握拳,拇指朝外。
2. 拇指朝上指天,其餘四指指甲輕輕壓著掌心。
3. 兩手置於大腿或膝蓋上。
4. 肩膀往後及往下鬆垂,脊椎保持自然正直。

在印度神話中,Meru（譯音:梅魯）是一座被印度人視為宇宙中心的聖山,而 danda（譯音:丹達）的意思是「標尺」。Merudanda（梅魯丹達）的意思就是「中心軸」,或是指「可以讓所有事物據以回正或得到支撐的標軸」。Merudanda 也是「脊柱」的意思,也就是為人體提供支撐的中心軸。脊柱手印是將呼吸和覺知意識引導到位於人體中央、連結地面與天空的那條能量管道。脊柱手印能喚醒人們意識到能量軸的存在,並且延展脊柱,在每一節脊椎骨中間創造出空間,讓人體保有最佳體態姿勢,從而維持身體所有系統的正常運作與健康。

脊柱手印的能量活力指數為 6,能夠適度地激發活力。此手印能在每一次吸氣時為我們注入樂觀與活力,然後隨著每次吐氣讓我們更加穩固和穩定。這種活力與穩定的結合,讓我們能夠在一切日常活動中都保持能量的平衡。由於此手印能增強我們對天地能量軸的感知力,因此可以讓向上流動的命根氣與向下流動的下行氣維持平衡。脊柱手印也能活絡平行流動的平行氣,在太陽神經叢部位與命根氣和下行氣交會。能量可以沿著天地能量軸自由流動,整個脈輪系統自然能夠得到滋養與調和。在心理情感層面,脊柱手印能強化我們的正直感,讓思維、感受、言語、行為成為我們內在最深層價值與信念的自然體現。

平衡生理系統:

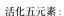

滋養五種生命風息:
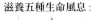

活化五元素:

平衡七脈輪:

調和三督夏:

能量活力指數:從平靜到振奮

1 5 6 7 8 9 10

引導式冥想：讓你的天地能量軸回正

- 手持脊柱手印，做幾次自然調息，讓你整個人與這個手印所喚醒的感知覺受相調和。
- 感覺你的每一次吸氣，都從軀幹底部上升到頭頂，讓你感到精力充沛。
- 感覺你的每一次吐氣，都從你的頭頂緩緩下降到你的軀幹底部，讓你更加放鬆和穩定。
- 慢慢調和你的呼吸節奏，感受一下位於你存在體中央的天地能量軸。
- 從感受你肉體內部的能量軸開始。感受一下你的脊椎，如何隨著每一次吸氣得到延展和回正，又在每一次吐氣讓這個曲線自然放鬆。
- 當你的脊椎回正對齊，做幾次呼吸調息，感受一下它如何為你創造出空間，讓這條神經通路更為順暢，來滋養你整個身體。
- 當你整個身體從腳下到頭頂都回正對齊，你會更能感知位於精微能量體內部的能量軸。
- 隨著每一次吸氣，感覺你的能量從你軀幹底部沿著這條精微能量管道，上升到你頭頂。
- 隨著每次吐氣，感覺你的能量從你頭頂順著這條管道下降到軀幹底部，然後釋放出去，疏通這條精微能量管道中的所有阻塞。
- 再做幾次呼吸調息，感受這條中心軸的能量與你整個精微能量相互整合，達到和諧。
- 現在你的肉體與精微能量兩個層面已經完全調和，你感受到心理情緒處在一種和諧與統合的狀態。
- 呼吸氣息沿著這條天地能量軸而流動，你感受到你的內在思維、情緒感受、語言以及行為自然統合，你與你最內在的價值與信念完全相符不悖。
- 在這樣的狀態中，你感受到你生命體所有層面都非常調和，讓你在人生每一時刻都處在和諧狀態。
- 對自己說三次這句肯定語（出不出聲都可以），來穩固這種調和感：「**從腳下到頭頂，我的能量軸調和不偏，我感受到身心靈整體的和諧。**」
- 現在，慢慢把手印放掉，做幾次深呼吸，在你的天地能量軸中徹底休息。所帶來的效果能夠完全得到整合。
- 準備好之後，張開眼睛，在完全調和的狀態中，讓意識慢慢回到當下。

食物鞘
（物質層身）

- 將呼吸和覺知意識引導到脊柱內部，協助脊椎回正。
- 增強腹部和太陽神經叢部位的呼吸律動，創造一種按摩效果，改善消化系統的血液循環。
- 此手印帶來的能量活絡效果，有助改善卡法失衡。

生氣鞘
（生命之氣層身）

- 平衡命根氣與下行氣，同時活絡水平流動的平行氣。
- 將覺知意識帶到整個脈輪系統，同時特別聚焦在主掌個人力量的第三脈輪。

意思鞘
（心理情緒層身）

- 提升決心和意志力。
- 帶來樂觀與自信。

理智鞘
（智慧層身）

- 矯正天地能量軸，提升正氣，展露內在真實面貌。

歡喜鞘
（至樂層身）

- 脊柱的呼吸和能量流動保持一致，能為我們帶來和諧感，並與本源能量相呼應。

上脊柱手印
URDHVAM MERUDANDA MUDRA

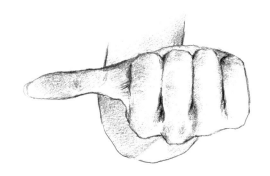
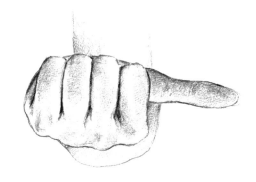

保持開放心胸以新方式觀看世界
讓我生命充滿熱情與活力

核心品質
開闊

主要功效
- 培養開闊心胸、樂觀、與熱情，擴展眼界。
- 紓解上背部、尤其是兩側肩胛骨之間的緊繃。
- 提高呼吸量能，特別是肺臟背面的呼吸。

相近效果手印
時神手印、全心手印、上軀幹手印

注意事項與禁忌
由於此手印會提振精神活力，如果你有高血壓、心臟病以及偏頭痛症狀，請特別注意自身狀況。

持印步驟
1. 四指彎曲握在掌心中，拇指朝外伸出，四指指甲輕輕壓著掌心。
2. 手心朝上、手背靠在大腿或膝蓋上。
3. 兩手拇指伸直，分別指向左右兩側。
4. 肩膀往後及往下鬆垂，脊椎保持自然正直。

Urdhvam（爾德范姆）的意思是「上部」或「較高處」，在這裡指的是「上軀幹」。Merudanda 的意思是「脊柱」。Urdhvam Merudanda 兩字合起來就是指軀幹和脊柱的上部。上脊柱手印能將呼吸、覺知意識和能量引導到胸腔頂端、兩側肋骨以及上背部，使胸腔肋骨範圍擴大，提升肺臟中間和上端的呼吸量能。此手印有助於紓解兩側肩胛骨中間區域的緊繃，使長期承擔壓力的胸椎得到喘息空間。上脊柱手印還能為胸腔頂端帶來空氣和能量，促進胸腺的血液循環。

上脊柱手印的能量活力指數為 8，具有非常強的精神振奮效果，能讓人充滿熱情、樂觀和活力。此手印也能紓解兩側肋骨和上背部的緊繃，讓身體背部的感官覺受自然浮現，進而不帶判斷和分析，全然接受這些身體感覺，然後逐步將之釋放。透過這樣的釋放，我們的熱情會自然增長，逐漸有能力擴展我們的眼界，看見自己無限的潛能。上脊柱手印也能帶給我們改變的能量與活力，以更新鮮開放的視野，接受自己真實的生命。

平衡生理系統：
   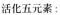

滋養五種生命風息：

活化五元素：

平衡七脈輪：
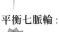

調和三督夏：

能量活力指數：從平靜到振奮

		4	5	6	7	8	9	10

引導式冥想：擴展身體背部的呼吸

- 手持上脊柱手印，做幾次自然調息，讓你整個人與這個手印所喚醒的感知覺受相調和。
- 觀照你的呼吸，自然將呼吸引導到你的肺部頂端、兩側肋骨以及上背部，注入一種開闊的感覺。
- 做幾次呼吸調息，隨著你的每一次吸氣，讓胸腔肋骨橫向擴展，提升呼吸量能，然後隨著每一次吐氣，讓你的上軀幹變得完全鬆柔。
- 隨著兩側肋骨的往外擴展，並隨著呼吸逐漸鬆柔，感覺你的肩膀也開始隨著每一次吸氣而加寬，然後又隨著吐氣往內變得柔軟，讓你的上背部自然變得非常放鬆。
- 釋放上背部的緊繃之後，你的兩側肩胛骨之間的空間被創造出來了，你的呼吸在整個上軀幹更加順暢流動。
- 隨著呼吸更加自由順暢，你很自然能夠去感受身體背部所有的感覺。
- 做幾次呼吸調息，接受這些感覺，允許它們存在，不需要對它們下判斷或分析。
- 隨著你的呼吸更加自由順暢，你可能還會注意到有一些情緒感受浮現上來，它們希望能被你看見和釋放。
- 擁抱你身體背部所出現的種種感受，這些感覺和情緒會隨著你的呼吸逐漸柔軟下來、開始消解。
- 你感覺整個上軀幹愈來愈輕鬆自在，你的整個胸腔肋骨能夠自然往外擴張，彷彿張開翅膀，感知到自己無限的潛能。
- 做幾次呼吸調息，在其中自由滑行飛翔，去體驗你整個存在體更開闊的呼吸以及廣大無邊的感受。
- 對自己說三次這句肯定語（出不出聲都可以），來穩固這種開闊感：「**我的身體背部能夠自由呼吸，我打開生命的無限潛能。**」
- 現在，慢慢把手印放掉，做幾次深呼吸，在無邊的開闊感之中休息。
- 準備好之後，張開眼睛，帶著這種全生命的開闊感，讓意識慢慢回到當下。

食物鞘
（物質層身）

- 擴展胸腔頂端、兩側肋骨以及上背部，提高肺臟頂端的呼吸量能。
- 在兩側肩胛骨之間、胸椎之間創造出空間，紓解上背部的緊繃。
- 此手印帶來的肺臟開闊及精神提振效果，有助於改善卡法失衡。

生氣鞘
（生命之氣層身）

- 活絡向上流動的命根氣。
- 開啟與平衡主掌無私之愛的心輪。

意思鞘
（心理情緒層身）

- 帶來開闊感。
- 提升樂觀心情與自信。
- 提振生命活力與能量。

理智鞘
（智慧層身）

- 身體背部的緊繃得到釋放之後，我們就打開了新的可能性，讓真實生命無所局限的本質得以展露出來。

歡喜鞘
（至樂層身）

- 生命的開闊感被創造出來之後，無所局限與自由自在的感受會自然從身體背部升起。

第五章
覺知生命體的五個層身

五鞘手印

鞘（Koshas）這個模型概念源自印度古經典《鷓鴣氏奧義書》（Taittiriya Upanishad），它可說是一幅人體地圖，也是人類靈性旅程的指南。Kosha 這個梵文字可譯為「鞘」或「層」，指的是我們生命存在體的立體多重面向，亦即我們的五個「層身」（bodies，身體）：物質層身、生命之氣層身、心理情緒層身、智慧層身以及至樂層身。另一個比較不常用到但卻同等重要的翻譯是「寶藏」，指的是我們生命體的所有面向，就像寶藏一樣等待我們去發現。每一個 koshas（鞘）的名稱後面都接了 maya 這個字，在這裡是指「由……組成」的意思。

1. 食物鞘（ANNAMAYA KOSHA）：物質層身

梵文 Anna 的意思是「食物」，Annamaya kosha（食物鞘）就是我們生命體當中靠食物所維持的物質面向。它涵蓋了身體的整個結構與生理學，以及構成我們肉身基質的五個元素——地、水、火、風、空。透由深化我們對物質層身的認識，身體系統與五元素就更容易達到平衡。這種平衡也為我們生命體其他面向的覺醒與整合奠定了堅實的基礎。

2. 生氣鞘（PRANAMAYA KOSHA）：生命之氣層身

普拉納（prana，氣）是遍布在宇宙一切生命體（包括我們的肉體）當中的生命力能量。Pranamaya kosha（生氣鞘）就是我們生命體當中由生命能量所組成的那個面向。呼吸則是我們用來接收普拉納，並將它發送到我們身體精微能量結構（包括脈輪／能量中心、生命風息／能量流、以及經脈／能量通道）的主要手段。生命之氣是否能夠自由流動，攸關我們全身系統的健康以及心智頭腦與情感的平衡。喚醒生命之氣層身，可以讓我們看到我們的生命並不僅僅是肉身之軀而已，從而為我們開啟一扇通往生命精微面向的大門。

3. 意思鞘（MANOMAYA KOSHA）：心理情緒層身

Manas 的意思是「心智頭腦（意思）」，Manomaya kosha（意思鞘）就是我們生命體的心理情緒面向，由構成我們性格的思想和情感所組成。意思鞘所涉及的往往是我們生命中最具挑戰的部分，因為它涵蓋的經驗範圍從快樂到痛苦都有。當我們能夠擁抱我們所有的心理情緒，對於我們的思想和感受都不妄下判斷也不拒絕，我們自然能活得更加輕鬆自在。

4. 理智鞘（VIJNANAMAYA KOSHA）：智慧層身

Vijnana 的意思是「更高的智慧」，Vijnanamaya kosha（理智鞘）就是我們生命體當中讓我們可以去觀照、理解，最後將限制性信念徹底釋放掉的那個面向。當這些自我局限的信念被釋放，連帶與它相關的一些思維和情緒模式也會自然消解，我們便能以更大的自由和清澈的眼光繼續我們的旅程。

5. 歡喜鞘（ANANDAMAYA KOSHA）：至樂層身

Ananda 的意思是「幸福快樂」，Anandamaya kosha（歡喜鞘）則包含我們內在本有的一切正向品質，當自我局限的觀念被釋放，這些品質特性自然就能展露出來。包括寧靜、滿足、喜悅、無拘、完滿和內在平靜。透過冥想和其他靈修法門所喚醒的至樂體驗，就是歡喜鞘的具體顯露。

梵（BRAHMAN）：旅程的終點

探索五鞘，並進一步將之融合統整，我們自然能夠認識到自身生命體的真實面貌，它的本質就是自由與合一。在許多印度靈修傳統中，這種無處不在的合一境界就稱之為「梵」（Brahman）。梵的境界，既涵蓋五鞘，又超越五鞘。

手印	鞘
大地手印	食物鞘（物質層身）
精氣手印	生氣鞘（生命之氣層身）
全心手印	意思鞘（心理情緒層身）
知覺手印	理智鞘（智慧層身）
內在微笑手印	歡喜鞘（至樂層身）

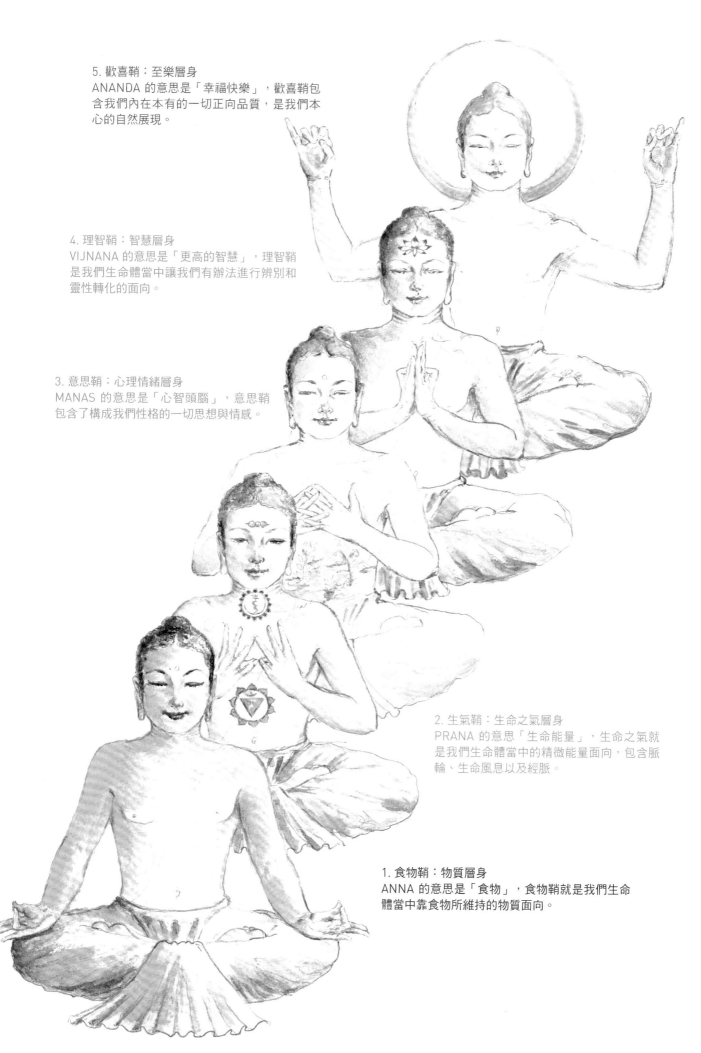

5. 歡喜鞘：至樂層身
ANANDA 的意思是「幸福快樂」，歡喜鞘包含我們內在本有的一切正向品質，是我們本心的自然展現。

4. 理智鞘：智慧層身
VIJNANA 的意思是「更高的智慧」，理智鞘是我們生命體當中讓我們有辦法進行辨別和靈性轉化的面向。

3. 意思鞘：心理情緒層身
MANAS 的意思是「心智頭腦」，意思鞘包含了構成我們性格的一切思想與情感。

2. 生氣鞘：生命之氣層身
PRANA 的意思「生命能量」，生命之氣就是我們生命體當中的精微能量面向，包含脈輪、生命風息以及經脈。

1. 食物鞘：物質層身
ANNA 的意思是「食物」，食物鞘就是我們生命體當中靠食物所維持的物質面向。

大地手印
PRITHIVI MUDRA
食物鞘：物質層身

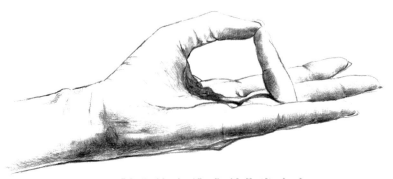

我對我的身體感到非常自在
帶著自信在人生旅途中前進

核心品質

顯化

主要功效

- 增進身體感受力。
- 協助維持最佳體態。
- 減輕壓力、降低血壓。
- 改善排泄系統的健康。
- 帶來安全感。

相近效果手印

地手印、原初寂靜手印、形手印、顯化知識手印

注意事項與禁忌

無

持印步驟

1. 拇指指尖與中指指尖相觸，其餘三指往外伸直。
2. 兩手手背置於大腿或膝蓋上。
3. 肩膀往後及往下鬆垂，脊椎自然對齊。

Anna 的意思是「食物」或「物質」，「食物鞘」就是指我們生命體的物質層身，靠食物來維持、滋養的那個面向，包括身體結構與生理學，以及構成我們肉身基礎的五個元素。而維持物質層身健康與療癒的關鍵就在於，我們對於自己的身體是否能夠完全感知。當身體的感受力逐漸提升，我們對於身體發出的訊息就會愈敏銳，也更能早期發現身體失衡的徵兆。提升身體的覺知意識，也能讓我們更加了解哪些飲食和生活習慣能真正帶給我們身體健康。此外，對於身體的覺知意識如果提高，我們就能花最小的力氣，用最舒服而且最有效的方式來使用我們的身體，減少身體受傷的風險。當我們愈能坦然面對自己的身體，對這個有形肉身愈感到自在，我們會更加敬重這具肉身的智慧，像是交響樂般神奇地在執行它的功能。我們對它的感知力愈強，對它愈是欣賞感激，我們自然而然會更加珍愛自己、照顧自己，與自己的身體和諧共存。

Prithivi（普利提維）這個梵文字的意思是「大地」，大地手印能將呼吸、覺知意識和能量引導到身體軀幹底部，為我們帶來穩定和安全感，使我們可以更坦然接受我們的身體。這個手印能深化我們與自然界的連結，讓我們對周遭環境更有信心、更加信任。此手印也能提升身體結構內的支撐感，對於維持骨骼系統的健康是非常棒的一個手印。練習這個手印，能提升我們身體的穩定性與感知力，讓我們對生命感到更安心，也為我們打下一個堅實的基礎，繼續往前一步去探索與統合生命體中更為精微的面向。

平衡生理系統：

活化五元素：

調和三督夏：

滋養五種生命風息：

平衡七脈輪：

能量活力指數：從平靜到振奮

				1	5	6	7	8	9	10

引導式冥想：**安住於你的身體**

- 手持大地手印，做幾次自然調息，讓你整個人與這個手印所喚醒的感知覺受相調和。
- 觀照你的呼吸，看它如何緩慢導向你的軀幹底部，帶給你一種穩定感。
- 感覺你吐氣的時間自然加長，你感受到一種平靜與安寧，讓你更自在安住於你的身體。
- 你開始逐步探索你的身體，對於身體每一個部位的輪廓、形狀、體積、密度，你的感受力愈來愈強。
- 現在開始將你的覺知力帶到你的腳趾頭、腳盤、腳踝，慢慢去感受你身體的這些部位。
- 現在，將你的覺知力放在你的小腿和膝蓋，感覺它們的輪廓、體積、密度，做幾次呼吸調息，讓自己充分去感受這些部位。
- 接下來，讓你的覺知意識停留在你的大腿上，感知它所有的感覺，好好去感受你身體的這個區域。
- 接下來做幾次呼吸調息，將你的意識帶到你的臀部、骨盆、髖部，當你感受這些部位跟大地接觸時，你經驗到一種更加穩定的感覺。
- 當你感覺自己非常穩固，請將你的覺知意識帶到你的腹部、腰部以及下背部，你感覺這些部位的律動跟你的呼吸節奏非常調和。
- 接下來再做幾次呼吸調息，將覺知意識引導到你的太陽神經叢和中背部，感受它們的輪廓、體積以及密度，讓自己充分在身體的這些部位安住下來。
- 現在，將意識帶到你的胸腔、肋骨以及上背部，做幾次呼吸調息，感受這些部位的感覺，完全接受它，你感到非常自在。
- 現在把你的覺知意識放在肩膀、手臂、手肘以及手部，好好跟你的上肢共處。
- 現在，來到你的頸部、喉嚨、頭部，做幾次呼吸調息，你對這些部位的感知力逐漸增強，讓它們完全鬆柔下來。
- 現在你已經完成這趟身體旅程，你對自己的身體非常自在，你安住於你的身體之內。
- 對自己說三次這句肯定語（出不出聲都可以），來穩固這種安住的自在感：**「我完全感知我的身體，我領受到全然的自在與和諧。」**
- 現在，慢慢把手印放掉，做幾次深呼吸，充分感受當下的自在。
- 準備好之後，張開眼睛，讓意識慢慢回到當下，全然感受著你的物質層身（食物鞘）。

食物鞘
（物質層身）

- 將呼吸和覺知意識引導到骨盆腔底部，紓解這個部位的肌肉緊繃並促進血液循環。
- 提升身體的感受力，讓我們能夠在第一時間對身體的失衡徵兆有所覺知。
- 將呼吸帶到軀幹最底層，延長吐氣時間，有助於減輕壓力、降低血壓。
- 延展脊椎，維持最佳體態。
- 此手印帶來的穩定和放鬆效果，有助於改善瓦塔失衡。

生氣鞘
（生命之氣層身）

- 活絡向下流動的下行氣。
- 開啟與平衡主掌安全感的第一脈輪。

意思鞘
（心理情緒層身）

- 促進心靈的深層平靜狀態。
- 提升定力、續航力和耐力。
- 更加信賴地球給與我們的支持。

理智鞘
（智慧層身）

- 當我們對生命的物質身體面向更加覺知，我們就能更深入去探索生命的精微面向。

歡喜鞘
（至樂層身）

- 當我們更加安住於自己的身體，自然會升起一種圓滿合一的感受。

16

精氣手印
VITTAM MUDRA
生氣鞘：生命之氣層身

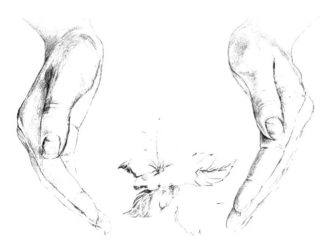

我與生命能量的自由流動相調和
輕鬆自如順隨生命韻律而前進

核心品質
生命能量的自由流動

主要功效
- 讓身體精微能量重新自由流動。
- 滋養生殖系統與泌尿系統。
- 鬆弛下背部。
- 喚醒活力。

相近效果手印
內在居處手印、女神手印、海洋手印、子宮手印

注意事項與禁忌
無

持印步驟
1. 兩手手掌相對呈杯狀，雙掌距離大概三十公分，輕輕托在小腹前方。
2. 讓雙手隨著吸氣自然外擴，隨吐氣自然回到原位。
3. 肩膀往後及往下鬆垂，脊椎保持自然正直。

Prana（普拉納／氣）是支撐一切有形生物的「生命能量」，包括人體在內。「生氣鞘」是我們生命體當中的生命精氣能量面向，也就是我們內在生命力的展露。它包含我們身體精微能量結構的三個層面：脈輪／能量中心、生命風息／能量流，及經脈／能量通道。我們身體精微能量的健康與否，取決於我們所接收的生命能量之質與量，以及能量自由流動的程度。我們透過新鮮的空氣和水、新鮮的天然食物、自然環境和陽光等這些形態來接收普拉納。人體精微能量的健康與否也會受到環境和人際互動的影響，因此，我們建議你可以定期參加一些靈修活動。呼吸是普拉納最重要的來源；我們的呼吸方式會影響普拉納的質與量，進而影響整個身體的健康和活力。練習手印可以將普拉納引導到身體特定部位，疏通該部位阻塞的能量，讓普拉納在我們身體的精微能量結構中再次順暢流動。

Vittam（維達姆）的意思是「生命力／精氣」，精氣手印將呼吸、覺知意識和能量引導到骨盆腔和腹部。當我們對於這些部位的感受力進一步提升，我們就會發現它們像是一道道活力噴泉，它的能量可以被傳導到我們身體各個部位，帶給我們健康、療癒以及覺醒。精氣手印能夠活絡水元素的特性（包括流動與伸縮彈性），讓生命能量同時在我們的精微能量結構與物質生理結構當中自由流動。精氣手印也能訓練有節奏的腹式呼吸，同時活絡水元素，有助維持生殖系統與泌尿系統的健康。

平衡生理系統：

滋養五種生命風息：

活化五元素：

平衡七脈輪：

調和三督夏：
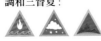

能量活力指數：從平靜到振奮

	1	5	6	7	8	9	10

- 手持精氣手印，做幾次自然調息，讓你整個人的感覺和感官都與這個手印的頻率相調和。
- 觀照你的呼吸，看它如何被引導到你的骨盆腔和腹部，你感覺這個部位就像你內在生命能量的噴泉。
- 做幾次呼吸調息，感覺你的腹部跟你的呼吸同步上下起伏，你與內在能量噴泉的連結愈來愈深。
- 把你的雙手當作是你呼吸律動的延伸，每一次吸氣，你的雙手隨之往外擴張，每一次吐氣，雙手又往內放鬆回到原位。
- 當你的雙手、呼吸以及腹部動作達到同步，慢慢去感受你內在那股活躍的能量噴泉正在甦醒。
- 當這道能量自然往外擴展，你能夠將它傳導進入你生命體的每一個部位，讓生命能量普拉納可以再次自由流動，協助提升你的健康和活力。
- 吸氣時，將你的覺知力放在你內在的能量噴泉，吐氣時，將普拉納向下引導到你的雙腿和雙腳，讓這些部位也得到生命能量的滋養。
- 做幾次呼吸調息，感覺你的雙腿和雙腳正在往外擴張，而且隨著腹式呼吸的韻律逐漸變得鬆柔下來。
- 現在，做一次吸氣，讓注意力回到內在噴泉，吐氣時，感受這道生命精氣正在注入你的臀部和下背部。
- 感受這些部位與你的呼吸同步律動，讓它們接受生命能量的滋養。
- 現在，再做一次吸氣，注意力重新回到你的內在噴泉，然後隨著你的吐氣，讓普拉納自然注入你的太陽神經叢、胸腔，以及你的中背部和上背部。
- 感受這些部位隨著你腹部呼吸的節奏正在擴張和疏通，充分沐浴在生命能量之中。
- 隨著你的雙腳和軀幹完全被滋養，現在你讓這道生命能量被引導到你的肩膀、手臂以及雙手，充滿你整個上肢部位。
- 做幾次自然調息，感受這些部位與你的呼吸律動同步擴張和疏通，充滿了生命精氣。
- 現在，再做一次吸氣，回到你的內在能量噴泉，然後吐氣，讓你的頸部和頭部都充滿生命精氣。
- 感受這些部位與你的呼吸同步律動，慢慢擴張和疏通，被普拉納滋養。
- 現在，慢慢讓這股生命能量從你的內在噴泉往外放射，感覺你整個生命體都與你的呼吸同步律動，慢慢往外擴張並且鬆柔下來。
- 對自己說三次這句肯定語（出不出聲都可以），與你的精微能量體完全同頻調和：**「生命精氣在我整個身體自由流動，我感覺充滿活力。」**
- 現在，慢慢把手印放掉，做幾次深呼吸，感受生命能量的滋養。
- 準備好之後，張開眼睛，讓意識慢慢回到當下，你的生命能量層身／生氣鞘已經完全得到滋養。

食物鞘
（物質層身）

- 將呼吸和覺知意識引導到骨盆和腹部，創造一種按摩效果，有助改善生殖系統和泌尿系統的循環。
- 腹式呼吸可以輕柔按摩下背部，協助釋放緊繃和壓力。
- 腹式呼吸能夠幫助靜脈血液和淋巴液從下肢回流。
- 此手印帶來的能量提升效果，有助改善卡法失衡。
- 此手印帶來的定心效果有助改善瓦塔失衡。
- 此手印能深入連結精微能量，有助改善皮塔失衡。

生氣鞘
（生命之氣層身）

- 能夠活絡向下流動的下行氣，以及從身體中央到四肢全身流動的遍行氣。
- 開啟與平衡主掌自我滋養的第二脈輪。

意思鞘
（心理情緒層身）

- 帶來自由流動和隨緣順應的感受。
- 促進情緒平衡。

理智鞘
（智慧層身）

- 覺察自己的生命能量層身，有助於鬆綁我們僵化的個性。

歡喜鞘
（至樂層身）

- 當普拉納能夠更自由流動，我們就能體驗到與生命精微領域的連結。

17

全心手印
PURNA HRIDAYA MUDRA
意思鞘：心理情緒層身

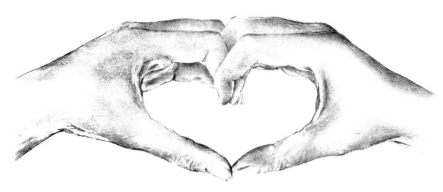

對一切想法與感受無所排拒
我全然擁抱我的心理情緒之身

核心品質
尊重一切念頭與感受

主要功效
- 坦然自在面對自己的心理情緒。
- 紓解胸腔的肌肉緊繃。
- 改善呼吸量能。
- 提升免疫力。
- 輔助憂鬱症之治療。

相近效果手印
精神活力手印、食指手印、上脊柱手印、信心手印

注意事項與禁忌
無

持印步驟
1. 雙手置於心臟前方，兩掌相對，指尖朝上。
2. 左右兩手四指相互交錯，手指上端指節往下彎，右手食指要最靠近心臟。
3. 兩手拇指朝下伸直，指尖相碰，兩手形成一個心型。
4. 肩膀往後及往下鬆垂，手肘跟身體拉開一點距離，脊椎保持自然正直。

Manas（瑪納）的意思是「心意思想」，「意思鞘」就是我們生命體當中的心理情緒層面，包括我們的一切思想和感受。這個面向通常最具艱難挑戰，因為它是我們追求幸福快樂，同時也經歷痛苦艱難的地方。避苦趨樂是人性自然反應；但這樣的應對方式帶來的卻是得與失、苦與樂的無止境循環，人在其中很難得到長久穩定的滿足。解決心理情緒痛苦的究竟之道是精神靈性的自由。然而，要肯認我們內在本具的自由，卻是一生的功課，而第一步就是不要排拒自己的想法和感受，因為這些都是我們生命不可或缺的部分。當我們擁抱、接納自己的一切心理情緒，不要完全認同它、認為那是真實的自己，我們就會發現，頭腦想法並不是我們的「敵人」，而是建立信任與安全感的一個工具，它會為我們打下一個基礎，讓我們能夠慢慢對愛敞開，而愛才是我們真實生命的本質。

Purna（普爾納）的意思是「完滿、完整」，hridaya（敷利達亞）的意思是「心」。全心手印是藉由擴大胸腔、肋骨以及上背部的呼吸量能，來協助我們打開心輪。這個手印可以幫助我們培養開放的心胸，讓自己更有能力接納所有的想法和感受，更輕鬆自在地面對它們。此手印也能幫助我們養成有節奏的呼吸方式，讓心念頭腦暫時休息，我們就能以更輕鬆的心情來探索自己的心理情緒面向。全心手印能延長吸氣時間，帶來能量提振的感覺，讓我們更有力量來接納自己的所有感受。此手印也能延長吐氣時間，幫助釋放心輪的緊繃狀態。

平衡生理系統：

滋養五種生命風息：
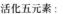

活化五元素：

平衡七脈輪：

調和三督夏：

能量活力指數：從平靜到振奮

4	*5*	*6*	*7*	*8*	*9*	*10*

引導式冥想：輕鬆駕馭情緒波浪

- 手持全心手印，做幾次自然調息，讓你整個人與這個手印所喚醒的感知覺受相調和。

- 隨著每一次吸氣，感覺你的肋骨正在往外擴張，然後隨著每一次吐氣，你的胸腔、側肋以及上背部變得完全鬆柔下來。

- 當你的肋骨隨著呼吸擴張和鬆柔，好好感受一下，你的心輪也逐漸變得敞開。

- 當你的心輪漸漸敞開，你就愈容易接納自己所有的情緒感受和心念，讓它們自然升起又自然消逝。

- 你開始能夠以正向心態允許所有想法自然升起，同時接受伴隨這個想法而來的情緒感受。

- 允許這個情緒感受存在，不去抗拒它，你會開始感覺到它純粹就是一道能量波浪而已，你可以輕鬆地與你的呼吸同步，騎乘在這道波浪上。

- 隨著每一次吸氣，你來到這道波浪的巔峰，然後每一次吐氣，你的整個心理情緒層身都感覺到更加放鬆、自在。

- 當你能夠以更輕鬆自在的正向態度面對情緒波浪，做幾次呼吸調息，感受一下你的心輪被生命能量所滋養。

- 當你的心輪完全敞開，你就慢慢具備一種能力，可以將所有心念和情緒當作純粹的能量波浪，完全接納它們。

- 若要深化這個能力，你可以在內心產生一個難以接受的想法，然後感受一下伴隨出現的情緒感覺。

- 無論要花多少時間，請仔細去感受你內心出現的這個難以接受的情緒，將它視為一道純粹的能量波浪，你可以隨著你的呼吸騎乘在這道波浪之上。

- 隨著每次吸氣，你接納升起的一切緊繃和抗拒，隨著每一次吐氣，讓這個緊繃完全釋放掉，以更輕盈自在的心態去面對這道情緒波浪。

- 當你能夠更輕鬆自在去面對這道情緒波浪，請再做幾次呼吸調息，感受一下你的心輪充滿寧靜與和平。

- 你的心輪沐浴在寧靜之中，你自然能更輕鬆自在地擁抱所有升起的情緒。

- 對自己說三次這句肯定語（出不出聲都可以），來穩固這份輕鬆自在感：「**我輕鬆駕馭我的情緒波浪，感覺自己的心理情緒層身更加輕鬆自在了。**」

- 現在，慢慢把手印放掉，做幾次深呼吸，讓自己在這輕鬆自在當中休息。

- 準備好之後，張開眼睛，讓意識慢慢回到當下，你感覺自己的意思鞘（心理情緒層身）更加輕鬆自在了。

食物鞘
（物質層身）

- 將呼吸和覺知意識引導到胸腔、兩側肋骨以及上背部，紓解緊繃，提升呼吸效能。

- 將呼吸和覺知意識引導到胸骨上部，促進胸腺部位的循環。

- 此手印能帶來溫和提振能量以及胸腔擴張的效果，有助改善卡法失衡。

- 心輪的敞開有助改善皮塔失衡。

生氣鞘
（生命之氣層身）

- 活絡向上流動的命根氣。

- 開啟與平衡主掌無私之愛的第四脈輪。

意思鞘
（心理情緒層身）

- 鎮定心念，讓念頭與念頭之間產生停頓的空間。

- 帶來慈悲與自我接納的感受。

理智鞘
（智慧層身）

- 接納一切想法和情緒，讓它們失去重量和密度，讓我們能夠以純然的能量波浪來觀照它們的起落。

歡喜鞘
（至樂層身）

- 當我們有能力接納與擁抱自己的一切想法和情緒，我們的內心深處就會升起一種喜悅感，而且充滿光芒。

18

知覺手印
CITTA MUDRA
理智鞘：智慧層身

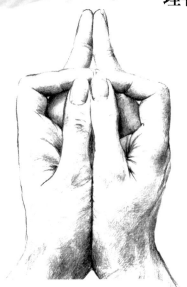

藉由逐步釋放自我限制信念
我帶著更大的清明感繼續我的人生旅程

核心品質
喚醒內在觀照力

主要功效
- 透過觀照釋放自我限制信念。
- 釋放肩膀和頸部的緊繃。
- 改善精神清明度。

相近效果手印
至上菩提手印、迦梨女神手印、三叉戟手印、智慧手印

注意事項與禁忌
無

持印步驟
1. 兩手食指指腹分別與各自拇指指尖相觸，其餘三指往外直直伸出。
2. 將兩手合在一起，置於胸前，與身體稍微保持一點距離，左右兩手中指、無名指、小指指腹分別相互碰在一起。
3. 兩手拇指沿外側指緣相碰，形成一條直線，兩手食指指尖相碰，形成一條與地面平行的橫線。
4. 肩膀往後及往下鬆垂，手肘跟身體拉開一點距離，脊椎保持自然正直。

Vijnana（維姜納）的意思是「更高的智慧」，「理智鞘」是我們生命體當中讓我們能夠觀照、尊重並逐漸放掉自我限制信念的那個面向。在意思鞘層面，我們學會無所排拒地接納自己一切想法和感受，而在理智鞘層面，我們認識到，我們不喜歡的那些想法和情緒感受，其實就是我們內在自我設限之制約觀念的反射。藉由喚醒我們的內在觀照力，我們能夠客觀地觀照這些信念，而不需要完全與它們產生認同。當我們有辦法更清晰地看到這些觀念，這些觀念就會失去力量，沒辦法再把我們拉進它們所編造的故事當中，我們就能逐步將這些觀念釋放掉。當我們的觀照力愈強，我們就愈能與自己的真實本性相符，讓自己活得更自由、更清明。

梵文 Citta（戚塔）的意思是「知覺意識」，知覺手印能夠幫助喚醒觀照知覺力，讓我們更清楚看到自己的想法、感受以及自我限制信念，而不需要完全與它們產生認同。知覺手印是將呼吸、覺知意識和能量引導到頸部和頭部，並特別聚焦在眉心輪，因為這裡是我們的智慧與明晰中心。由於知覺手印能夠提昇我們的單點專注力，因此能夠讓我們更加客觀，更容易去看到和釋放那些自我設限的信念。在這個手印中，食指和拇指所構成的兩隻眼睛就代表我們的「明晰雙眼」，象徵我們有能力區辨真實自我與限制性自我的差別。這個手印所呈現的三角形狀，則代表身心靈一體和諧所帶來的觀照力。

平衡生理系統：

滋養五種生命風息：

活化五元素：

平衡七脈輪：

調和三督夏：

能量活力指數：從平靜到振奮

				4	5	6	7	8	9	10

引導式冥想：喚醒內在觀照力

- 手持知覺手印，做幾次自然調息，讓你整個人與這個手印所喚醒的感知覺受相調和。

- 察覺你的呼吸如何慢慢被導入你的胸腔頂端、頸部以及頭部，帶來一種擴張感。

- 當你體驗到這種擴張感，你的覺知意識會自然停留在你的眉心輪，也就是智慧中心。

- 當你與智慧中心的能量頻率相調和，內在觀照力會自然覺醒，你會更有能力客觀清晰地看到自己的身體和心靈當中發生的一切。

- 為了提升你的觀照力，請做幾次呼吸調息，觀想你額頭前方有一面螢幕，你所有思想念頭、感受、記憶都可以自然投射在螢幕上。

- 現在開始觀想你覺得自己非常快樂的一個時刻和地點，注意該場景的所有細節，但是對你所看到的一切保持客觀觀照。

- 看到這些畫面，你可能會開始出現一些情緒；做幾次呼吸調息，觀看著這些情緒感受，但是不與它們太過緊密認同。

- 當你培養出這種保持觀照而不緊密認同的能力，注意看看自己是不是有比之前更客觀、更清明。

- 現在，回想一段痛苦的時刻或地點，把它投射在額前螢幕上，做幾次呼吸調息，選擇一段你覺得可以接受的事件來練習。

- 當那些痛苦的影像投射在螢幕上，請讓情緒自然升起，但是不要完全跟它們產生認同。

- 當你有能力不排拒這些影像和感受，做幾次呼吸調息，感受一下你內心的沉重陰影是不是開始自然消解。

- 當你感受到更輕盈自在，好好感受一下，你是不是自然變得更客觀，視野更清明。

- 現在，讓快樂時刻和痛苦時刻同時出現在那面螢幕上，做幾次呼吸調息，來深化你的觀照力。

- 看著螢幕上同時出現兩種場景，你發現到，你既不是螢幕上的那些畫面，也不是那些畫面所伴隨的情緒感受，你只是純然的意識體，純然觀照著你身心當中所升起的一切。

- 做幾次呼吸，安住在這純然的觀照意識中，體驗這內在的寧靜、智慧與清明。當你的觀照力逐漸加深，你自然能夠開展出這樣的能力。

- 對自己說三次這句肯定語（出不出聲都可以），來穩固這個觀照力：「**我是純然的覺知意識，純然觀照身心當中升起的一切。**」

- 現在，慢慢把手印放掉，做幾次深呼吸，讓自己安住在這個內在觀照之中。

- 準備好之後，張開眼睛，讓意識慢慢回到當下，你與你的理智鞘（智慧層身）更加調和了。

食物鞘
（物質層身）

- 將呼吸和覺知力引導到頸部與頭部，紓解臉部肌肉的緊繃，同時讓感官得到休息。
- 紓解肩膀、喉嚨以及聲帶的緊繃。
- 將呼吸和覺知帶到腦下垂體區域。
- 此手印帶來的能量提振效果，有助改善卡法失衡。

生氣鞘
（生命之氣層身）

- 活絡在身體最上層流動的上行氣。
- 開啟與平衡第六脈輪智慧中心。

意思鞘
（心理情緒層身）

- 在思想念頭之間創造出停頓空間，提升觀照力。

理智鞘
（智慧層身）

- 透由內在觀照力的覺醒，釋放自我設限的信念，讓我們有能力清楚區辨真實自我與日常個我的差別。

歡喜鞘
（至樂層身）

- 身心愈加清明，自在解脫感自然升起。

19

內在微笑手印
HANSI MUDRA
歡喜鞘：至樂層身

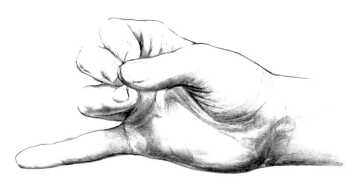

我全身散發著內在微笑的光輝
喚醒我本心所有的正向質地

核心品質
開展正向品質

主要功效
- 顯露我們內在的正向品質。
- 紓解下顎的緊繃，協助改善顳顎關節功能能障礙（TMJ）。
- 提升免疫力。

相近效果手印
濕婆的恐怖化身、無限手印、曼陀羅手印、蜜蜂手印

注意事項與禁忌
無

持印步驟
1. 食指、中指、無名指指尖與同一隻手的拇指指尖相接觸。
2. 小指朝外伸直。
3. 手背靠在大腿或膝蓋上。
4. 或者，也可將雙手舉在身體兩側，小指指尖朝上。
5. 肩膀往後及往下鬆垂，脊椎保持自然正直。

Ananda（阿南達）的意思是「幸福」，「歡喜鞘」就是至樂層身，包含了我們內在真我本具的所有正向品質，當自我設限的信念被釋放之後，這些正向品質就會自然顯露。當我們回歸清明的真我，我們就進入了智慧與洞然明白的泉源，自然而然升起喜悅、完整、無拘以及幸福的感受。至樂層身與精神的解脫自由密切相關，但由於這種喜樂經驗可能很短暫，因此還無法完全得到自由解脫。或者，我們也可能太過執著於這種至樂經驗，反而讓它變成邁向解脫的障礙。冥想，特別是同步輔以手印練習，可使這些核心正向品質自然開花。從有意識地提升這些品質開始，最終，它們會成為我們內在真我的反射。

Hansi（酣喜）是「微笑」或「笑聲」之意，內在微笑手印能將呼吸、意識和能量引導到上胸部、頸部和頭部，讓我們產生愉悅和輕盈自在的體驗。這個手印會讓我們嘴上自然帶著微笑，然後這個微笑會散布到我們整個身體，喚醒我們內在本心所有的正向精神品質。這個手勢也能促進上胸骨胸腺的血液循環，增強免疫系統的健康。內在微笑印還能刺激胺多芬（腦內啡）的釋放，帶給人樂觀的感覺。

平衡生理系統：

活化五元素：

調和三督夏：

滋養五種生命風息：

平衡七脈輪：

能量活力指數：從平靜到振奮

4	5	6	7	8	9	10

引導式冥想：喚醒你本心的正向品質

- 手持內在微笑手印，做幾次自然調息，讓你整個人與這個手印所喚醒的感知覺受相調和。
- 注意你的呼吸如何慢慢被引導到你的上胸部、頸部以及頭部，為你帶來一種喜悅與幸福的感受。
- 當喜悅與幸福感瀰漫你的全身，你的臉上自然露出輕柔的微笑。
- 做幾次呼吸調息，讓這個微笑逐漸瀰漫在你全身，從頭頂到腳底。
- 感覺你整個人都在散發微笑，你內在本心的正向品質自然而然被喚醒。
- 一開始喚醒的是喜悅的品質，做幾次呼吸調息，感覺你整個人充滿活力，生命時時刻刻都活得淋漓盡致。
- 當你整個人瀰漫喜悅，跟著被喚醒的是對於美好事物的欣賞和感恩，你眼中所見盡是美好，你對一切事物感到敬畏，尤其是日常生活中的微小細節。
- 生命充滿喜悅，對美好事物欣賞感謝，你的內心自然升起一種與眾生同體合一的感受，你的內外世界都非常和諧。
- 當你擁有喜悅、感恩、同體合一感，你內在本具的圓滿自然被喚醒，你知道你完整無缺，你的真實本心不增不減。
- 因為感受到真實本心的完滿無缺，你很自然安住於內在的寂靜，你本心的智慧自然被喚醒，引導你踏出人生的每一步。
- 在這個神聖寂靜的空間，你自然經驗到一種無上喜樂，做幾次呼吸調息，讓自己沐浴在這個內在對自己說三次這句肯定語（出不出聲都可以），來穩固這個核心品質：「**我的內在微笑是一把鑰匙，喚醒我內在本具的正向品質。**」
- 現在，慢慢把手印放掉，做幾次深呼吸，安住於歡喜至樂之中。
- 準備好之後，張開眼睛，讓意識慢慢回到當下，你與你的歡喜鞘（至樂層身）有了更深的融合。

食物鞘
（物質層身）

- 將呼吸和覺知引導到胸腺區域。
- 提升正向心情，維護免疫系統健康。
- 紓解下顎的緊繃，協助改善顳顎關節功能障礙。
- 此手印帶來的輕盈自在感，有助改善卡法失衡。
- 此手印帶來的喜悅感，有助改善皮塔失衡。

生氣鞘
（生命之氣層身）

- 活絡身體最上層流動的上行氣。
- 開啟與平衡主掌靈性淨化以及合一智慧的第六、第七脈輪。

意思鞘
（心理情緒層身）

- 提升正向積極的感受，包括知足、輕鬆自在、喜悅。

理智鞘
（智慧層身）

- 當我們對內在升起的正向品質更加覺知，很自然就深化了我們與真實本我的連結。

歡喜鞘
（至樂層身）

- 當內在微笑被喚醒，至樂歡喜與自由無拘的感覺自然升起。

健康問題的對應手印

Health（健康）這個字源自古英語 haelp，意思是「全體」，也跟古代北歐語 helge 這個字有關，意思是「聖潔」（holy）或「神聖」（sacred）。從這幾個根源字我們知道，健康的核心本質就是：身體每一個層面完整合一。而這得透由我們與自身的精神本質重新連結，才有可能達成。從這個角度來看，我們的健康狀況和療癒，正是我們邁向完整合一與精神覺醒旅程的反照。「五鞘」這個「全人模型概念」，就是這趟旅程的路線圖。手印則是協助我們在這趟邁向健康、療癒與靈性覺醒的旅程中，藉以進入生命體所有面向的一個重要工具。

物質層面：食物鞘

手印之所以能夠為我們的身體帶來健康與療癒，主要因為它能夠將我們的呼吸、意識和能量引導到身體特定部位。當我們對自己的身體更有覺知，我們就比較容易識別身體是否失衡的訊息，然後給出適切的回應。將呼吸引導到身體的特定部位，也能夠產生一種按摩效果，增進該部位的血液循環功能，給予營養或是促進排泄。舉例來說，梵天手印能將呼吸和覺知意識引導到腹部太陽神經叢，擴大呼吸效能，在整個腹部區域產生強大的按摩效果，改善消化系統的循環。

由於手印具有引導呼吸（導氣）的效果，因此練習手印也成了維持我們身體健康的一種重要方法。當我們練習手印時，姿勢本身就能帶動呼吸，幾乎是瞬間就能改變呼吸的速度、焦點、品質以及部位，讓我們的生理狀態自然產生變化。例如，原初寂靜手印能夠讓呼吸立即緩慢下來，身體變得非常放鬆，連帶也使心跳速率和血壓降低。

手印有助於維持身體健康的另一個原因是，它可以讓組成我們身體基質的五大元素保持平衡。每一種元素都各有其對應的手印，例如，形手印的特性是力量與穩定，因此能夠活化「土元素」，有助骨骼系統的健康。

手印		健康問題	核心品質
20 形手印		骨質疏鬆與骨骼系統疾症	強健骨骼系統
21 脊骨手印		背痛與脊柱疾症	緩解背部疼痛
22 魚手印		骨關節炎與關節疾病	維護關節健康
23 消解手印		腸躁症與排泄系統疾症	平衡排泄系統
24 水神手印		膀胱炎與泌尿系統疾症	強健泌尿系統
25 子宮手印		經前症候群和女性生殖系統疾症	女性生殖系統的健康
26 海螺手印		攝護腺肥大和男性生殖系統疾症	男性生殖系統的健康
27 三神手印		更年期與人生轉換期障礙	和諧的人生轉換期
28 繁榮之神手印		消化系統疾症	消化系統均衡
29 梵天手印		體重控制、精神活力	喚醒生命活力
30 海洋手印		氣喘與呼吸系統疾症	呼吸順暢
31 風元素媒介手印		高血壓與心血管疾症	最佳血液循環狀態
32 淨化下行氣手印		心臟疾症	健康的心臟
33 廣大頭部手印		緩解頭痛和緊繃	緩解頭痛
34 老鷹手印		甲狀腺與內分泌系統疾症	代謝平衡
35 信心手印		憂鬱症	對生命的熱情
36 托缽手印		焦慮症	紓解焦慮
37 遍行氣手印		多發性硬化症與神經系統疾症	強健神經系統
38 蜜蜂手印		過敏與免疫系統疾症	強健免疫力
39 珍貴寶石手印		整體療癒	全身健康

生命之氣層身：生氣鞘

在生命能量層面，手印能夠提高我們對身體精微能量結構的敏銳感受。因為感受力提高了，就比較容易偵測到身體哪些部位能量阻塞，進而去疏通它，讓能量重新自由流動。當體內能量流動更加暢通，我們身體各個組織系統就能得到更全面的滋養。某些手印特別有助於平衡我們的精微能量結構（包括脈輪、生命風息，以及經脈）。練習這幾個手印，我們就可以將能量傳導到體內精微結構當中，讓需要疏通的特定部位的能量重新得到平衡。例如，內在居處手印能將呼吸、意識和能量引導到骨盆部位，增強向下流動的下行氣，同時平衡第二脈輪。當骨盆的能量重新得到平衡，就有助於維護生殖系統、泌尿系統以及排泄系統的健康。

心理情緒層身：意思鞘

手印以許多重要方式與思想和情感打交道。有很多手勢（例如「托缽手印」）都具有鎮靜和放鬆的效果，因而有助於減輕壓力。其他諸如「形手印」，則能為我們帶來穩定和接地扎根的感覺，有助於緩解焦慮。有一些姿勢，例如「信心手印」，可以幫助我們提升自信和熱情，有助於治療憂鬱。像是「三位一體」這類具有定心效果的手印，則能提升我們的寧靜感，讓我們能夠更順利走過人生的過渡轉變期。而一些有助敞開心輪的手印，比如「淨化下行氣手印」，則能讓我們更容易接納自己的所有情緒感受，有助於解除緊繃，達到身心的整體健康和療癒。

智慧層身：理智鞘

智慧層身是我們生命體當中讓我們能夠在精神上有所成長和轉變的部分。藉由喚醒內在觀照力，智慧就會自然升起，它讓我們能夠發覺自己的一些限制性信念，而毋需與它完全產生認同。當我們能夠逐漸放掉這些限制性信念，我們在思想和情緒上就會變得更加輕鬆自在，很自然地，我們身體的能量就能夠在精微結構當中自由順暢流動。能量能夠順暢流動，我們的身體組織系統就能得到有力的滋養，讓身體各部位功能維持在最佳狀態。喚醒理智鞘這部分，手印扮演著非常重要的角色。像「淨化下行氣手印」這類姿勢，就能夠幫助我們提高感受性，讓我們更能夠去傾聽自己的智慧本源及指導靈所發出的訊息。像是「老鷹手印」這類手勢，能幫我們打開喉輪，創造出一個空間，讓我們看到自己的核心觀念，然後慢慢將它釋放掉。

至樂層身：歡喜鞘

當那些自我設限的信念被釋放，我們就有了更多空間可以讓內在本具的正向品質顯露出來，而這些正向品質，就是構成生命至樂層身的主要成分。修持手印能幫助我們喚醒這些正向品質，包括無條件的愛、圓滿無缺感，以及自在無拘的心情。比如「珍貴寶石手印」，能整合我們內在所有的正向品質，喚醒我們的內在合一感，讓我們經驗到生命五鞘全然療癒的喜樂。

身心健康就是生命五鞘處於均衡狀態的自然反映。

20

形手印
RUPA MUDRA
骨質疏鬆與骨骼系統疾症之調癒

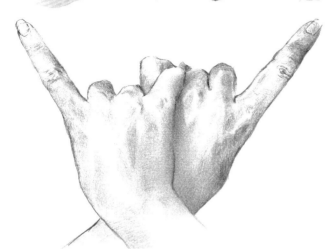

*我被大地療癒的花蜜滋養
在人生旅程上得到全面的支持*

核心品質
強健骨骼系統

主要功效
- 維護骨質強度與密度。
- 帶來穩定感。
- 減輕壓力。
- 提升支持感和安全感。

相近效果手印
湖泊手印、原初寂靜手印、地手印、消解手印

注意事項與禁忌
無

持印步驟
1. 拇指彎曲，放入掌中，其餘四指將拇指完全包住。
2. 小指與食指往外伸出，掌心朝下。
3. 兩手交叉，右手在上，將右手手腕擱在左手手腕上。
4. 兩手小指相互勾在一起。
5. 食指往前伸直。
6. 保持這個姿勢，兩手置於肚臍下方，或是放在大腿膝部上。
7. 肩膀往後及往下鬆垂，脊椎保持自然正直。

Osteoporosis（骨質疏鬆）這個字當中的 Osteo 意思是「骨頭」，porosis 是「很多孔洞」。骨質疏鬆症就是骨頭因為孔洞很多而變得非常脆弱，因為新生的骨頭組織數量比流失和再造的數量還要少，就會出現這種狀況。雖然骨質密度的流失是人體衰老過程的正常現象，但骨質疏鬆的情況如果很嚴重，人就很容易骨折。骨質疏鬆症最常見於停經後的婦女，這是雌激素的分泌急速降低所致，因為雌激素能夠刺激造骨細胞，同時抑制蝕骨細胞。在美國，罹患骨質疏鬆症的人數大約是 2800 萬人，這還不包括一些原本就骨質缺乏或骨密度低的年輕族群。

Rupa（魯葩）的意思是「形狀」或「結構」，形手印能夠為我們整個身體，尤其是肌肉骨骼系統，帶來一種支撐和穩定的感覺。這個手印是將呼吸、意識和能量引導到骨盆和軀幹底部，加深我們與大地的連結，並注入穩定和扎根感。當我們感到更加穩定扎根，我們自然會覺得自己有力量去實現自己的理想。壓力可能是造成骨質疏鬆症的一個原因，因為當你處在壓力當中，會大量從骨骼當中吸取鈣質和其他礦物質。而壓力也與生活習慣有關，比如飲食不均衡、睡眠品質很差，還有酗酒和抽菸，這些都是造成骨質疏鬆的可能因素。練習形手印能夠使我們更加穩定、接地，整個人會更加放鬆，壓力感也會降低，因此有助維持肌肉骨骼系統的健康。

平衡生理系統：

活化五元素：

調和三督夏：

滋養五種生命風息：

平衡七脈輪：

能量活力指數：從平靜到振奮

4 5 6 7 8 9 10

引導式冥想：大地的滋養花蜜

- 手持形手印，做幾次自然調息，讓你整個人的感覺和感官都與這個手印的頻率相調和。
- 注意你的呼吸，看它如何被慢慢引導到你的軀幹底部，為你帶來穩定和支持感。
- 察覺你的身體與大地的接觸點，感覺你的腳下彷彿生出根，牢牢深入地下。
- 當你感覺與大地更加緊密連結，觀想大地的精華就像琥珀色的療癒花蜜，裡頭包含了你身體骨骼系統所需要的一切營養和礦物質。
- 隨著每一次吸氣，你都從大地吸取這個療癒花蜜，每一次吐氣，這琥珀色的能量就會隨你的氣息滋養你骨骼系統的每一個部分，帶給你支持、力量和穩定。
- 現在，將大地的療癒花蜜吸進你雙腿和雙腳的骨頭當中，做幾次呼吸調息，讓這些部位因為得到營養而變得強壯。
- 接著，將大地的琥珀色花蜜吸進你的骨盆腔，感受你的臀部因為得到滋養的能量而開始變得溫暖，也有點刺麻感，增強了這個部位骨頭的強度和密度。
- 接下來做幾次呼吸調息，感受大地的花蜜開始沿著你的脊椎緩緩往上和往下流動，滋養和強化了每一節椎間盤和脊骨。
- 當你的脊椎完全得到滋養和矯正，琥珀色花蜜開始帶著療癒能量浸潤著你的整個肋骨部位，讓你的呼吸更為平緩順暢。
- 現在，讓大地的療癒精華流進你的肩膀、手臂、手肘、前臂以及手腕，一路流向你的指頭，為它們注入力量和營養。
- 接下來做幾次呼吸調息，讓大地的療癒花蜜慢慢往上流到你的頸部和頭部，充分帶給這些部位營養。
- 當你全身骨頭都浸潤在大地的療癒花蜜中，感覺你的骨頭的再造細胞和新生細胞之間達到一種完美的和諧。
- 因為得到大地琥珀色能量的深層滋養，它的療癒品質滲透到你整個生命體，為你帶來力量和穩定，讓你能夠自在活動。
- 對自己說三次這句肯定語（出不出聲都可以），來穩固已經得到平衡的骨質密度：**「因為得到大地能量的滋養，我的骨頭現在充滿力量，而且非常堅固。」**
- 現在，慢慢把手印放掉，做幾次深呼吸，感受大地精華的滋養。
- 準備好之後，張開眼睛，讓意識慢慢回到當下，感受你整個生命體都得到大地琥珀色療癒能量的滋潤。

食物鞘
（物質層身）

- 將呼吸和覺知意識引導到軀幹底部與骨盆腔，在那裡產生一種按摩效果，協助緩解這些部位的肌肉緊繃，促進最佳血液循環狀態。
- 帶來一種骨骼強健和滋養感。
- 帶來穩定感，讓你覺得受到支撐，而且可以安心活動，有助於預防跌倒可能帶來的傷害。
- 平緩呼吸，有助減輕壓力。
- 此手印帶來的平靜和穩定感，有助改善瓦塔失衡。

生氣鞘
（生命之氣層身）

- 活絡向下流動的下行氣，以及從身體中央流向四肢、流動於全身的遍行氣。
- 開啟與平衡主掌安全感與自我滋養的第一和第二脈輪。

意思鞘
（心理情緒層身）

- 帶來穩固安全感。
- 培養深層寧靜感。

理智鞘
（智慧層身）

- 當我們感覺更加穩定與寧靜，我們就更容易進入自己的內在，感受本心固有的支持與安心感。

歡喜鞘
（至樂層身）

- 當我們建立起對於自己身體的信賴感，自然從骨骼系統內部升起舒適幸福的感覺。

21

脊骨手印
ANUDANDI MUDRA
背痛與脊柱疾症之調癒

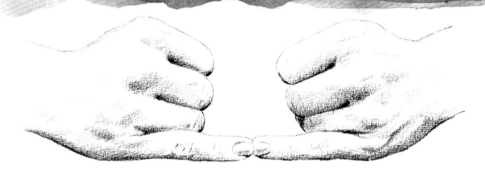

撫慰的波浪流過我整個背部
讓我感受到極大的和諧

核心品質
緩解背部疼痛

主要功效
- 緩解背部緊繃。
- 協助維持最佳體態。
- 為腎臟和腎上腺帶來按摩效果。
- 減輕壓力感。

相近效果手印
擴展呼吸手印（上背部）、鑽石手印（中背部）、子宮手印（腰部）

注意事項與禁忌
無

持印步驟
1. 雙手握拳，將大拇指握在掌中，掌心朝著自己身體。
2. 伸出小指，讓指尖相連在一起。
3. 保持這個姿勢，將兩手置於肚臍下方，或是靠放在大腿膝部上。
4. 如果覺得坐姿不舒服，也可以仰躺下來，採用瑜伽恢復姿勢。
5. 肩膀往後及往下鬆垂，手肘稍微與身體保持一點距離，脊椎保持自然正直。

背痛是用來描述背部與脊椎的各種不適或疼痛症狀的一個總稱。很多人都曾抱怨自己背痛，尤其是下背後腰疼痛，在美國，有五分之四的人一生當中至少有過一次下背疼痛的經驗。急性背痛通常會突然發作，然後持續數天到數個禮拜之久，慢性背痛則可能長達三個月或更久。想要緩解背痛，首先要能減輕壓力，因為壓力本身是一種戰鬥，不是選擇逃跑，就是定住不動，它會讓身體主要骨骼肌肉產生收縮反應。當這種壓力反應變成慢性，久而久之，背部肌肉一直處在收縮狀態，血液循環變差，廢物堆積在裡面排不出去，最後就導致發炎和疼痛。

Anudandi（阿奴丹迪）的意思是「脊骨」，脊骨手印能將呼吸、意識和能量引導到身體的整個背部，釋放緊繃感，讓人感到非常舒適。這個姿勢可以讓呼吸變成一種帶有節奏的波浪，在你身體背部上下流動，讓收縮的肌肉得到放鬆。當肌肉不再處於收縮狀態，你整個人就會覺得愈來愈輕鬆，壓力也因此減輕，背部疼痛自然得到緩解。一方面減輕壓力、一方面減少肌肉收縮，兩者結合起來，背痛的惡性循環就被打破了。脊骨手印也有助於讓脊柱保持在最佳姿勢，並得到矯正，這也是維持背部健康的關鍵要素。此外，提升背部的呼吸效能，讓背部的氣能夠通暢，也會對腎臟和腎上腺帶來按摩效果。

平衡生理系統：

活化五元素：
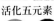

調和三督夏：
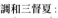

滋養五種生命風息：

平衡七脈輪：
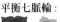

能量活力指數：從平靜到振奮
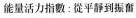

引導式冥想：鬆弛與釋放的呼吸波浪

- 手持脊骨手印，做幾次自然調息，讓你整個人與這個手印所喚醒的感知覺受相調和。
- 感覺你的呼吸像是一波和緩的海浪，在你身體背部自由順暢流動。
- 隨著每一次吸氣，這道波浪從你的下背部升高到你頸部頂端，然後隨著每一次吐氣，波浪又緩緩下降，將所有的緊繃釋放。
- 藉由將呼吸波動引導到你背部的每一個區域，你感覺到整個背部變得更加輕鬆舒適。
- 首先，將呼吸波動導入你的下背部。隨著每一次吸氣，這個部位就充滿放鬆的能量，然後隨著每一次吐氣，你身體所有的緊繃和不適全都被釋放掉。
- 接下來做幾次呼吸調息，感覺你的下背部得到這股輕鬆自在波動的滋養，也加深了你的幸福舒適感。
- 現在，這股呼吸波動上升到你的中背部。隨著每一次吸氣，感覺你的下肋慢慢擴張，當你吐氣，你身體的整個中央部位也變得愈來愈鬆柔。
- 接下來再做幾次呼吸調息，感覺你身體所有的緊繃都得到釋放，讓你的中背部完全放鬆。
- 現在，將呼吸波動導入你的上背部。隨著每一次吸氣，感覺你肩胛骨之間的空間打開了，隨著每一次吐氣，讓肩胛骨整個放鬆下來。
- 做幾次呼吸調息，感覺你的上背部和肩胛骨之間的區域全都變得非常輕鬆舒適。
- 接下來，讓你的呼吸波動一路上升到你頸部頂端，隨著每一次吸氣，慢慢將你的頸椎延展開來，然後隨著每一次吐氣，讓這個區域變得完全放鬆。
- 現在，慢慢感覺你的呼吸波動在你身體整個背部區域順暢平緩流動，你感覺非常舒服自在。
- 對自己說三次這句肯定語（出不出聲都可以），來穩固這種舒適感：「**隨著自由的呼吸波動，我感覺身體背部變得更加輕鬆舒適。**」
- 現在，慢慢把手印放掉，做幾次深呼吸，感受你的整個背部愈來愈輕鬆。
- 準備好之後，張開眼睛，讓意識慢慢回到當下，帶著這種輕鬆自在的感覺，繼續從事你的所有日常活動。

食物鞘
（物質層身）

- 將呼吸與意識引導到整個背部，緩解緊繃，促進背部肌肉的血液循環。
- 延長吐氣時間，有助減輕壓力。
- 提升對於背部呼吸動作的覺察力，有助於脊骨回正。
- 促進中背部的血液循環，有助維持腎臟和腎上腺的健康。
- 此手印帶來的放鬆效果，有助改善皮塔失衡。
- 此手印帶來的穩定接地效果，有助改善瓦塔失衡。
- 肺臟後端的呼吸擴張作用，有助改善卡法失衡。

生氣鞘
（生命之氣層身）

- 平衡向上流動的命根氣與向下流動的下行氣。
- 開啟與平衡前五個脈輪。

意思鞘
（心理情緒層身）

- 身體得到放鬆和心情得到紓解，有助改善背痛。

理智鞘
（智慧層身）

- 當我們提升對於療癒的信賴感，我們自然就能與自己的真我有更深的連結，而這個真我就是我們自己內在的療癒師。

歡喜鞘
（至樂層身）

- 提升幸福快樂的感受，可以讓我們看到，身體也能夠成為正向感受的來源。

22

魚手印
MATSYA MUDRA
骨關節炎與關節疾症之調癒

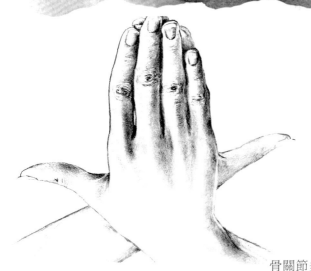

沐浴在滋養的能量中
我的身體順暢自由移動

核心品質
維護關節健康

主要功效
- 滋養潤滑關節。
- 鬆弛肌肉的緊繃收縮。
- 矯正脊椎。
- 減輕壓力。
- 帶來內在清涼感。
- 增進情緒流動性。

相近效果手印
雙面手印、海洋手印、內在居處手印、
遍行氣手印

注意事項與禁忌
無

持印步驟
1. 兩手掌心朝下，置於小腹前方，四指併攏、朝身體前方翻起。
2. 將右手手心疊在左手手背上。
3. 兩手拇指朝外伸直，做出魚鰭的形狀。
4. 將前臂靠在小腹上，或將雙手放在大腿膝部上。
5. 肩膀往後及往下鬆垂，脊椎保持自然正直。

骨關節炎是由於保護關節的軟骨退化，使得關節表面相互接觸摩擦，而導致發炎、疼痛和身體移動受到局限。最常發生骨關節炎的部位是負責支撐體重的關節，比如臀部和膝蓋，它有時也發生在手、腳、肩膀和脊柱。隨著年齡增長，每一個人或多或少都會有骨關節炎，有些人會有明顯症狀，有些人不會。女性罹患骨關節炎的比例是男性的兩倍，部分原因是由於更年期停經引起的荷爾蒙變化。有一部分的人關節特別容易受傷，比如運動員，他們也比其他人更容易罹患骨關節炎。肥胖、鈣質缺乏或是經常攝取酸性食物的人，經常久坐而且坐姿不良，也是導致骨關節炎的原因。減輕心理壓力在骨關節炎的治療中很重要，因為壓力反應會導致肌肉長期處於收縮狀態，使得移動範圍受限，造成血液循環不良和毒素累積，而使骨關節炎惡化。

Matsya（瑪戚亞）的意思是「魚」，Matsya mudra 指的就是魚形狀的手印。這個手勢能夠活化水元素，促進液體流動，增加補水作用，帶來更新。魚手印能將呼吸和能量引導到骨盆腔，使這個部位得到鎮靜放鬆，緩解骨關節炎帶來的不適。此手印也可延長吐氣時間，平靜心情，有助減輕壓力。此外，魚手印也有助於矯正脊椎姿勢，有助減輕各個關節的壓力。在心理情緒層面，魚手印能夠帶來流動感和寧靜感，讓我們以更輕鬆的心情去面對身體疾病。

平衡生理系統：
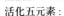

滋養五種生命風息：
↓

活化五元素：

平衡七脈輪：

調和三督夏：

能量活力指數：從平靜到振奮

				4	5	6	7	8	9	10

引導式冥想：舒緩內在情緒潮池

- 手持魚手印，做幾次自然調息，讓你整個人的感覺和感官都與這個手印的頻率相調和。
- 觀察你的呼吸是如何被引導到骨盆以及小腹，為你帶來放鬆和流動感。
- 當你的呼吸更容易進入到你的骨盆腔，觀想你漂浮在一個晶瑩透明的熱帶海洋潮池當中。
- 這個潮池的水很淺，水面非常平靜安穩，你的呼吸氣息帶著規律的節奏緩緩劃過水面，撫慰著你的全身。
- 做幾次呼吸調息，與你的輕柔呼吸節奏相調和，讓你整個人感到更加舒適放鬆。
- 現在，讓這道輕緩的波浪慢慢流進你身體每一個部位，為你的關節帶來滋潤的能量。
- 從腳踝和腳掌開始，讓溫柔滋養的波浪流進這些部位，讓它們徹底得到舒緩和放鬆。
- 現在輕緩的療癒波浪流到你的膝蓋，讓這個部位得到放鬆和安撫。
- 接下來做幾次呼吸調息，讓你下肢所有關節都沐浴在這道輕柔的療癒能量波浪中。
- 這道溫柔波浪現在流到你的臀部，安撫和滋養這部位所有的肌肉。
- 現在，這道輕緩流動的波形能量在你的脊椎上下流動，讓每一節脊骨都慢慢拉開一些空間。
- 接著這道療癒波浪來到你的肩膀、手肘、手腕，讓這些部位徹底放鬆，得到深層的滋潤感。
- 做幾次呼吸調息，感覺你的手臂變得非常柔軟放鬆，輕輕漂浮在平靜的海面上，你雙手和十指所有關節都浸潤在療癒能量中。
- 平緩起伏的療癒波浪現在支撐著你頸部和頭部的重量，讓你的感官柔和下來，徹底得到休息。
- 現在，做幾次呼吸調息，感覺你整個身體都被這道滋養療癒的能量所擁抱，你身體所有的關節都徹底得到放鬆。
- 現在你的身體非常舒服地漂浮在水面上，對自己說三次這句肯定語（出不出聲都可以）：「**被療癒的波浪滋潤，我身體所有關節現在感到非常舒服。**」
- 現在，慢慢把手印放掉，做幾次深呼吸，讓自己在這個內在的滋養潮池中休息。
- 準備好之後，張開眼睛，讓意識慢慢回到當下，感覺你身體所有關節變得非常輕鬆。

食物鞘
（物質層身）

- 將呼吸和覺知意識引導到骨盆區域，促進生殖系統和泌尿系統的循環。
- 鎮定情緒，帶來平靜能量，減輕發炎帶來的不適感。
- 鬆弛臉部和下顎肌肉，有助於改善顳顎關節功能障礙。
- 此手印帶來的滋潤效果，有助改善瓦塔失衡。
- 此手印帶來的鎮靜效果，有助改善皮塔失衡。

生氣鞘
（生命之氣層身）

- 活絡向下流動的下行氣。
- 開啟與平衡主掌自我滋養的第二脈輪。

意思鞘
（心理情緒層身）

- 培養放鬆和寧靜感。
- 帶來順暢流動感。

理智鞘
（智慧層身）

- 當我們能夠放鬆下來、減輕壓力，我們會比較容易觀照自己身上的疼痛，而不會對它完全產生認同。

歡喜鞘
（至樂層身）

- 波形的呼吸流動能為我們帶來非常自在輕盈的感受。

23

消解手印
APANAYANA MUDRA
腸躁症與排泄系統疾症之調癒

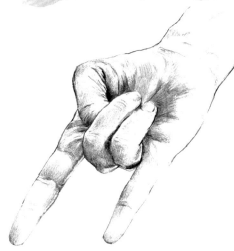

在所有活動中保持平衡
有助於我的身體維持最佳機能

核心品質
平衡排泄系統

主要功效
- 輔助腸躁症之治療。
- 維持排泄、泌尿、生殖系統健康。
- 減輕壓力。
- 帶來能量平衡與保護感。

相近效果手印
下行氣手印、雙面手印、臣服手印、湖泊手印

注意事項與禁忌
無

持印步驟
1. 雙手鬆柔握拳，拇指握於掌中。
2. 小指與食指向外伸直。
3. 將手背靠在大腿或膝蓋上。
4. 肩膀往後及往下鬆垂，脊椎保持自然正直。

腸躁症（IBS，腸道激躁症）也稱為痙攣性結腸炎，病徵是腹部抽筋、絞痛、腹脹、便祕以及腹瀉。在美國，有高達 20% 的成年人有腸躁症狀，尤以 35 歲以下女性最為常見。症狀因人而異，有些人較易出現腹瀉，有些會便祕，有人則是兩種症狀交替出現。有些人的症狀可能會在消退幾個月後又出現，有的人病情會隨時間持續惡化。腸躁症的發生原因有很多，包括結腸蠕動過度、食物過敏、自體免疫功能障礙，以及細菌感染等等。長期處於壓力狀態也可能是腸躁症的原因之一。當人處在壓力戰鬥狀態，血液會從消化系統分流出來，以滿足肌肉大量工作需求。當短暫壓力來源消失，消化功能又恢復正常。不過，如果壓力一直持續，消化系統可能就會失去它的自然平衡能力。

Apanayana（阿帕那亞那）是「消除 / 消解」，也是指「治癒」的意思，消解手印能將呼吸、意識和能量引導到骨盆和小腹當中，產生按摩效果，增強排泄系統的循環。這個手勢能延長吐氣以及吐氣之後的停頓時間，讓人沉穩冷靜和放鬆，進而減輕壓力，讓排泄系統功能維持在最佳狀態。吐氣時間延長，有利於運送向下流動的下行氣，而下行氣的主要作用就是負責排泄。藉由此手印帶來的按摩效果，再加上下行氣的均衡流動，有助維持生殖系統與泌尿系統的健康。

平衡生理系統：

活化五元素：
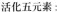

調和三督夏：

滋養五種生命風息：

平衡七脈輪：

能量活力指數：從平靜到振奮

	4	5	6	7	8	9	10

引導式冥想：維持所有活動的平衡

- 手持消解手印，做幾次自然調息，讓你整個人的感覺和感官都與這個手印的頻率相調和。
- 隨著每一次吸氣，感覺你的小腹緩慢而穩定地擴張，隨著每一次吐氣，讓你的整個腹部逐漸輕鬆、柔軟下來。
- 做幾次呼吸調息，感覺你的吐氣長度逐漸加長，讓你整個人更加放鬆、紓解，你的排泄系統運作非常良好。
- 現在你感到更加舒暢，開始觀想，你的一切日常活動都處於平衡狀態，你的排泄系統因此非常健康。
- 首先，觀想你早晨起床，你感到很輕鬆、精神飽滿，你以平靜輕鬆的心情展開新的一天，然後以靜默冥想或禱告，進行溫和的早課。
- 接著觀想，你帶著清醒的意識，慢慢吃著充滿營養的食物，你以崇敬與和諧的精神，對你身體的禮物表達感謝。
- 飯後，觀想你開始做緩慢而深長的呼吸，讓你的身體完全消化剛剛所吃進來的食物，這樣你就可以接收到最佳的營養。
- 你以輕鬆的心情攝取食物，這也反映在你的工作和其他活動上，這讓你可以帶著平靜穩定的心情去面對生活中的各種挑戰。
- 任何時候，只要你感到焦慮或是有壓力，你都隨時記得要做幾次緩慢深長的深呼吸，讓自己恢復平靜，帶著更寧靜的心，重新回到眼前的活動之中。
- 完成一天的工作之後，你準備休息，你內心深深感謝，一天當中所有的活動都非常順利、平衡。
- 現在你準備上床睡覺，好好反思一天所做、所見，你開始進入深沉的睡眠，隔天早晨又是充滿活力與平衡生活的一天。
- 對自己說三次這句肯定語（出不出聲都可以），來穩固這種平衡感：「**我的生活愈來愈平衡、舒暢，我的排泄系統功能非常正常。**」
- 現在，慢慢把手印放掉，做幾次深呼吸，你感覺自己的身體更加均衡了。
- 準備好之後，張開眼睛，讓意識慢慢回到當下，你感覺生活中一切活動都非常順暢。

食物鞘
（物質層身）

- 將呼吸和覺知意識引導到骨盆和小腹，帶來一種按摩效果，促進排泄、生殖、泌尿系統的正常循環。
- 延長吐氣長度以及吐氣之後的停頓時間，幫助身體放鬆，減輕壓力，讓消化和排泄系統維持平衡。
- 此手印帶來的定心效果，有助改善瓦塔失衡。
- 此手印帶來的鎮靜效果，有助改善皮塔失衡。

生氣鞘
（生命之氣層身）

- 活絡向下流動的下行氣。
- 開啟與平衡主掌安全感與自我滋養的第一和第二脈輪。

意思鞘
（心理情緒層身）

- 培養寧靜穩定的心智，減輕因為心理上的焦慮和擔憂而引發的腸躁症。
- 有助於思想、情緒、經驗的消化。
- 有助排解內心的怨恨和憤怒。

理智鞘
（智慧層身）

- 當我們生活中一切活動都非常平衡調和，我們自然就能與自己的真實自我相呼應，因為真我的本質就是寧靜。

歡喜鞘
（至樂層身）

- 因為身心更加放鬆，自然從腹部升起一種深層的安寧幸福感受。

24

水神手印
VARUNA MUDRA
膀胱炎與泌尿系統疾症之調癒

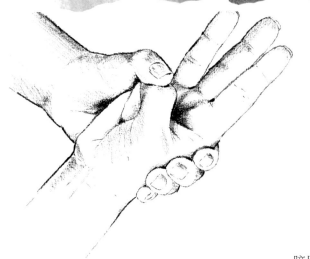

生命更加自由流暢
我全身的體液系統運作和諧

核心品質
強健泌尿系統

主要功效
● 幫助泌尿與生殖系統維持最佳功能。
● 舒緩骨盆底部、骨盆以及中背部肌肉的緊繃。

相近效果手印
水手印、雙面手印、魚手印、海洋手印

注意事項與禁忌
膀胱過動症患者禁止練習此手印。

持印步驟
1. 右小指彎曲碰觸右拇指根部，然後以右拇指將小指固定住。
2. 右手中指、無名指、食指朝外伸直。
3. 右手手背貼住左手掌心，左手四指將右手外緣包起來。
4. 左手拇指壓在右手拇指和小指上。
5. 保持這個姿勢，雙手置於肚臍下方或放在大腿膝部上。
6. 肩膀往後及往下鬆垂，脊椎保持自然正直。

膀胱炎是一種發生在膀胱壁的炎症，症狀包括頻尿、排尿時有灼熱感，以及排尿後膀胱依然感覺飽脹有尿意。在美國，有超過 600 萬成人受膀胱炎之苦，有超過 20％的女性曾經有過尿道感染的經驗。膀胱炎的發生原因很多，最常見的是細菌感染。間質性膀胱炎（Interstitial cystitis, IC），也稱為膀胱疼痛症候群（bladder pain syndrome, BPS），是一種慢性，而且經常使人嚴重體力衰弱的膀胱疾病，其特徵是：膀胱和骨盆腔疼痛以及頻尿。間質性膀胱炎／膀胱疼痛症候群的病因，理論上是發炎和遺傳；而心理壓力則是導致間質性膀胱炎／膀胱疼痛症候群症狀加重的原因。

Varuna（瓦爾魯納）這個梵文字的意思是「水神」，水神手印是解決泌尿問題的傳統手印。這個手印能將呼吸、意識和能量引導到骨盆前方整個區域，尤其是膀胱部位，紓解此區域的肌肉緊繃，促進血液循環。水神手印也能將呼吸、意識和能量引導至腎臟部位，讓腎臟發揮最佳功能。此手印能夠讓人產生一種清涼、清爽的感覺，讓尿道內部感覺比較舒服，尤其是在發炎的情況下。水神手印還可以在骨盆底部產生按摩效果，紓解壓力、增強血液循環，維護泌尿系統和生殖系統（尤其是攝護腺）的健康。

平衡生理系統：

活化五元素：

調和三督夏：

滋養五種生命風息：

平衡七脈輪：

能量活力指數：從平靜到振奮

	4	5	6	7	8	9	10

引導式冥想：讓體內水流清爽順暢

- 手持水神手印，做幾次自然調息，讓你整個人的感覺和感官都與這個手印的頻率相調和。
- 注意你的呼吸，看它是如何慢慢被引導進入你的骨盆，為你帶來內在的清涼舒適感，讓你的泌尿系統處於最佳運作狀態。
- 接下來，為了深化這個清涼舒適感，請觀想一道平緩的水流，以清新的能量沖洗著你泌尿系統的每一個部位。
- 從你的腎臟開始，將覺知意識放在你的後腰，感覺一下兩側腎臟如何過濾你的血液，並且將多餘的液體排出。
- 做幾次呼吸調息，感覺一下這道平緩的內在水流正流過你的腎臟，帶給它們養分，讓它們維持最佳功能。
- 這道滋養與療癒的水流現在沖刷著你的輸尿管，這是一條長長的肌肉導管，負責將液體往下輸送。
- 慢慢感受一下，你的輸尿管與你的呼吸節奏同步進行擴張和排放，讓壓力和緊繃隨之釋放，確保輸尿管維持最佳功能。
- 這道療癒水流現在流進你的膀胱，這裡儲存了液體等待排出，療癒水流現在按摩著你的骨盆腔內部，讓這個區域的肌肉完全放鬆下來。
- 做幾次呼吸調息，感受一下你的膀胱壁正在擴張和舒緩，同時得到你的呼吸氣息的滋養，你身體的這個部位充分得到療癒。
- 現在，觀想這道療癒水流正在流過你整個泌尿系統，帶給它充分的滋養，維持它的最佳功能。
- 對自己說三次這句肯定語（出不出聲都可以），來穩固你泌尿系統的健康：「**沐浴在清新、滋養的能量之中，我的泌尿系統處在最佳的功能狀態。**」
- 現在，慢慢把手印放掉，做幾次深呼吸，在完全放鬆的狀態中休息，讓你的泌尿系統運作正常。
- 準備好之後，張開眼睛，讓意識慢慢回到當下，你感覺到整個人更加輕鬆、自由順暢。

食物鞘
（物質層身）

- 將呼吸和覺知意識引導到骨盆和中背部，釋放這個區域的緊繃感，促進泌尿系統的循環。
- 延長吐氣以及吐氣之後的停頓時間，帶來寧靜感，減輕壓力。
- 此手印帶來的補水功效，有助於改善瓦塔失衡。
- 此手印帶來的鎮靜與清新品質，有助於改善皮塔失衡。

生氣鞘
（生命之氣層身）

- 活絡向下流動的下行氣。
- 開啟與平衡主掌自我滋養的第二脈輪。

意思鞘
（心理情緒層身）

- 提升平靜與幸福感。
- 帶來內在清新感。

理智鞘
（智慧層身）

- 延長吐氣之後的停頓時間，帶來寧靜感，有助於進入自我的真實狀態。

歡喜鞘
（至樂層身）

- 當骨盆部位的緊繃得到紓解，愉悅舒適感自然升起。

子宮手印
YONI MUDRA
經前症候群和女性生殖系統疾症之調癒

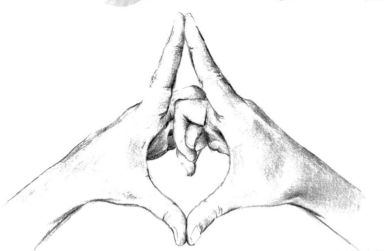

順應我的內在節奏
我的生命更加和諧與流暢

核心品質
女性生殖系統的健康

主要功效
- 改善經前症候群與生殖系統健康，包括月經失調、不孕症及更年期症狀。
- 輔助泌尿系統健康。
- 調和我們內在的女性能量與直覺面。

相近效果手印
三神手印、海洋手印、魚手印、內在居處手印

注意事項與禁忌
懷孕期間請特別注意，不可長時間練習此手印。

持印步驟
1. 兩手手心相對，手指向內彎曲、兩兩相勾，左手小指在最底部。
2. 兩手食指指腹相連，然後往前伸出。
3. 兩手拇指指腹相連，往身體方向伸直。
4. 保持這個手勢，置於肚臍下方或放在大腿膝部上。
5. 肩膀往後及往下鬆垂，手肘與身體保持一點距離，脊椎保持自然正直。

經前症候群（PMS）是指月經來潮前兩週內出現的一些相關症狀。包括腹脹、情緒起伏、焦慮和疲倦。有高達 75% 的婦女在其生育年齡當中曾受到經前症候群的影響，女性人口當中大約 5％ 的人，有中度至嚴重程度的症狀。改變飲食、運動和充足休息等生活習慣可以幫助減輕經前症候群。如果壓力過大，尤其是在月經來潮前兩週，會讓症狀加重。經前症候群的發生與血清素降低有關，而研究顯示，靜坐冥想可提高體內血清素含量。如果能夠練習手印，特別是伴隨引導式冥想來進行，也可能會產生類似的效果，有助改善經前症候群。

Yoni（優尼）這個字，在生理層面是指「女性生殖系統」，象徵意象則代表「子宮」。子宮手印能將呼吸、意識和能量引導到骨盆區域，產生按摩效果，促進生殖器官的氣血循環，同時帶來自我滋養的感覺。這個手印可以使呼吸速度變慢，並延長吐氣時間，減輕我們的壓力感，有助於緩解 PMS 症狀。此外它也能延長吐氣結束時的停頓時間，為我們創造出一個內在寂靜空間，讓我們轉向內在，與自身的自然節奏和循環相調和。子宮手印能為人帶來給輕鬆自在感，有助於減輕與 PMS 相關的煩躁感。由於這個手勢能夠讓人感到舒適和放鬆，因此有助改善生殖和泌尿系統的整體健康。

平衡生理系統：

活化五元素：

滋養五種生命風息：

平衡七脈輪：

調和三督夏：

能量活力指數：從平靜到振奮

| | | | | | 5 | 6 | 7 | 8 | 9 | 10 |

引導式冥想：順應你的內在節奏

- 手持子宮手印，做幾次自然調息，讓你整個人與這個手印所喚醒的感知覺受相調和。

- 注意你的呼吸，看它是如何被慢慢向下導入你的骨盆，產生一種按摩效果，並為你帶來內在深層的滋養感。

- 每一口吸進來的氣，都以溫柔舒適的波動沖刷著你的骨盆腔，每一次吐氣都讓你的骨盆區域感到更加放鬆。

- 隨著你的氣在骨盆自由流動，你感受到一股溫柔的療癒能量波正在滋養著你的身體。

- 這些氣息波動就是大自然節奏的反射，它們引導著四季更迭、海洋潮汐起伏、月球圓缺變化以及你身體內部的自然循環。

- 當你吸氣，你順應你的內在海洋，感受它的自由流動。當你吐氣，讓這股流動的能量波輕輕沖洗你的所有生殖器官。

- 做幾次呼吸調息，感受你身體的這個部位得到療癒波浪的溫和滋養。

- 隨著你的吸氣，回到你內在海洋的中心點，讓自己敞開和釋放。當你吐氣，把自己已經不再需要的東西完全放掉，讓壓力和緊繃自然化解。

- 當你感到整個人更加輕鬆釋放，你就可以在每日生活中活得更加流暢，從早晨起床到晚上睡眠，你都與自己內在的節奏和循環更加調和。

- 再做一次吸氣，回到你內在海洋的深處，讓寧靜感自然升起。

- 當你吐氣，感覺自己整個人對生命非常敞開，你的人際關係和互動都更加和諧順暢。

- 因為整個人非常寧靜，你很自然能夠感應自己的真正需要，在休息和活動之間找到平衡點。

- 現在，再次回到你內在中心的平靜海洋，將這種流暢感、紓解感、寧靜感全部統合起來，讓你內在所有的循環和節奏達到一種新的平衡。

- 對自己說三次這句肯定語（出不出聲都可以），來穩固這種內在平衡感：
  「我順應內在這片平靜海洋，我的身體循環和節奏自然平衡。」

- 現在，慢慢把手印放掉，做幾次深呼吸，感受這份平衡感。

- 準備好之後，張開眼睛，讓意識慢慢回到當下，把這份和諧感帶入你所有的日常活動中。

食物鞘
（物質層身）

- 將呼吸和覺知意識引導到骨盆，產生一種按摩效果，促進生殖和泌尿系統的健康。

- 延長吐氣時間能夠降低壓力，紓解骨盆區域的肌肉緊繃，有助減少抽筋現象。

- 此手印帶來的平靜清涼感，有助改善皮塔失衡。

- 此手印帶來的定心效果，有助改善瓦塔失衡。

生氣鞘
（生命之氣層身）

- 活絡向下流動的下行氣。

- 開啟與平衡主掌自我滋養的第二脈輪。

意思鞘
（心理情緒層身）

- 提升寧靜感。

- 帶來流暢感與內在的滋養。

- 促進情緒平衡，更有能力面對一切生活挑戰。

理智鞘
（智慧層身）

- 讓人產生一種回到子宮的感覺，創造一種舒適和寧靜感，而這就是我們真實生命狀態的反射。

歡喜鞘
（至樂層身）

- 當我們更加順應內在節奏，一種深層的自在與平靜感會從骨盆內部自然升起。

海螺手印
SHANKHA MUDRA
攝護腺肥大和男性生殖系統疾症之調癒

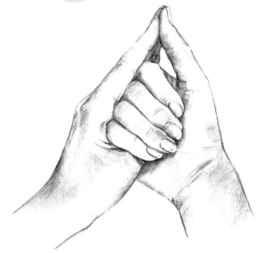

安歇於我的內在泉源之中
我身體各個層面都得到療癒

核心品質
男性生殖系統的健康

主要功效
- 生殖系統問題，包括攝護腺疾症。
- 減輕骨盆的緊繃。
- 帶來穩固扎根、安全、自我滋養的感受。

相近效果手印
般若清淨手印、下脊柱手印、內在居處手印

注意事項與禁忌
無

持印步驟
1. 右手四指將左手拇指完全包住，右手手背靠在左手手心上。
2. 右拇指指尖與左食指指尖相碰。
3. 左手四指包住右手外緣。
4. 兩手手腕置於肚臍下方，或是將此手勢置於大腿膝部上。
5. 肩膀往後及往下鬆垂，手肘與身體保持一點距離，脊椎保持自然正直。

良性攝護腺肥大（Benign prostate hypertrophy，簡稱 BPH）是指攝護腺（又稱前列腺）增生肥大，攝護腺是男性體內大約跟核桃一樣大小的腺體，位於膀胱下方、包繞在尿道周圍。它的腺體部分會將腺液注入到精液中，而其平滑肌組織則可幫助射精。大多數五十歲以上的男性會經歷某種程度的良性攝護腺肥大，而且機率隨著年齡增長而增加，約有 90% 的男性會有肥大症狀。男性到中年以後，攝護腺變大是正常的，但如果腺體過大壓迫到尿道，就會產生問題，導致排尿困難，覺得尿液永遠排不乾淨。另一個攝護腺問題是攝護腺炎（prostatitis），是一種由細菌感染引起的急性疾病，有時也會變成慢性炎症，造成疼痛。攝護腺的問題也可能是因為壓力所引起的，當你處於戰或逃的壓力反應狀態，血液就會從生殖器官分流出來，影響攝護腺的正常運作。

Shankha（香卡）這個字的意思是「殼」，海螺手印是將呼吸、意識和能量引導到骨盆和軀幹底部，讓肌肉放鬆，並改善這個區域的血液循環。由於攝護腺位於血液循環不易到達之處，因此提升對於骨盆底部的感知和循環，對於攝護腺非常重要。海螺手印能將呼吸引導到骨盆腔內，讓人產生一種內在滋養和滿足的感覺，有助於減輕緊張和壓力，減少攝護腺問題的發生。此外，海螺手印也能帶給人安心和安全感，有助減輕攝護腺問題所引發的焦慮。

平衡生理系統：

活化五元素：

調和三督夏：

滋養五種生命風息：

平衡七脈輪：

能量活力指數：從平靜到振奮

				4	5	6	7	8	9	10

引導式冥想：健康幸福的泉源

- 手持海螺手印，做幾次自然調息，讓你整個人與這個手印所喚醒的感知覺受相調和。

- 注意你的呼吸，看它如何慢慢被引導到你的骨盆和軀幹底部，為你注入一種自在幸福的感覺，讓這些部位完全放鬆。

- 為了加深這種健康幸福感，觀想你坐在一道天然的溫泉裡面，讓這道泉水帶著滋養的能量，浸潤著你的骨盆區域。

- 當這道泉水流經你的軀幹底部，你骨盆下端的肌肉變得非常鬆柔，生命能量也活絡起來。

- 當這些肌肉得到舒緩，你的內在噴泉帶著療癒的能量浸洗著你的生殖系統，讓這個區域的循環變得更加暢通。

- 當你的骨盆腔內部和軀幹底部變得非常輕鬆，這道療癒之泉慢慢往外流出，滋養著你的全身。

- 做幾次呼吸調息，感受你的療癒之泉浸洗著你的雙腿和雙腳，讓它們變得非常柔軟放鬆。

- 這道溫暖的泉水現在開始往上流到你的腹部和下背部，讓這些部位也變得完全鬆柔。

- 現在，感覺這道泉水正在滋養你的太陽神經叢、胸腔以及上背部，讓你的呼吸變得更加平順，所有的緊繃都被釋放。

- 這道溫暖的泉水現在流進你的肩膀、手臂以及雙手，一路流進你的手指，帶著滋養的能量浸潤著這些部位。

- 這道平靜的溫泉現在往上流到你的頸部和頭部，輕輕紓解了所有的緊繃，讓你的感官完全得到休息。

- 最後，做幾次呼吸調息，讓你的療癒之泉慢慢流過你的全身，它是你療癒和滋養的來源。

- 對自己說三次這句肯定語（出不出聲都可以），來穩固這種健康幸福感：
  「在我的內在療癒泉水之中，我感到非常健康幸福。」

- 現在，慢慢把手印放掉，做幾次深呼吸，感受全身得到滋養的感覺。

- 準備好之後，張開眼睛，讓意識慢慢回到當下，你感覺到一種更廣大的幸福感。

食物鞘
（物質層身）

- 將呼吸和覺知意識引導到骨盆和骨盆底部，產生一種按摩效果，讓這個部位的肌肉組織完全得到放鬆，促進生殖和泌尿系統的循環。

- 緩和呼吸，減輕壓力，有助於骨盆部位的健康循環。

- 此手印帶來的定心效果，有助改善瓦塔失衡。

- 此手印帶來的鎮靜效果，有助改善皮塔失衡。

生氣鞘
（生命之氣層身）

- 活絡向下流動的下行氣。

- 開啟與平衡主掌安全感和自我滋養的第一與第二脈輪。

意思鞘
（心理情緒層身）

- 產生安全感，彷彿全身外部有一個能量保護殼。

- 帶來鎮定與寧靜的感覺。

理智鞘
（智慧層身）

- 當我們感到安全和放鬆，就能夠瞥見自己的真實自我，因為真我的本質就是全然的寂靜。

歡喜鞘
（至樂層身）

- 當我們的骨盆部位得到放鬆，滋養和幸福的感受自然升起。

27

三神手印
TRIMURTI MUDRA
更年期與人生轉換期障礙之調癒

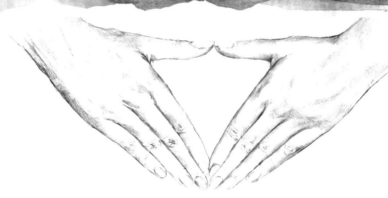

我的身體中心處於平衡狀態
生命轉換期就是我人生的轉機

核心品質
和諧的人生轉換期

主要功效
- 更年期與其他生殖系統問題,包括不孕症。
- 減輕壓力。
- 協助度過生命轉換期。
- 帶來寧靜與定心的感受。

相近效果手印
法輪手印、海洋手印、無懼和滿願手印

注意事項與禁忌
無

持印步驟
1. 雙手置於骨盆前方,掌心朝向身體,四指併攏指向地面。
2. 兩手拇指往外伸直、指尖相碰,兩手食指相連,形成一個倒三角形。
3. 保持這個手勢,將兩手放在肚臍下方。
4. 肩膀往後及往下鬆垂,手肘與身體保持一點距離,脊椎保持自然正直。

當女性生殖週期完成之後,就自然步入更年期階段。很多社會對於女性更年期都有比較正向的認知,特別是一些對老年人比較敬重的社會。不過,對很多婦女來說,更年期還是會有很多不舒服的症狀,包括潮熱紅、情緒不穩定、注意力無法集中、憂鬱、焦慮和性欲降低,骨質流失以及高血壓和心臟病的風險也隨之增加。更年期可能跟文化因素有關,在已開發社會中,更年期症狀更為明顯。壓力可能會使更年期的症狀加劇,因為它會影響人體製造女性生殖系統荷爾蒙(包括雌激素和黃體素)的能力。從更寬廣的角度來看,更年期也是人生旅程中無數轉換期的一部分,因此,如果能夠讓自己在這段期間保持身心平衡與和諧,就比較能夠順利度過。

Trimurti(圖里末提)的意思是「三位神祇」,在這裡指的是代表生命體三個面向的三位男神及其女性伴侶,包括:梵天和薩拉斯瓦蒂(代表創造)、毗濕奴和拉克希米(代表維持)、濕婆和帕爾瓦蒂(代表轉化)。三神手印是將呼吸、意識和能量引導到骨盆中央,帶來一種平衡與和諧的感覺,讓我們能夠更輕鬆地度過轉換期,因為這就是生命旅程的一部分。這個手勢也是神聖女性特質的象徵,當它將呼吸、意識和能量導入骨盆,會產生一種按摩效果,有助於促進生殖系統的循環。這個手勢形成的三角形也象徵身、心、靈三方面的平衡與統合,能夠使我們保持在生命體的中心點,時時處於定心狀態,讓我們將所有的改變都視為契機。

平衡生理系統:

滋養五種生命風息:

活化五元素:

平衡七脈輪:

調和三督夏:

能量活力指數:從平靜到振奮

	5	6	7	8	9	10

引導式冥想：喚內在平衡的三角形

- 手持三神手印，做幾次自然調息，讓你整個人與這個手印所喚醒的感知覺受相調和。
- 注意你的呼吸，看它如何被慢慢導入你雙手所做出的三角形區域，從你身體的正中心為你注入和諧感。
- 這個三角形的三個邊，分別代表身、心、靈，三者的平衡讓你能夠以平靜之心度過人生轉換期。
- 當你內心處於寧靜狀態，你就能夠將這些轉變當做成長和學習的機會，將不確定性轉化為一種熱情，去迎接新的機會。
- 為了讓你更清楚看到這些新的可能性，你可以觀想一個你目前遇到的轉換期情境。
- 首先觀想，這件事情對你身體帶來的影響，以敬重之心去面對這些變化，將它們視為你人生旅途必經的過程。
- 注意你身體哪些地方有出現緊繃。吸氣時，將注意力放在你的寧靜三角，吐氣時，將所有緊繃從你的身體釋放出去，讓自己完全放鬆下來。
- 接著，慢慢去感受一下，這件事情對你的心理情緒面帶來什麼影響，以敬重之心去面對你出現的所有想法和感受，那也是你必然會有的經歷。
- 感覺一下，在這個時候，你是否有任何壓力、擔憂或是焦慮。當你吸氣，將注意力放在你的寧靜三角，然後吐氣，讓所有壓力自然釋放，去感受那份輕盈和自在。
- 最後，將這件事情視為一個機會，讓你可以更加看清楚你最深的核心信念，將它們當作一個試練場，同時你也看清這些信念對你人生帶來的限制。
- 好好去探索，這些限制性的信念如何影響你，讓你的人生無法順利轉化。
- 吸氣時，將注意力放在你的寧靜三角，吐氣時，讓你跟這些信念的認同慢慢隨之消解，它們已經逐漸失去分量，不再能影響你看待生命的方式。
- 現在，回到你的寧靜三角，感受那份自在和清明，現在你可以輕鬆順利地步入人生的下一個階段。
- 對自己說三次這句肯定語（出不出聲都可以），來穩固這份寧靜感：「**我居於寧靜三角的正中心，輕鬆順利度過人生轉換期。**」
- 現在，慢慢把手印放掉，做幾次深呼吸，感受這個完全平衡的狀態。
- 準備好之後，張開眼睛，讓意識慢慢回到當下，你已經具備和諧步入人生轉換期的能力。

食物鞘
（物質層身）

- 將呼吸和覺知意識引導到骨盆內部，產生一種按摩效果，促進生殖系統的循環。
- 這個按摩效果有助於緩解經前症候群的不適感和經痛。
- 此手勢帶來的定心效果，有助改善瓦塔失衡。
- 此手勢帶來的寧靜效果，有助改善皮塔失衡。

生氣鞘
（生命之氣層身）

- 活化向下流動的下行氣。
- 開啟與平衡主掌自我滋養的第二脈輪。

意思鞘
（心理情緒層身）

- 帶來寧靜感，讓我們更容易接受人生轉換期。
- 協助統合身、心、靈。

理智鞘
（智慧層身）

- 協助培養一種能力，將所有生命的轉換都視為人生旅程的一部分，每一個人生章節都各有其課題與契機。

歡喜鞘
（至樂層身）

- 當骨盆區域的緊繃得到釋放，人自然感到更幸福平靜。

28

繁榮之神手印
PUSHAN MUDRA
消化系統疾症之調癒

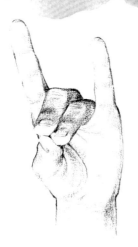
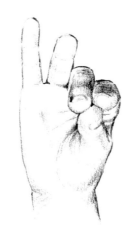

當我全生命得到充分滋養
我感覺非常健康有活力

核心品質
消化系統均衡

主要功效
- 讓消化、吸收、排泄處於最佳狀態。
- 提升生命經驗的消化能力。

相近效果手印
財神手印、穩定之火手印、太陽手印、
鑽石手印

注意事項與禁忌
無

持印步驟
1. 左手：拇指指尖與中指和無名指指尖
相觸，食指與小指朝外伸直。
2. 右手：拇指指尖與食指和中指指尖相
觸，小指和無名指朝外伸直。
3. 兩手手背擱在大腿或膝蓋上。
4. 肩膀往後及往下鬆垂，脊椎保持自然
正直。

根據印度古老傳統醫學「阿育吠陀」（Ayurveda）的觀點，良好的消化功能是人體健康的關鍵，因為它可以為人體提供必需的養分和活力。此外，健全的消化機能也有助於清除體內廢物，因為廢物的積累就是疾病發生的主要原因。而健全的消化功能有賴於健康的飲食習慣和均衡的生活方式，包括在無壓力的環境中帶著清醒意識進食。壓力管理對於消化系統的健康至關重要，因為壓力反應會讓血液從消化系統分流出來，供身體肌肉使用。雖然這可以讓人體保留能量去應付壓力，但是當壓力變成一種長期的慢性狀態，整個消化系統就會失衡。

Pushan（普香）的意思是「養育和繁榮的太陽神」。繁榮之神手印是將呼吸、覺知意識和能量引導到太陽神經叢和腹部，產生一種按摩效果，來促進消化系統的循環。這個手勢能夠加強我們對於體內消化過程的敏銳感受力，使消化作用處於最佳狀態，讓我們在消化功能失衡出現徵兆時，就能夠有所察覺，避免嚴重的消化疾症發生。因為對消化功能的敏感度提升了，也讓我們對於自己的飲食方式、飲食內容，以及對身體的影響有更清楚的意識。繁榮之神手印能夠增強你體內的「消化火」（agni），健全身體的消化、吸收以及排泄功能。消化火保持平衡也有助於消化我們的生命經驗，進一步減輕壓力，使身體的消化機能得到改善。

平衡生理系統：

活化五元素：

調和三督夏：

滋養五種生命風息：

平衡七脈輪：

能量活力指數：從平靜到振奮

| | | | 1 | 5 | 6 | 7 | 8 | 9 | 10 |

引導式冥想：健全消化機能

- 手持繁榮之神手印，做幾次自然調息，讓你整個人與這個手印所喚醒的感知覺受相調和。
- 注意你的呼吸，看它如何被輕輕導入你的太陽神經叢，為你帶來溫暖和滋養的感覺。
- 隨著每一次吸氣，你的太陽神經叢就自然往外擴張，然後每一次吐氣，它就自然向內鬆柔下來，變得非常放鬆。
- 做幾次呼吸調息，感受一下這個擴張與放鬆的節奏動作，為這個部位帶來的按摩效果，讓你的消化系統功能健全運作。
- 觀想這道消化力量是一道金色光芒，從你的太陽神經叢中心點往外放射，讓你的每一個消化器官都沐浴在這個能量之中。
- 首先做幾次呼吸調息，感覺這道金色光芒帶著滋養的能量正在洗浴你的胃，讓它更有效率地分解你所吃進來的食物。
- 金色光芒現在輕輕被引導到你的胰臟，幫助它將所有食物徹底分解。
- 現在，觀想你的小腸也充滿了金色的光，有節奏的運動讓養分完全被吸收到你的血液之中。
- 接下來，金色之光帶著滋養的能量洗浴著你的肝臟，讓它更有效率儲存營養和能量，同時清除你血液之中的毒素。
- 你的消化和營養吸收功能運作非常和諧，現在這道金色光芒流到你的大腸，有效率地清除你身體的廢物，完成整個消化過程。
- 現在你的整個消化系統功能非常順暢，做幾次呼吸調息，感受這道金色光芒放射到你全身，為你帶來充沛的生命活力。
- 對自己說三次這句肯定語（出不出聲都可以），來穩固健全的消化功能：
  「我的消化功能非常健全，我被充沛的生命能量所滋養。」
- 現在，慢慢把手印放掉，做幾次深呼吸，感受全身被滋養的感覺。
- 準備好之後，張開眼睛，讓意識慢慢回到當下，帶著豐富充沛的精力繼續你的人生旅程。

食物鞘
（物質層身）

- 將呼吸和覺知意識引導到太陽神經叢和腹部，帶來一種按摩效果，促進消化系統的循環。
- 均衡延長吸氣和吐氣的時間，讓呼吸更深層、更飽滿。
- 有助改善三個督夏的消化失衡。

生氣鞘
（生命之氣層身）

- 使水平流動的平行氣達到均衡。
- 開啟和平衡主掌個人力量的第三脈輪。

意思鞘
（心理情緒層身）

- 提升心智和呼吸的平靜與穩定。
- 讓心情處於穩定平衡狀態，有助於生命經驗的消化和吸收。

理智鞘
（智慧層身）

- 因為生命經驗的消化和吸收能力提升，我們就能夠明智地運用我們的生命能量，從經驗中學習，然後放下那些已經不需要的東西，帶著更輕盈自在的心情迎向新的人生旅程。

歡喜鞘
（至樂層身）

- 從太陽神經叢和腹部提升對生命的完整和滿足感。

29

梵天手印
BRAHMA MUDRA
體重控制

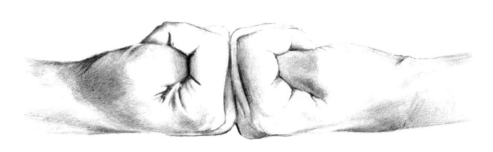

我生命每個層面都活力煥發
我的人生目標完全實現

核心品質
喚醒生命活力

主要功效
- 控制體重。
- 使消化和排泄系統保持最佳機能。
- 注入生命能量與活力。
- 建立自尊自信與決心。
- 了解自己全部的潛能。
- 提升自我掌控力。

相近效果手印
智慧女神手印、拳頭手印、脊柱手印

注意事項與禁忌
高血壓患者務必先做繁榮之神手印，然後是太陽手印，再進階到鑽石手印，最後才練習梵天手印，同時注意觀察後續效應。

持印步驟
1. 雙手握拳，拇指包在掌心中。
2. 雙手掌心朝上，拳頭背面貼在一起，輕輕施壓相推。
3. 保持這個姿勢，雙手靠在太陽神經叢部位。
4. 肩膀往後及往下鬆垂，手肘與身體保持一點距離，脊椎保持自然正直。

在美國，至少有 25％ 的成年人過胖，另外 35％ 的人體重超重。雖然遺傳因素確實扮演一定的角色，但是人們的生活方式——包括缺乏運動、暴飲暴食、不良的飲食習慣，才是造成肥胖的主因。壓力也是肥胖的因素之一，它會以各式各樣的方式導致體重增加。現代生活的緊張步調讓人焦慮感增加，經常必須藉由食物來得到暫時的紓解。慢性壓力會使皮質醇濃度上升，導致腹部脂肪的儲存量增加。科技的進步創造了一個虛擬世界，很多人因此變成缺乏運動的阿宅，這也是肥胖症的重要原因，尤其在兒童時期。現代社會的價值觀也是導致肥胖症的原因之一；因為消費主義鼓勵我們要藉由外在去得到滿足，而不是透過探索生命的更深層次價值和意義，來尋找精神養分和滿足感。

Brahma（布拉瑪／梵天）是「創造之神」，梵天手印能將呼吸、覺知意識和能量引導到我們的個人力量中心太陽神經叢。這個手印帶有振奮效果，能促進消化和排泄力，進而提升生命活力。梵天手印能提升我們的熱情、建立自尊自信，讓我們下定決心，更輕鬆地朝著自己的人生目標邁進，包括跟減肥和節食有關的目標。梵天手印還能為我們帶來一種與生俱來的生命完整感，降低我們在不知不覺中需要靠吃東西來滿足自己的需要。在最深的層次，梵天手印能幫助我們提升清明的心智，讓我們能夠看到，我們有能力改變自己的生活方式和習慣，進而成為自己命運的創造者。

平衡生理系統：

滋養五種生命風息：

活化五元素：

平衡七脈輪：

調和三督夏：

▲

能量活力指數：從平靜到振奮

| | | 4 | 5 | 6 | 7 | 8 | 9 | 10 |

引導式冥想：光芒萬丈的內在太陽

- 手持梵天手印，做幾次自然調息，讓你整個人與這個手印所喚醒的感知覺受相調和。

- 注意你的呼吸，看它如何被自然引導到你的太陽神經叢，喚醒讓你活力充沛的能量。

- 為了更深入連結你的生命能量本源，請觀想一顆金色太陽在你的太陽神經叢中央明亮閃耀。

- 隨著每一次吸氣，將能量集中在你身體的中心點，隨著每一次吐氣，能量往外放射，你整個人都充滿金色的能量光芒。

- 首先，觀想這道充滿能量的金色光線正在洗浴你的消化系統，讓它維持最佳功能狀態。

- 慢慢去感受，這道光明的能量正在提升你身體的消化能力，將食物有效轉化為養分，然後將養分充分吸收，最後將廢物完全排泄出去。

- 隨著你身體的消化功能更加完全，這顆金色太陽也提升了你消化生命經驗的能力，你變得更容易吸收你需要學習的東西，同時也將你人生旅程中不需要的東西釋放掉。

- 隨著你消化食物和生命經驗的能力提升，你的內在太陽現在穿透你的一切思想和感受，帶給你生命熱情，讓你的生活更加充滿活力。

- 因為帶著更大的熱情與活力在生活，你能夠放掉那些讓你無法施展天賦潛能的不良習慣和限制性的信念。

- 當那些限制性信念得到釋放，你內在充滿了清明與能量，你開始能夠看清自己的生命目標，而且完全將它們實現。

- 帶著更大的清明與能量，你自然而然會以一種有助於你人生目標的方式在生活，包括均衡的飲食，因為它能提供你一切活動所需的最佳營養。

- 現在，感受這道金色陽光將你生命每一個層面都照亮，帶給你決心，去克服生命中的所有障礙，讓你的生活更加光明燦爛。

- 對自己說三次這句肯定語（出不出聲都可以），來穩固這份光明的能量：**「當我喚醒我內在的太陽，我的生命充滿能量與活力。」**

- 現在，慢慢把手印放掉，做幾次深呼吸，感受你內在的光明。

- 準備好之後，張開眼睛，讓意識慢慢回到當下，將活力與能量帶入你所有的活動中。

食物鞘
（物質層身）

- 將呼吸和覺知意識引導到太陽神經叢部位，帶來一種按摩效果，促進消化系統循環。
- 使橫隔膜強健有力，提升呼吸效能。
- 在中背部創造一種按摩效果，促進腎臟和腎上腺區域的循環。
- 提升能量和活力，有利於執行減重。
- 此手印帶來的激勵效果，有助改善卡法失衡。

生氣鞘
（生命之氣層身）

- 活化水平流動的平行氣。
- 開啟與平衡主掌個人力量的第三脈輪能量中心。

意思鞘
（心理情緒層身）

- 建立自尊自信。
- 帶來信心和決心，有助於完成人生目標，包括減重。
- 提升內在的滿足感，降低對外部的需求，不再因為情緒上無法得到滿足而拼命吃東西。

理智鞘
（智慧層身）

- 喚醒我們的內在太陽，讓我們擁有更清明的視野，可以在個人強迫行為與真我的圓滿心性兩者之間做出區別。

歡喜鞘
（至樂層身）

- 我們內心的陽光讓我們充滿光彩與活力。

30

海洋手印
MIRA MUDRA
氣喘與呼吸系統疾症之調癒

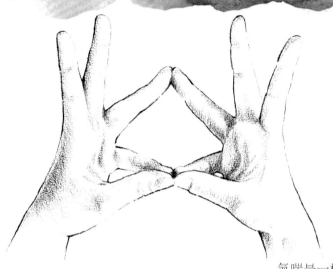

我的一切活動行止都非常和諧
我的呼吸因此更加自由順暢

核心品質
呼吸順暢

主要功效
- 氣喘及其他呼吸問題。
- 維護薦骨、骨盆以及髖關節的健康。
- 強健生殖、泌尿以及排泄系統健康。
- 促進腹式呼吸，減輕壓力、緩解焦慮。

相近效果手印
內在居處手印、般若清淨手印、雙面手印、臣服手印、擴展呼吸手印

注意事項與禁忌
擴展呼吸手印不可用於危急時刻，唯有當你操作上述其他手印並且感覺整個人很舒服時，方能使用。

持印步驟
1. 將同一隻手的拇指指尖與小指指尖相連。兩手都做出相同手勢。
2. 以這個拇指與小指相連的姿勢，將左右兩手連接在一起。
3. 兩手無名指指尖相觸。
4. 食指和中指伸直。
5. 保持這個姿勢，將兩手置於肚臍下方。
6. 肩膀往後及往下鬆垂，脊椎保持自然正直。

氣喘是一種呼吸系統疾病，主要症狀是呼吸困難，伴隨喘鳴和胸悶。這是一種由支氣管過敏而引起的病症，因為支氣管過敏會引發免疫反應，使呼吸道變窄，來抵禦外來的刺激。氣喘也可能伴隨持續性乾咳、胸悶、呼吸急促和呼氣困難。有時也會出現恐慌、倦怠以及思緒混亂狀態。花粉、灰塵、動物毛髮、某些食物成分或是體能鍛鍊等各種因素，都可能引起氣喘發作。壓力是氣喘發作的原因之一，也同時可能是使症狀持續以及症狀惡化的因素。

Mira（彌拉）的意思是「海洋」，海洋手印能夠帶給人流暢和寧靜的感覺，因而減輕壓力感，讓呼吸更加順暢。海洋手印是將呼吸、意識和能量引導到骨盆和小腹。它可以緩和呼吸速度、延長吐氣時間，這對於氣喘患者尤其重要。由於海洋手印能夠帶來平靜安寧感，因此有助於減輕氣喘所引發的恐懼和焦慮。這個手勢也能平衡第一和第二脈輪，增加穩定感和安全感，同時注入一種滋養和流動的感覺。穩定感和流動感的結合，有助於紓解生理與心理上的緊繃和緊縮，使我們能夠以更輕鬆的心情去過生活。

平衡生理系統：

活化五元素：

調和三督夏：

滋養五種生命風息：

平衡七脈輪：
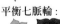

能量活力指數：從平靜到振奮

4	5	6	7	8	9	10

引導式冥想：平緩的呼吸波浪

- 手持海洋手印，做幾次自然調息，讓你整個人與這個手印所喚醒的感知覺受相調和。

- 注意你的呼吸，看它如何被慢慢向下引導到你的骨盆和小腹，為你帶來安心舒適感，讓你的呼吸更加自由順暢。

- 感覺你的呼吸就像平緩滾動的波浪，慢慢打向海岸，又輕輕回到海上。

- 慢慢感受你的呼吸波浪，看著它平緩起落，你對呼吸的自然起伏感到非常自在。

- 感覺你的呼吸就像是大氣與你的生命本源以及肺臟之間的自然給予和接受，空氣在這之間相互傳送，滋養你整個身體。

- 做幾次呼吸調息，順應這個自然施與受的動作，在你的環境與你的內在生命之間培養起一種友誼。

- 當你對於氣息的施與受關係更加自在，請讓這種自然的互惠感注入到你生命的各個層面之中。

- 首先，觀想你的人際關係之間的施與受處在一種自然平衡的狀態。

- 當你吸氣，你感覺自己敞開心去接受別人的愛、支持與關懷，當你吐氣，你感覺自己逐漸有能力帶給別人情感上的支持。

- 做幾次呼吸調息，感覺這份自然的施與受進入到你的情緒層面，注意看它如何幫助你，讓你的呼吸更加順暢。

- 當你的情緒流動更加順暢，你可以把這個施與受的平衡擴大到你的職場和群體角色之中。

- 當你吸氣，你敞開心，接受你本身所有的天賦才能，當你吐氣，觀想自己正在大方分享你的禮物，利益所有眾生。

- 做幾次呼吸調息，感覺這份施與受的平衡感進入到你的社區群體之中，注意它如何幫助你，讓你的呼吸更順暢。

- 當這道施與受的波浪碰觸你生命的所有層面，你的心胸自然擴大，讓你能夠帶著喜悅和自信去面對接下來的人生旅程。

- 對自己說三次這句肯定語（出不出聲都可以），來穩固自在呼吸的感覺：
 「施與受的自然平衡，反映在我的呼吸非常順暢。」

- 現在，慢慢把手印放掉，做幾次深呼吸，感受一下這種全然的和諧感，讓你的生命與呼吸都更加順暢。

- 準備好之後，張開眼睛，讓意識慢慢回到當下，你的呼吸也變得更加深沉、自由。

食物鞘
（物質層身）

- 將呼吸和覺知意識引導到骨盆，帶來一種按摩效果，促進生殖和泌尿系統的循環。
- 提升腹部呼吸的節奏，延長吐氣時間，有助改善氣喘症狀。
- 此手印帶來的鎮靜效果，有主改善皮塔失衡。
- 此手印帶來的定心效果，有助改善瓦塔失衡。

生氣鞘
（生命之氣層身）

- 活絡向下流動的下行氣。
- 開啟與平衡主掌安全感與自我滋養的第一和第二脈輪。

意思鞘
（心理情緒層身）

- 帶來流暢感。
- 提升信賴感與情緒的穩定平衡。

理智鞘
（智慧層身）

- 當我們呼吸更順暢，自然能夠紓解過度的恐懼和焦慮，體會真實自我的安心感。

歡喜鞘
（至樂層身）

- 因為呼吸更加順暢，施與受相互平衡，內心自然升起寧靜感。

31

風元素媒介手印
VAYAN MUDRA
高血壓與心血管疾症之調癒

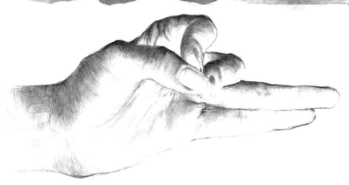

放鬆進入寧靜之流
我體驗到全然的內在滋養和療癒

核心品質
最佳血液循環狀態

主要功效
- 高血壓及心血管系統健康之調癒。
- 紓解全身肌肉緊繃，特別是胸腔部位。
- 帶來流暢感、呼吸清新感。
- 減輕壓力和焦慮，帶來寧靜感。

相近效果手印
顯化知識手印、雙面手印、臣服手印、
內在居處手印

注意事項與禁忌
無

持印步驟
1. 拇指指尖與食指和中指指尖相觸，兩
   手均同。
2. 無名指與小指朝外伸直。
3. 雙手手背靠在大腿或膝蓋上。
4. 肩膀往後及往下鬆垂，脊椎保持自然
   正直。

高血壓是動脈血壓長期偏高的一種疾症。當血液循環系統功能正常，血壓會隨著我們對能量的需求而自動上升或下降。但是患有高血壓的人，因為這種彈性已經不見了，因此動脈內的壓力一直處於升高的狀態。高血壓的形成因素包括遺傳、飲食、生活方式，缺乏運動，還有尤其是壓力。當我們面臨壓力情境，血壓會自然飆高，以提供能量來滿足當時的需要，而當壓力情境過了以後，血壓就會恢復正常。然而，如果這個壓力是慢性的，身體對能量的需求一直都在，身體就會去適應這種情況，而使血壓持續處於升高狀態，就形成了高血壓。高血壓通常沒有任何症狀，只能透過測量血壓而發現。長期高血壓會增加動脈粥狀硬化（atherosclerosis）、心臟病，以及中風的風險。

Vayan（唯揚）的意思是「風元素的媒介」，風元素媒介手印傳統上經常用於調癒高血壓。這個手勢能夠溫和擴展胸部，讓人感到輕鬆和開放。它可以調整我們呼吸的吸吐時間比例，讓吐氣比吸氣稍長，達到身體放鬆的理想狀態。練習此手印可使我們呼吸更加順暢，讓全身血液循環都感到自在流暢。在能量層面，此手印會溫和活化向上流動的命根氣，為身體注入清新的氣息，像一條小溪緩緩流過整個胸腔。風元素媒介手印也能活絡向下流動的下行氣，紓解胸腔部位的緊繃，讓人感到更放鬆。這個手印也有助於打開心輪，讓人自然產生正向心情，有助減輕壓力、降低血壓。

平衡生理系統：

滋養五種生命風息：

活化五元素：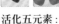

平衡七脈輪：

調和三督夏：

能量活力指數：從平靜到振奮

	5	6	7	8	9	10

引導式冥想：寧靜的溪流

- 手持風元素媒介手印，做幾次自然調息，讓你整個人與這個手印所喚醒的感知覺受相調和。

- 觀察你的呼吸氣息，看它如何在你身體正面緩緩流動，為你帶來輕鬆舒適感，讓你整個人彷彿沐浴在一條平緩寧靜的溪流中。

- 做幾次呼吸調息，讓你的這條寧靜溪流充分滋養你的心臟，讓它輕鬆而平靜地搏動。

- 隨著你的心跳輕鬆搏動，你感覺到你的血流順暢在你全身每一個部位流動，非常放鬆，而且療癒。

- 首先感受這條溪流向下流到你的雙腿和雙腳，帶著滋養和療癒的能量，讓這些部位徹底鬆柔下來。

- 接下來，做幾次呼吸調息，感受你的骨盆和臀部也充滿了這個療癒和滋養的能量，讓這些部位變得非常柔軟、放鬆。

- 隨著下部軀幹血液循環的順暢，你內在的寧靜溪流也繼續它的旅程，滋養著你的腹部和下背部，讓這些部位完全鬆柔下來。

- 這條柔軟、舒緩的溪流現在流進你的太陽神經叢和中背部，為你身體軀幹的中間部位注入寧靜的能量。

- 現在，這條寧靜溪流慢慢流進你的上背部和胸部，做幾次呼吸調息，讓你的心臟和肺臟得到滋養和深度的休息。

- 當你的軀幹和下肢完全放鬆，你的肩膀、手臂、雙手，一路到達你的手指，也充滿了療癒與滋養的能量。

- 這條寧靜溪流現在緩緩流進你的頸部和頭部，讓你的下顎、眼部、前額全都放鬆，做幾次呼吸調息，感覺你臉上自動升起溫柔的笑容，所有的緊繃都消失了。

- 現在，這條寧靜溪流已經流過你全身上下，你感覺你的心變得更加平和與寧靜，你得到深層且充分的休息。

- 對自己說三次這句肯定語（出不出聲都可以），來穩固這個輕鬆感：「**我的寧靜溪流平緩流過我的全身，我感到非常放鬆。**」

- 現在，慢慢把手印放掉，做幾次深呼吸，在這全然的寂靜中休息。

- 準備好之後，張開眼睛，讓意識慢慢回到當下，把這份寧靜感帶入你所有的日常活動中。

食物鞘
（物質層身）

- 將呼吸和能量輕輕引導到胸腔，注入清涼與放鬆的感覺。
- 延長吐氣時間，鬆弛身心、降低血壓。
- 讓呼吸順暢、有節奏，有助於調節心血管系統。
- 此手印帶來的平衡效果，有助改善瓦塔、皮塔，以及卡法失衡。

生氣鞘
（生命之氣層身）

- 溫和活化向上流動的命根氣。
- 活化向下流動的下行氣，以及流動於全身四肢的遍行氣。
- 開啟與平衡主掌無私之愛的第四脈輪。

意思鞘
（心理情緒層身）

- 提升滿足與寧靜感，減輕壓力和焦慮。
- 帶來輕鬆順暢的感覺。

理智鞘
（智慧層身）

- 當我們的身、心、靈都感到更加輕鬆順暢，我們就能以平靜之心去觀照所有的壓力情境。

歡喜鞘
（至樂層身）

- 當我們與內在寧靜溪流合為一體，我們的全身會洋溢著一種深層的滿足感。

32

淨化下行氣手印
APANA VAYU MUDRA
心臟疾症之調癒

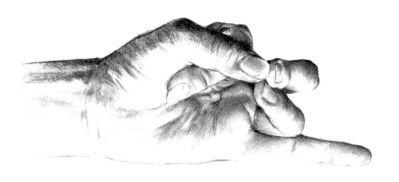

我敏銳聆聽我的心
我的心臟自然變得健康有活力

核心品質
健康的心臟

主要功效
- 維持心臟和血液循環系統的最佳健康狀態。
- 紓解胸腔的緊縮感。
- 減輕壓力。
- 帶來平靜與自信。
- 提升直覺力。

相近效果手印
蓮花手印、全心手印、鴿子手印、慈悲手印

注意事項與禁忌
如果胸腔或上半身出現不適、疲倦，或是呼吸短促，請立即暫停練習此手印。

持印步驟
1. 食指往下彎，碰觸拇指根部。
2. 拇指指尖與中指和無名指指尖相觸。
3. 小指往外伸直。
4. 將手背靠在大腿或膝蓋上。
5. 肩膀往後及往下鬆垂，脊椎保持自然正直。

人類的心臟可説是機械工程上的一個奇蹟。它每天要打出 2,000 加侖（約 7,500 公升）的血液，一個人一生打出的血液量是五千五百萬加侖。心臟平均每分鐘跳動八十次，七十年總共跳動 25 億次。人在安靜休息時，心臟每分鐘打出的血液量約 12 品脱（5.7 公升），但運動時心率會增加到每分鐘 200 次，每分鐘打出近 100 品脱（47 公升）的血液量。令人難以置信的是，如果你將兩個不同生命體的心臟細胞放在一起，他們會開始同步跳動。在這種精緻的設計之下，心臟幾乎在任何情境下都能存活得很好，除了一種情況：因為現代生活步調之故，長期壓力和久坐的生活方式已經變成心臟最大的敵人。心臟的跳動週期是一次收縮兩次舒張休息，心臟本身的生理運作原理其實就是人體保健的祕訣隱喻。然而，大多數人的生活卻恰恰相反─壓力一直持續不斷，但很少時間完全休息。由於很少有人會去傾聽自己的心，也難怪心臟病會成為已開發國家的主要死亡原因。

Apana vayu 的意思是「淨化的能量流」。淨化下行氣手印（Apana Vayu mudra）是「下行氣手印」（Apana mudra）和「風手印」（Vayu mudra）的組合。風手印能延長吸氣時間，溫和擴張胸部，而下行氣手印能延長吐氣時間，釋放胸腔部位的緊繃感。淨化下行氣手印則是將胸部擴張和深層放鬆結合起來，讓心臟和整個循環系統維持最佳健康。此手印也能延長吐完氣之後的停頓時間，創造出寂靜和深度休息的空間，供我們調節自己的心跳節奏並開始聆聽它的訊息。當我們更深入聆聽心的訊息，它自然會告訴我們，要維持心臟最佳健康狀態，真正需要的東西是什麼。

平衡生理系統：

滋養五種生命風息：

活化五元素：

平衡七脈輪：

調和三督夏：

能量活力指數：從平靜到振奮

4	5	6	7	8	9	10

引導式冥想：**心的智慧**

- 手持淨化下行氣手印，做幾次自然調息，讓你整個人與這個手印所喚醒的感知覺受相調和。

- 觀察你的呼吸，看它如何被輕輕引導到你的胸腔、肋骨以及上背部，為你帶來輕盈和敞開的感覺。

- 當你的呼吸更加自由順暢，你的肋骨也隨著節奏擴張和放鬆，呼吸輕輕按摩著你的心臟，讓它的功能保持在最佳狀態。

- 做幾次呼吸調息，深入傾聽你的心，感覺它的每一次心跳都把生命活力送到你身體的每一個細胞，同時也帶著愛滋養它自己。

- 當你能夠更敏銳感知你的心，請讓它說話，敞開自己去接受它的指引，這樣你的心臟就能保持在最佳健康狀態。

- 首先聆聽你的心，聽聽看它希望你做什麼改變，包括你的生活方式、飲食習慣、日常活動等等。

- 接下來做幾次呼吸調息，反思一下你有哪些生活習慣需要改變，從事哪些活動可以讓你身心更健康。

- 仔細聆聽你的心給予你的指引，觀想一下，你該如何將它的智慧跟你的日常生活整合起來。

- 現在，與你的心同頻共振，請求它給你指引，在你的思想和情感方面，哪些情緒模式是造成你壓力與人際失和的原因。

- 做幾次呼吸調息，仔細聆聽你心的指引，你該提升哪些心靈品質，比如接納與同理心，才能讓你在人際互動當中與人相處更加和諧。

- 現在，更靈敏地聆聽你的心，請求它給予你指引，關於你人生的目的和意義。

- 做幾次呼吸調息，反思你的人生，一面學習，一面祝福和接納你過去到現在所做的一切，同時信賴你的心給予你的人生意義的指引。

- 帶著愛意來聆聽你內心的指引，觀想一下，它本具的智慧可以如何幫助你的生命達到全面的健康。

- 對自己說三次這句肯定語（出不出聲都可以），來穩固這個智慧：「**我靈敏聆聽我的心，它的智慧引領著我的人生道路。**」

- 現在，慢慢把手印放掉，做幾次深呼吸，在你心的內在智慧中休息。

- 準備好之後，張開眼睛，讓意識慢慢回到當下，讓你的心來引導你的生命旅程。

食物鞘
（物質層身）

- 將呼吸和覺知意識輕輕引導到胸腔、肋骨以及上背部，紓解這些部位的肌肉緊縮。

- 配合你的心跳節奏，讓你的吐氣時間比吸氣時間稍長，維護心血管系統的健康。

- 吸氣時胸部擴張，有助於改善卡法失衡。

- 此手印帶來的鎮靜效果與感知力的提升，有助改善皮塔失衡。

- 有節奏的呼吸所帶來的定心效果，有助改善瓦塔失衡。

生氣鞘
（生命之氣層身）

- 溫和活絡向上流動的命根氣。

- 活化向下流動的下行氣。

- 開啟與平衡主掌無私之愛的第四脈輪。

意思鞘
（心理情緒層身）

- 帶來平靜與自信，讓心保持敞開。

- 釋放情緒的緊繃，紓解心理上的壓迫感。

理智鞘
（智慧層身）

- 當緊繃被釋放，你就創造出一個空間，可以去聆聽心的智慧。

歡喜鞘
（至樂層身）

- 當我們靈敏傾聽我們的心，自然而然就能變得更加敞開、喜悅、慈愛。

33

廣大頭部手印
MAHASHIRSHA MUDRA
緩解頭痛和緊繃

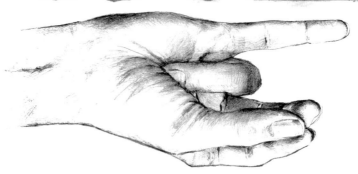

吐氣讓我能夠釋放
我全身所有的緊繃和壓力

核心品質

緩解頭痛

主要功效

- 緩解緊張性頭痛。
- 減輕全身的肌肉緊繃感,特別是頸部和頭部。
- 解除下顎的緊繃感,有助改善顳顎關節功能障礙。
- 減輕壓力。

相近效果手印

臣服手印、雙面手印、下行氣手印、消解手印

注意事項與禁忌

無

持印步驟

1. 無名指彎曲塞入掌心當中。
2. 拇指指尖與食指和中指指尖相觸。
3. 小指儘可能往外伸直。
4. 雙手掌心朝上,手背靠在大腿或膝蓋上。
5. 肩膀往後及往下鬆垂,脊椎保持自然正直。

在美國,大約有四千五百萬人受慢性頭痛之苦。頭痛有很多種型態,其中最常見的是緊張性頭痛。緊張性頭痛的因素包括:身體姿勢不良、睡眠不足、吃飯時間不固定、眼睛疲勞,以及長期肌肉緊繃。壓力也是緊張性頭痛的一個原因,因為在壓力反應過程中,呼吸會集中在上胸部,使用肩膀和頸部肌肉、加快呼吸速度,來提高戰鬥能量。當壓力變為慢性,這些區域一直處在收縮狀態,緊張性頭痛就因此發生了。壓力反應也會增強大腦和頭部的血液循環,來提高警覺性,雖然有助於應付短期挑戰,但是當壓力變為慢性時,持續升高的血壓很可能就會造成頭痛。

Mahashirsha(瑪哈席爾夏)的意思是「廣大的頭部」,指的是「廣大頭部手印」所帶來的頭部輕盈舒適感。這個手印可以釋放臉部、下顎以及眼睛周圍的肌肉緊繃,緩解緊張性頭痛。當臉部和下顎的緊繃釋放之後,顳顎關節附近區域會自然鬆柔下來,有助於改善顳顎關節功能障礙。手持這個手印,吸氣時,會帶來一種清涼鎮靜的效果,同時,吐氣時間會加長,讓你整個人感到非常放鬆,你會感覺頭部、肩膀、脖子的緊繃感整個消失,往下流入地底。此手勢也能讓人在思想和情感層面上放鬆,進一步有助於緩解頭痛。

平衡生理系統:

活化五元素:

調和三督夏:

滋養五種生命風息:

平衡七脈輪:

能量活力指數:從平靜到振奮

		1	*5*	*6*	*7*	*8*	*9*	*10*

引導式冥想：紓解緊繃感

- 手持廣大頭部手印，做幾次自然調息，讓你整個人與這個手印所喚醒的感知覺受相調和。
- 感覺你的吐氣時間自然變長，將身體的緊繃往下釋放，進入地底之下，讓你整個人變得更加輕鬆自在。
- 慢慢去感受，你吐出的氣慢慢向下流動到你的雙腿和雙腳，將這些部位的緊繃往下釋放。
- 現在，你吐出的氣慢慢向下流到你的腹部、骨盆、臀部，讓這些部位的緊繃感全部溶入地底之下。
- 接著，隨著你吐出的氣，你的太陽神經叢和中背部的緊繃感也慢慢被消解，讓這些部位完全鬆柔下來。
- 現在，感覺你胸腔、上背部所有的緊繃都被往下釋放到地底之下，讓你感覺整個人輕盈自在，呼吸更加順暢。
- 隨著你的吐氣，你的肩膀、手臂、雙手的緊繃也全都得到釋放。
- 現在，你吐出的氣慢慢向下流到你的頭部、喉嚨、頸部，讓這些部位的緊繃感完全消解。
- 當頭部的緊繃被紓解，感受一下你的前額、印堂以及雙眼的部位，現在非常放鬆，你的臉上不禁升起笑容，你的全身彷彿都在微笑。
- 現在，你吐出的氣慢慢從你的頭頂流到你的腳心，你全身所有殘存的緊繃也全部被釋放到地底之下，你在這全然的放鬆之中得到休息。
- 對自己說三次這句肯定語（出不出聲都可以），來穩固這種全然的放鬆感：**「全身所有的緊繃都被釋放到地底之下，我感到非常輕鬆自在。」**
- 現在，慢慢把手印放掉，做幾次深呼吸，讓自己徹底休息。
- 準備好之後，張開眼睛，讓意識慢慢回到當下，你感到全身都非常輕鬆、自在舒適。

食物鞘
（物質層身）

- 延長吐氣時間，減輕壓力、讓身體徹底放鬆。
- 紓解肩膀、頸部、下顎以及頭部的緊繃感。
- 此手印帶來的鎮定清涼效果，有助改善皮塔失衡。
- 此手印帶來的平靜效果，有助改善瓦塔失衡。

生氣鞘
（生命之氣層身）

- 活絡向下流動的下行氣。
- 開啟與平衡主掌安全感與自我滋養的第一和第二脈輪。

意思鞘
（心理情緒層身）

- 帶來放鬆感。
- 有助釋放心理擔憂和焦慮。

理智鞘
（智慧層身）

- 放鬆的感覺能夠讓我們臣服於內在真我的輕盈自在。

歡喜鞘
（至樂層身）

- 當我們學會放下，我們就能體驗到自由與無拘無束感。

34

老鷹手印
GARUDA MUDRA
甲狀腺與內分泌系統疾症之調癒

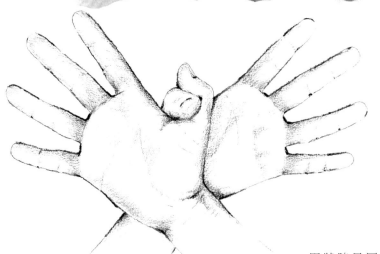

**休息與活動的平衡
有助於我全身系統維持最佳功能**

核心品質

代謝平衡

主要功效

- 維持甲狀腺功能健全。
- 矯正頸椎。
- 維持喉嚨與聲帶的健康。
- 紓解頸部與下顎的緊繃，有助改善顳顎關節功能障礙。
- 讓休息與活動保持平衡。

相近效果手印

時神手印、淨化手印、拇指手印

注意事項與禁忌

正在服用甲狀腺治療藥物者，應定期檢測荷爾蒙情況。

持印步驟

1. 打開右掌，掌心對著胸部。
2. 左手掌心貼在右手手背上。
3. 兩手拇指朝彼此方向滑動，最後兩指相勾在一起。
4. 左右兩手揚成斜角，做出翅膀的形狀，手指可以併攏也可以微微張開。
5. 肩膀往後及往下鬆垂，手肘與身體稍微保持一點距離，脊椎保持自然正直。

甲狀腺是屬於內分泌系統的一個器官，主要負責調節身體的新陳代謝。在美國，大約百分之十的人甲狀腺功能低下（Hypothyroidism），無法分泌足夠的甲狀腺激素。最常見的症狀包括疲勞、身體虛弱、體重增加、便祕、抑鬱和易怒。另一種情況是甲狀腺過度活躍，比如葛瑞夫茲氏病（Graves' disease，又稱凸眼性甲狀腺腫），症狀是心跳快速、腸蠕動增加、神經緊繃、體重減輕。遺傳、年紀變大、飲食和生活方式，都是造成甲狀腺疾病的因素。壓力也是重要因素之一，因為壓力反應會使身體能量和活動增加，導致新陳代謝升高。跟我們身體其他系統一樣，甲狀腺功能在人體處於活動狀態時最為活躍，之後就進入休息和再生狀態。但是，當壓力一直持續、變成慢性，身體要求甲狀腺持續分泌，就可能導致甲狀腺功能受到損害。

Garuda（嘎魯達）是一隻「神話中的老鷹」，牠是印度保護之神毗濕奴的坐騎。老鷹手印能將呼吸、覺知意識和能量引導到上胸部和頸部，特別是甲狀腺所在的喉嚨部位。由於呼吸和意識聚焦在喉嚨上，會促進這個部位的血液循環，因此有助於甲狀腺正常運作。老鷹手印能提升我們的覺知力，在一切日常活動中去意識到平衡的重要性，讓甲狀腺功能保持正常。持這個手印時，我們兩手張開成翅膀的形狀，就像甲狀腺的左右兩葉。這兩張翅膀，也象徵著休息與活動的平衡，這正是維持甲狀腺和整個內分泌系統功能健全最需要的。

平衡生理系統：

滋養五種生命風息：

活化五元素：

平衡七脈輪：

調和三督夏：

能量活力指數：從平靜到振奮

| | | | 4 | 5 | 6 | 7 | 8 | 9 | 10 |

引導式冥想：平衡的雙翼

- 手持老鷹手印，做幾次自然調息，讓你整個人與這個手印所喚醒的感知覺受相調和。

- 觀察你的呼吸，看它如何慢慢被導引到你的上胸部、喉嚨以及頸部，紓解這些部位的緊繃。

- 當緊繃感被紓解，你會感受到整個生命體更平衡也更和諧。

- 為了加深這種平衡和諧感，接下來你要開始探索身體的兩極部位，然後將它們融合統整起來。

- 首先，做幾次呼吸調息，感受一下你的呼吸氣息通過你的左鼻孔和身體左半邊，你經驗到你的身體自然升起一種清涼清新的感覺。

- 現在，將你的覺知意識帶到你的右鼻孔和身體右半邊，做幾次呼吸調息，感受一下你的身體升起溫暖和充滿能量的感覺。

- 接下來，讓你的呼吸均勻通過兩個鼻孔以及身體左右兩側，你經驗到一體與和諧的感覺。

- 接著再做幾次呼吸調息，將你的覺知意識帶到大腦右半側，也就是主掌直覺與感受的那個半球。

- 然後再做幾次吸吐，將覺知意識帶到大腦的左半側，也就是主掌活動與認知的那個半球。

- 現在，讓你的意識均等停留在大腦的左右兩半球，做幾次吸吐，感受你身體自然升起和諧一體感，靜態感受與動態活動兩極的平衡。

- 繼續將你的呼吸與覺知帶到位於你喉嚨中央的甲狀腺，這是調節身體新陳代謝的重要器官。

- 甲狀腺也有左右兩葉，形狀就像一對翅膀，象徵休息與活動的平衡，讓你的內在與外在均保持平衡。

- 首先將呼吸和覺知意識帶到甲狀腺的左葉，它象徵休息與復原，也就是你身體需要充分療癒的時刻。

- 接下來，將呼吸和覺知意識帶到甲狀腺的右葉，它象徵著支撐你一切活動所需的豐沛生命力和能量。

- 現在，將呼吸和覺知意識平均帶到甲狀腺的左右兩葉，感覺你的休息和活動達到完美的平衡，讓你的內分泌系統保持健康，全身功能運作正常。

- 當你身體的兩極達到平衡狀態，你的整個生命體也達到一種完美的和諧。

- 對自己說三次這句肯定語（出不出聲都可以），來穩固這種和諧感：「**我身體兩極自然平衡，我經驗到完美的和諧。**」

- 現在，慢慢把手印放掉，做幾次深呼吸，感覺自己的身體非常平衡。

- 準備好之後，張開眼睛，讓意識慢慢回到當下，你感覺自己的內在生命更加和諧了。

食物鞘
（物質層身）

- 將呼吸和覺知意識引導到你的上胸部、頸部以及喉嚨，促進甲狀腺區域的循環。

- 紓解喉嚨和聲帶的緊繃感，對於以歌唱和說話為職業的人相當有幫助。

- 紓解下顎的緊繃感，有助於改善顳顎關節功能障礙。

- 協助矯正頸椎。

- 此手印帶來的溫和能量激發效果，有助改善卡法失衡。

生氣鞘
（生命之氣層身）

- 活絡身體最上層流動的上行氣。

- 開啟與平衡主掌靈性淨化的第五脈輪。

- 平衡左經脈與右經脈。

意思鞘
（心理情緒層身）

- 增進心智頭腦和情緒感受的平衡。

- 有助於清晰的溝通。

理智鞘
（智慧層身）

- 培養一體、和諧，以及寧靜感，因為這就是內在真我的反照。

歡喜鞘
（至樂層身）

- 當身體更加平衡，我們會感到更輕盈自在，像小鳥一樣飛翔。

35

信心手印
VAJRAPRADAMA MUDRA
憂鬱症之調癒

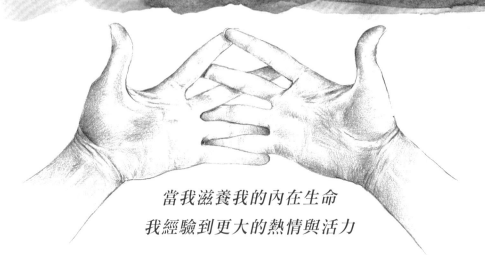

當我滋養我的內在生命
我經驗到更大的熱情與活力

核心品質
對生命的熱情

主要功效
- 協助療癒憂鬱症。
- 釋放胸部、肋骨，以及上背部的肌肉緊縮。
- 提升自我信賴與自信感。
- 提振生命活力與熱情。
- 增進對於心靈品質的感受性。

相近效果手印
蓮花手印、全心手印、擴展呼吸手印、時神手印

注意事項與禁忌
無

持印步驟
1. 舉起雙掌，放在距離胸前一個手掌寬的地方，掌心對著身體。
2. 手指打開，兩手在中間指節的地方相交錯，左手小指置於最底端，拇指向上伸直。
3. 手掌微微往上翻，在指蹼之間形成一個小空間。
4. 肩膀往後及往下鬆垂，手肘與身體稍微保持一點距離，脊椎保持自然正直。

憂鬱是一種心理狀態，症狀包括悲傷、鬱悶、悲觀、絕望和自卑。生理症狀包括嗜睡、睡眠障礙、性欲降低。幾乎每個人的生命中在面對挑戰和危機時，都會經歷輕微、短暫的憂鬱症狀。在美國，大約有兩千萬人受到嚴重憂鬱症的困擾，對生活中的所有負面經驗感到非常無助。生命遭遇或是生活上的巨變，都可能是憂鬱症發生的原因，包括財務困難、工作問題、人際困擾、分離、親人死亡，以及生理疾病等。除心理因素之外，憂鬱症也跟生物學和遺傳有關。心理壓力是憂鬱症發作以及持續不癒的一個重要因素。

Vajrapradama（瓦吉拉普拉達瑪）的意思是「不可動搖的信賴和信心」。信心手印能將呼吸、覺知意識和能量引導到胸部、側肋和上背部，提升對於自己和生命的開放和信任感。擴大胸式呼吸可釋放胸腔和肋骨肌肉的張力，帶來輕鬆自在的感覺。溫和延長吸氣時間，能振奮精神和活力，有助於讓心情變好、增加生命動力。信心手印也能將呼吸、意識和能量引導到胸腺區域，強健免疫力，因為憂鬱症發作時會使身體免疫力降低。這個姿勢也可以打開位於胸腔中央的心輪，增進對於心靈品質的感受性，心的精微品質得到培育，熱情和生活樂趣就會被喚醒。

平衡生理系統：
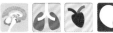

活化五元素：

調和三督夏：

滋養五種生命風息：

平衡七脈輪：

能量活力指數：從平靜到振奮

				5	6	7	8	9	10

引導式冥想：培育心的花園

- 手持信心手印，做幾次自然調息，讓你整個人的感覺和感官都與這個手印的頻率相調和。
- 觀察你的呼吸，看它如何溫和引導到你的胸腔、側肋以及上背部，讓你上半身的呼吸更加順暢。
- 每一次吸氣，感覺你的肺部充滿元氣能量，然後每次吐氣，感覺所有緊繃都被釋放，讓你整個人非常放鬆。
- 做幾次呼吸調息，感受一下，能量活力與張力釋放在你心輪之中協調無違和，你本心的品質因此得以自然開展。
- 將這些品質觀想成一顆顆的種子，當你細心照料你心的花園，它們就會慢慢開花。
- 做幾次呼吸調息，觀想你自己正就是一顆能夠自我滋養的種子。
- 你細心照料這顆種子，藉由仔細聆聽你身體的訊息，你尊敬自己、照顧自己。
- 你的心中開始綻放自我滋養的花朵，你種植自尊自信的種子，你知道自己值得擁有生命所有的禮物和祝福。
- 做幾次呼吸調息來培育這顆自信的種子，觀想它正在開花，你也愈來愈有能力尊重自己，開展自己的無限潛能。
- 現在，觀想自己在你心的花園當中種下信賴的種子，你因此能夠明瞭生命最深的意圖，支持你持續在自己的人生道路上前進。
- 觀想你正在照料這顆信賴的種子，感覺它正在開花，你漸漸有能力帶著自信走在人生道路上。
- 當你的自我滋養能力逐漸提升，愈來愈有自信，現在你要種下的是熱情的種子。
- 做幾次呼吸調息，觀想自己正在照料這顆種子，你因此能夠帶著充沛的精神活力，伸出你的觸角去擁抱更多新的事物和機會。
- 現在，你看見自己本心所有的正向品質都已受到仔細照料，逐漸在你心的花園開花，圓滿而且充滿歡喜。
- 對自己說三次這句肯定語（出不出聲都可以），來穩固這種敞開感：「**滋養照料我本心的品質，我重新喚醒生命的喜悅。**」
- 現在，慢慢把手印放掉，做幾次深呼吸，感覺你本心的花朵正在綻放。
- 準備好之後，張開眼睛，讓意識慢慢回到當下，你感覺對生命有了更多的熱情和喜悅。

食物鞘
（物質層身）

- 將呼吸和覺知意識引導到胸腔、側肋以及上背部，提升呼吸效能。
- 溫和延長吸氣時間，促進代謝和身體能量。
- 在肩胛骨之間創造出空間，同時延展和矯正胸椎。
- 此手印能為人帶來元氣，有助改善卡法失衡。
- 此手印能讓人心胸敞開，有助改善皮塔失衡。
- 此手印能提升自信和自我信賴，有助改善瓦塔失衡。

生氣鞘
（生命之氣層身）

- 溫和活絡向上流動的命根氣。
- 開啟與平衡主掌無私之愛的第四脈輪。

意思鞘
（心理情緒層身）

- 提升自尊自信。
- 提升生命活力、熱情，以及樂觀心境。

理智鞘
（智慧層身）

- 慢慢打開心的精微能量層次，消解負面思維，喚醒真實本心的正向品質。

歡喜鞘
（至樂層身）

- 心的精微能量層次被打開，人自然能展現熱情和喜悅。

36

托缽手印
PALA MUDRA
焦慮症之調癒

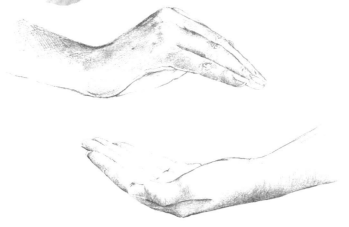

我的內在非常平靜
我感到很安心

核心品質
紓解焦慮

主要功效
- 協助焦慮症之療癒。
- 紓解壓力與肌肉緊繃。
- 降低血壓。
- 幫助維護生殖、消化、排泄系統的健康。
- 培養信賴與不執著。
- 提升完整合一感。

相近效果手印
顯化知識手印、雙面手印、內在居處手印

注意事項與禁忌
無

持印步驟
1. 兩手掌心相對呈杯狀，左手掌心朝上，放在肚臍下方四指寬的地方。
2. 右手掌心朝下，放在肚臍的高度，與左手掌心相對，兩手輕輕碰觸腹部。
3. 肩膀往後及往下鬆垂，手肘與身體稍微保持一點距離，脊椎保持自然正直。

恐懼和憂慮是人應對生活挑戰時自然會有的反應，但是當它們變成一種長期的慢性反應，對我們的生活和工作能力造成損害時，就會被判定為焦慮症。焦慮症包括：廣泛性焦慮症（Generalized anxiety disorder, GAD）、創傷後壓力症（Post-traumatic Stress Dis-order, PTSD）、恐懼症（phobias）、恐慌症（panic disorder）、社交焦慮，以及強迫症（obsessive-compulsive disorder, OCD）。在美國，有超過 600 萬人受到廣泛性焦慮症之影響，而且女性受到影響的機率是男性的兩倍。廣泛性焦慮症會讓人陷入長期的過度擔憂和恐懼，使人無法正常參與社會活動，對工作、求學或家庭生活造成很大的影響。生理症狀包括：躁動不安、失眠、易怒、肌肉緊繃、全身疲勞、胃腸道不適、心悸和注意力不集中。

Pala（琶拉）是指出家僧人用來乞討、接收施捨的「缽碗」，而乞食（bhiksha）也是僧侶修行的一部分，主要是為了鍛鍊僧人的不執著的心智；僧人只接受人們自由供養的食物，內心無企無求，自然處於寧靜狀態，因為他們相信宇宙一定會滿足他們的基本需求。托缽手印也能為人帶來同樣的信賴感和寧靜感。它能減緩呼吸速度，將意識和能量引導到腹部，腹式呼吸的穩定起伏能使身體放鬆，同時鎮定頭腦和情緒。持這個手印時，雙手是呈現托缽的形狀，再加上腹式呼吸，讓人有一種進入避難聖所的感覺，可以在那裡徹底安靜休息。托缽手印也能幫助我們重新連接我們內在的圓滿本心，逐漸降低我們的擔憂和焦慮。托缽手印帶來的鎮靜效果對於生殖、消化和排泄系統的健康也非常有幫助。

平衡生理系統：

滋養五種生命風息：

活化五元素：

平衡七脈輪：
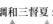

調和三督夏：

能量活力指數：從平靜到振奮

| | | | | 4 | 5 | 6 | 7 | 8 | 9 | 10 |

引導式冥想：寧靜的避難所

- 手持托缽手印，做幾次自然調息，讓你整個人與這個手印所喚醒的感知覺受相調和。

- 觀察你的呼吸，看它如何被慢慢引導到你的腹部，為你帶來放鬆自在的感覺，彷彿進入你內在的寧靜避難所。

- 在這個內在聖所裡面休息一下，單純跟隨腹部呼吸的起伏，讓你整個人徹底放鬆下來。

- 為了讓你整個人更加放鬆，你可以邀請你身體的每一個部位都進入這個內在避難所。

- 從你的雙腿和雙腳開始，邀請它們進入這個寧靜聖所，做幾次呼吸調息，讓這些部位完全放鬆下來。

- 現在，邀請你的骨盆、腹部以及下背部進入這個聖所，慢慢去感受這些部位隨著你的輕柔的呼吸節奏，慢慢擴展和放鬆。

- 再做幾次呼吸調息，讓你的胸腔和上背部也沐浴在這全然的寧靜之中，你身體的這些部位自然而然變得輕盈起來。

- 現在，邀請你的肩膀、手臂、雙手以及手指進入你的聖所，讓它們完全放鬆。

- 你的頸部和頭部現在也來到這寧靜的聖所休息，讓你的眼睛、耳朵、嘴巴、下巴都完全鬆柔下來。

- 現在，讓你整個人都在這個寧靜避難所當中休息，做幾次呼吸調息，感受這全然的寂靜。

- 對自己說三次這句肯定語（出不出聲都可以），來穩固這全然的平靜感：
  「我在我的內在避難所中休息，我經驗到全然的寧靜。」

- 現在，慢慢把手印放掉，做幾次深呼吸，體驗這種全然休息的感覺。

- 準備好之後，張開眼睛，讓意識慢慢回到當下，將這種深層的寧靜感帶入你的所有日常活動中。

食物鞘
（物質層身）

- 將呼吸和覺知意識引導到腹部，帶來一種按摩效果，促進生殖系統、消化和排泄系統的循環。

- 延長吐氣時間，減緩呼吸速率，降低焦慮感。

- 降低壓力有助改善高血壓。

- 此手勢帶來的鎮定效果，有助改善皮塔失衡。

- 此手印帶來的定心效果，有助改善瓦塔失衡。

生氣鞘
（生命之氣層身）

- 溫和活絡向下流動的下行氣。

- 溫和開啟和平衡主掌安全感和自我滋養的第一與第二脈輪。

意思鞘
（心理情緒層身）

- 讓心智頭腦平靜和放鬆，讓念頭與念頭之間產生停頓。

- 提升安全感和安心感。

理智鞘
（智慧層身）

- 當我們更加寧靜，我們就能觀照自己的恐懼想法和感覺，而不會完全跟它們產生認同。

歡喜鞘
（至樂層身）

- 當焦慮症狀減少，我們就能經驗到完整、幸福以及自在的感覺。

37

遍行氣手印
VYANA VAYU MUDRA
多發性硬化症與神經系統疾症之調癒

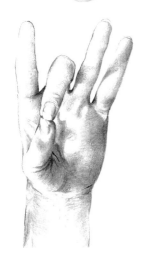
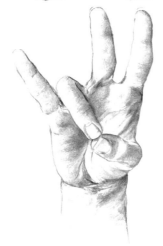

滋養我所有的能量通道
有助維持我的神經系統
保持最佳功能

核心品質
強健神經系統

主要功效
- 維護神經系統健康。
- 維護關節健康。
- 改善身體四肢的血液循環。
- 提升身體的感知力。
- 促進精微體能量的自由流動。

相近效果手印
方向手印、哈基尼手印、法輪手印、完全覺識手印

注意事項與禁忌
為了達到更好的鎮靜效果,多發性硬化症患者應從掌心朝下開始練習。

持印步驟
1. 右手:拇指指尖與無名指指尖相觸,其餘手指伸直。
2. 左手:拇指指尖中指指尖相觸。其餘手指伸直。
3. 以此姿勢,雙手置於大腿或膝蓋上,掌心朝上。
4. 肩膀往後及往下鬆垂,脊椎保持自然正直。

多發性硬化症(Multiple Sclerosis,簡稱 MS)通常被認為是一種自體免疫疾病,也就是自身的免疫系統攻擊並破壞負責保護中樞神經的髓鞘,致使神經脈衝無法迅速有效地傳送。MS 的症狀個別差異性很大,而且在早期階段症狀可能會反覆出現又消失,使診斷變得非常困難。最嚴重的情況下,個人可能會失去走路和説話的能力。多發性硬化症的確切原因目前仍然不明,但壓力很可能是其中一個因素。當壓力反應變成慢性,交感神經系統會一直處於興奮狀態,來滿足壓力狀態下的需求。短暫面對壓力挑戰時,這是最理想的反應,因為大腦、感官和神經系統均處於高度戒備狀態,能夠升高身體能量和專注力來應付眼前的威脅。但是當神經系統持續受到刺激,而沒有足夠的時間去恢復,功能可能就會受損。

Vyana vayu(遍行氣 / 周遍息)是指遍行於全身、從身體中心流到四肢的能量流。它能夠從身體的精微能量層面協助全身血液和神經脈衝順暢流動。遍行氣手印能夠活化與平衡在全身周遍流動的遍行氣,將呼吸和能量引導到全身各個部位,尤其是全身所有關節。它可以提升四肢的敏銳感知力,為手腳四肢帶來溫暖和能量。遍行氣手印也能滋養遍布在我們全身的阿育吠陀能量穴位(ayurvedic marmas),並同時提升人體生理層面和精微能量層面的覺知意識。身體覺知意識、感受力,以及精微能量流動的全面提升,有助於多發性硬化症和其他神經系統疾病的調癒。

平衡生理系統:

滋養五種生命風息:

活化五元素:

平衡七脈輪:

調和三督夏:

能量活力指數:從平靜到振奮
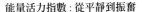

引導式冥想：使能量重新回復通暢

- 手持遍行氣手印，做幾次自然調息，讓你整個人與這個手印所喚醒的感知覺受相調和。

- 觀察你的呼吸如何自然流過你的全身，帶來統合與和諧的感覺。

- 慢慢體會這種和諧感，注意它是否有提升你對身體感官和感覺的感受力。

- 帶著這樣的覺知敏銳度，你就能夠讓自己去感受全身所有的能量通道（氣脈），從大腦到全身各個部位，自然而然以生命風息來滋養它們。

- 首先把你的覺知力帶到你的雙腿和雙腳。每一次吸氣，追蹤這股精微能量如何從這些部位流到你的大腦，然後每一次吐氣，感受這股氣向下回流到這些部位，帶給它們滋養。

- 做幾次呼吸調息，感受這股精微能量如何從你的大腦部位流到你的四肢末梢。

- 接下來，將你的覺知意識帶到你的骨盆、臀部、腹部以及下背部。每一次吸氣，追蹤這股精微能量如何從這些部位流到你的大腦，然後每一次吐氣，感受這股氣又向下回流到這些部位，帶給它們養分。

- 做幾次呼吸調息，更清晰地去感受這些能量通道，讓這股氣在你的骨盆、臀部、腹部，以及下背部順暢自由流動。

- 接下來，將你的意識帶到你的太陽神經叢、胸腔、中背部和上背部。每一次吸氣，追蹤這股精微能量如何從這些部位流到你的大腦，然後每一次吐氣，感受這股氣又向下回流到這些部位，帶給它們養分。

- 當你能夠完全感受這些能量通道，做幾次吸吐，感受這股氣在你生命體的這些部位順暢流動。

- 現在，將你的覺知意識放在你的肩膀、雙手以及手指。每一次吸氣，追蹤這股精微能量如何從你的指尖，經過你的手臂，一路流到你的大腦，然後每一次吐氣，感受這股氣又向下回流到這些部位。

- 做幾次呼吸調息，感覺這股氣在你全身的能量通道自由流動，讓更多的感受注入你的雙手。

- 現在，將覺知意識帶到你的頸部和頭部。每一次吸氣，追蹤這股精微能量如何從你的脖子、臉部流進你的大腦，每一次吐氣，感受這些部位被完全滋養。

- 做幾次呼吸調息，感覺自己更清晰能夠感受這些氣脈通道，讓這股氣在你頸部和頭部更加順暢流動。

- 現在，讓你的覺知意識涵蓋你的全身。每一次吸氣，追蹤這股精微能量如何從你全身部位流入你的大腦。每一次吐氣，感受你的整個生命體內的氣都非常順暢流通而且和諧。

- 對自己說三次這句肯定語（出不出聲都可以），來穩固這個敏銳的覺知力：
  「我可以清楚感受到我身體所有的能量通道，讓它們重新恢復通暢。」

- 現在，慢慢把手印放掉，做幾次深呼吸，感受你全身的精微能量通道清澈順暢。

- 準備好後，張開眼，讓意識慢慢回到當下，你感覺整個人更加統合和諧。

食物鞘
（物質層身）

- 提升身體覺知力，尤其是四肢末梢，有助改善身體的平衡與協調度。

- 讓中樞神經系統與身體各個部位保持能量通暢。

- 提升身體覺知力，維護心血管和免疫系統的健康。

- 此手印帶來的定心效果，有助改善瓦塔失衡。

- 提升身體感受力有助改善卡法失衡。

- 對精微體的覺知力有助改善皮塔失衡。

生氣鞘
（生命之氣層身）

- 活絡從中樞神經流到全身四肢部位的遍行氣。

- 溫和活絡在身體最上層流動的上行氣。

- 開啟與平衡第一到第六脈輪，特別聚焦在第一和第六脈輪上。

意思鞘
（心理情緒層身）

- 帶來精神上的清明感。

- 對自我療癒的過程有信心，因此能夠降低壓力和焦慮感。

理智鞘
（智慧層身）

- 提升心智與身體的合一感，開啟自我療癒之路。

歡喜鞘
（至樂層身）

- 當我們對於精微體的感受力愈加提升，喜樂的覺受就會自然升起。

38

蜜蜂手印
BHRAMARA MUDRA
過敏與免疫系統疾症之調癒

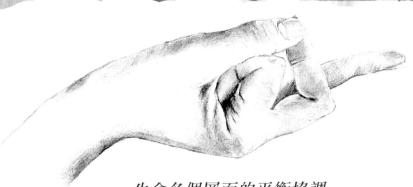

生命各個層面的平衡協調
讓我呼吸更加順暢

核心品質
強健免疫系統

主要功效
- 緩解過敏和鼻塞。
- 平衡免疫功能。
- 建立適當的個人界線。
- 提升正向積極的心態。

相近效果手印
四面手印、時神手印、法輪手印、完全覺識手印

注意事項與禁忌
無

持印步驟
1. 食指指尖壓入虎口中央，做出一個小圈圈形狀。
2. 拇指指腹壓在中指最上端指節的外緣。
3. 無名指和小指伸直。
4. 雙手放在大腿或膝蓋上，掌心朝上，或者雙手置於身體兩側，掌心朝上。
5. 肩膀往後及往下鬆垂，脊椎保持自然正直。

過敏是對於一般無害物質的一種過度免疫反應。呼吸道過敏是最常見的疾病，在美國，五個人當中就有一人受此疾病之侵襲。過敏症狀包括呼吸道充血、鼻竇炎、眼睛流淚或發癢。免疫系統過度或不全的表現方式有很多，過敏只是其中一種。自體免疫疾病就是免疫系統過度反應而攻擊自己身體健康組織的一個例子。而免疫系統不全的情況則像是：反覆感冒或是流感，細菌感染或癌細胞增生。要維持免疫系統的健康，關鍵在於生理層面（也就是飲食和生活習慣）以及心理層面必須保持平衡。如果我們的邊界意識過於死板僵化，即使面對正常無害的物質，也會向免疫系統發出強烈警訊。如果我們對健康的界線缺乏明確認知，免疫系統可能就會失去保持警覺的能力。

Bhramara（布拉馬拉）的意思是「蜜蜂」或「蜂蜜」，傳統上，蜜蜂手印就是用來調癒過敏和免疫系統健康非常好用的手印。蜜蜂手印能將呼吸、覺知意識和能量引導到上胸部、喉嚨、頸部和頭部，包括胸腺區域，而胸腺就是免疫細胞的熟成部位之一。蜜蜂手印能夠為我們的鼻竇和空氣通道帶來一種開放感。這個手勢也能讓人頭腦清晰，藉由平衡的飲食和生活方式以及適當的個人邊界，讓我們活得更清醒、更自覺。當我們身體內部所有的交互作用以及外部活動都能保持這種平衡，免疫系統就自然能發揮它的最佳功能。

平衡生理系統：

滋養五種生命風息：

活化五元素：
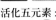

平衡七脈輪：
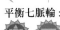

調和三督夏：

能量活力指數：從平靜到振奮
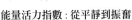
| | | | 4 | 5 | **6** | 7 | 8 | 9 | 10 |

引導式冥想：建立健康的個人邊界

- 手持蜜蜂手印，做幾次自然調息，讓你整個人與這個手印所喚醒的感知覺受相調和。

- 好好觀察你的呼吸如何被溫和引導到你的上胸部、頸部以及頭部，為你整個呼吸道帶來一種清澈通暢感。

- 當你的空氣通道敞開，你的呼吸就能更順暢通過兩個鼻孔，讓你呼吸時感到更舒服。

- 當你的呼吸更順暢，你就能感覺你的呼吸氣息超越身體邊界往外擴展，對你的精微能量體的感受力也更加敏銳。

- 注意你每次吸氣時，你的精微能量體的輪廓是否逐漸擴大，然後隨著每一次吐氣又鬆柔下來，讓你更清楚的感知自己精微能量體的邊界。

- 做幾次呼吸調息，探索你的能量邊界，仔細感受你身體周圍的精微能量場，你身體外圍的保護氣場。

- 這個對於能量邊界的經驗，是一種反射，它反映了你跟外部世界以及周遭所有人的關係。假如你的邊界感太過僵硬，你可能會對生活中的挑戰反應過度，想要把自己保護起來，結果反而讓自己失去了重要的生命養分。

- 假如你的邊界太過鬆散，你會無法辨別「我」與「非我」，結果是讓外來的入侵者破壞了你個人的完整性。

- 當你的邊界處於和諧舒適狀態，你會歡喜接受所有有益健康的滋養，同時又能擁有自己的能量盾牌，為你帶來適當的保護。

- 做幾次呼吸調息，感受一下你的能量邊界是否太過開放、或者太過僵硬，還是非常平衡。

- 觀想一下，你可以在人際關係以及所有日常活動中做什麼樣的改變，來讓你的能量場更加平衡。

- 當你擁有更健康的邊界，你就能夠清楚感知那些東西會對你的個人完整性造成威脅，你就不會對周遭環境採取過度反應，你的免疫系統也可以因此正常運作。

- 當免疫系統運作正常，你就能找到人際施與受的平衡點，接受外來的滋養，同時過濾掉任何會破壞你身體完整性的東西。

- 對自己說三次這句肯定語（出不出聲都可以），來穩固這個健康的邊界：**「清晰而健康的邊界，讓我的免疫系統運作正常。」**

- 現在，慢慢把手印放掉，做幾次深呼吸，感受平衡的保護力。

- 準備好之後，張開眼睛，讓意識慢慢回到當下，現在你感覺生命每個層面都受到更大的保護。

食物鞘
（物質層身）

- 將呼吸和覺知意識引導到上胸部、頸部和頭部，促進胸腺區域的循環。

- 有助於打開鼻竇，讓兩個鼻孔能夠均勻呼吸，緩解過敏症狀。

- 此手勢能帶來溫和刺激的效果並打開鼻竇，有助改善卡法失衡。

- 培養健康的邊界有助改善瓦塔失衡。

- 此手印帶來的和諧效果，有助改善皮塔失衡。

生氣鞘
（生命之氣層身）

- 活絡向上流動的命根氣，以及在身體最上層流動的上行氣。

- 開啟與平衡主掌無私之愛、靈性淨化，以及智慧開展的第四、第五、第六脈輪。

意思鞘
（心理情緒層身）

- 提升內在滿足感。
- 帶來健康的邊界感。

理智鞘
（智慧層身）

- 健康的邊界有助於我們清楚辨識自己的個性以及自己真正的靈性身分之不同。

歡喜鞘
（至樂層身）

- 當我們變得更加平衡，內在的合一感與寧靜感就會自然開展。

39

珍貴寶石手印
MANI RATNA MUDRA
全身健康之調癒

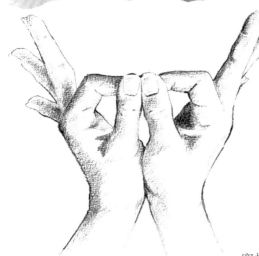

沐浴在療癒的晶瑩光芒中
我經驗到生命的神聖完整

核心品質
整體療癒

主要功效
- 身體的生理系統與精微能量系統達到統合與平衡。
- 讓臉部、頸部以及肩膀的肌肉放鬆。
- 打開頂輪。

相近效果手印
哈基尼手印、曼陀羅手印、法輪手印

注意事項與禁忌
無

持印步驟
1. 食指指尖與拇指指尖相觸。
2. 兩手拇指外側靠在一起，然後兩手食指指尖相連，呈一直線。
3. 兩手手腕靠在一起，其餘手往外伸直張開。
4. 肩膀往後及往下鬆垂，手肘與身體保持一點距離，脊椎保持自然正直。

　　究極而言，健康就是光明喜悅的一種生命狀態，反映出我們與真實完整的本我日益緊密的連結。而與我們內在圓滿本心相調和的一個關鍵過程就是，釋放自我設限的信念，尤其是覺得自我有所欠缺，還有自卑、自信心低落、心懷怨恨，以及覺得自己有所不足。當我們把這些限制性信念帶到光明之下，讓它們顯露出來，我們所有因這些觀念而產生的壓力、擔憂、焦慮就會被逐漸釋放。當心理情緒層面的緊繃感被釋放，我們精微能量層面的堵塞也會隨之被疏通釋放，生命能量就能自由流動。當身體能量能夠順暢流動，生理系統就能得到充足的養分，發揮其最佳功能。當我們生命體的各個層面都完全整合在一起、發揮最佳功能時，我們對自己真我的完整性就會有更清楚的認知，這種認知又會反過來促進生理層面的健康，成為一種正向循環，而不是永無止境的疾病輪迴。

　　Mani Ratna（摩尼拉特納）的意思是「珍貴的寶石」，珍貴寶石手印能喚醒我們內在本我的寶藏，這個寶藏的本質就是健康和療癒。珍貴寶石手印能將呼吸、意識和能量從骨盆底部引導到頭頂上方，有助於能量的上下自由流動，使其與呼吸節奏同步。由於這個手勢能夠促進體內能量順暢流動，讓我們生命體的每一個面向重新建立平衡，因此有助於我們的整體健康和療癒。珍貴寶石手印也有助於喚醒頭部上方的頂輪，為我們帶來水晶般清澈的清明感，讓我們全身散發光明的療癒能量。

平衡生理系統：	滋養五種生命風息：
	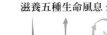

活化五元素：	平衡七脈輪：
	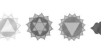

調和三督夏：	能量活力指數：從平靜到振奮
	4　5　**6**　7　8　9　10

引導式冥想： 全身療癒

- 手持珍貴寶石手印，做幾次自然調息，讓你整個人與這個手印所喚醒的感知覺受相調和。

- 觀察你的呼吸，看它如何平緩而順暢地流過你的全身，讓你更加敞開、感受力更加敏銳。

- 慢慢與這股呼吸氣息和能量的流動相調和，觀想它像是一道晶瑩透徹的水晶光芒，隨著你的呼吸節奏溫和上下起落。

- 當你清楚意識到這道水晶光芒，你很自然被引導到它所在的本源，也就是位於你頭頂上的頂輪，那是純淨意識的能量中心：第七脈輪。

- 讓自己慢慢與水晶光芒的中心相融合，你清楚認識到，這就是你生命體所有層身的終極療癒本源。

- 首先，做幾次呼吸調息，感受這道療癒之光在你身體的每一個系統、器官、組織、細胞都重新建立起平衡。

- 當你感覺你的肉身體內充滿療癒的感覺，請讓這道水晶光芒穿透到你的精微能量體，照亮你的每一個脈輪，讓你的精微體重新回復完美的平衡。

- 現在，讓這道療癒之光涵蓋你的心理情緒層身，讓它帶著輕鬆自在滲透你的思想和感受，讓你在全然的寂靜之中休息。

- 當你的物質層身、能量層身、心理情緒層身都充滿了療癒能量，你的水晶光芒也照亮了你所有的限制性信念，讓它們逐漸被看見，然後被釋放。

- 現在，做幾次呼吸調息，去感受你身體的所有層身都充滿了療癒的光。

- 對自己說三次這句肯定語（出不出聲都可以），來穩固這種全然的療癒感：「**我生命體的每一個層身都充滿了療癒的光芒，重新回到完美的平衡狀態。**」

- 現在，慢慢把手印放掉，做幾次深呼吸，在你的療癒本源中休息。

- 準備好之後，張開眼睛，讓意識慢慢回到當下，感覺自己得到了療癒之光的滋養。

食物鞘
（物質層身）

- 將呼吸和覺知意識引導到整個軀幹部位、頸部以及頭部，促進身體所有系統的循環。

- 軟化和放鬆臉部、頸部、肩膀的肌肉。

- 此手印帶來的整體平衡效果，有助改善瓦塔、皮塔、卡法失衡。

生氣鞘
（生命之氣層身）

- 平衡向上流動的命根氣和向下流動的下行氣。

- 活絡在身體最上層流動的上行氣。

- 開啟與平衡所有脈輪，但聚焦於主掌全身統合的第七脈輪。

意思鞘
（心理情緒層身）

- 提升精神清明感。

- 帶來自信，相信自己的內在療癒力量。

理智鞘
（智慧層身）

- 當療癒之光清澈閃耀，我們就能清楚看見自己本我的真實面貌。

歡喜鞘
（至樂層身）

- 內在寶藏的光芒，喚醒了我們本心的圓滿光明體驗。

五大元素手印

構成阿育吠陀醫學基礎的五大元素模型概念，是古老印度哲學派別「數論」（Samkhya）的其中一部。這個模型概念認為，世上所有生物都是由「土、水、火、風、空」這五個基本成分或元素所組成。每一個元素都代表了特定的有形與無形素質特性。例如，土元素代表物理上的密度和穩固特性，以及心理上的穩定和安全特性。我們每一個個體，都是這五個元素及其各自特質的獨特組合；而生命體內在元素之間的平衡，是健康和療癒的重要基礎。

手印在活化五大元素的特性和協助重新建立平衡的過程中，占有非常重要的角色。藉由每一種手印、各自不同的手指位置，讓我們能夠根據個人需要，輕鬆迅速讓五個元素重新得到平衡。而根據手印傳統，每一根手指也各自對應不同的元素。舉一個最常用的手印系統為例，每一根手指與元素的對應關係是這樣：

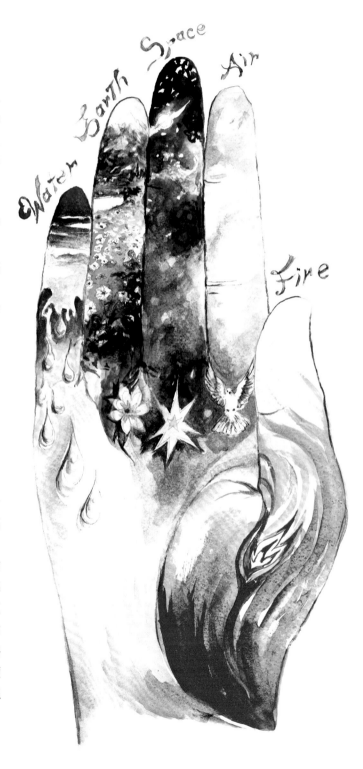

- 拇指對應火元素
- 食指對應風元素
- 中指對應空元素
- 無名指對應土元素
- 小指對應水元素

當身體內的五元素保持平衡，我們就能感受到身心整體的健康。當元素失衡，我們會感到不協調，甚至生病。要讓五大元素重新恢復平衡，第一步就是，要提高對於需要調和之元素核心品質的敏銳度。當你練習五大元素家族的每一個手印姿勢以及所附的引導式冥想，你很自然會開始感應到，哪些手印姿勢，以及哪些核心品質對你目前最有幫助。平衡五大元素的這六個手印，其中一定有一、兩個會跟你產生強烈共鳴。你可以定時練習這些手印，每天三次，至少持續一個禮拜，讓自己去感受這些姿勢所帶來的功效，以及五大元素逐漸平衡的和諧感。

五元素的對應手印	元素名稱 梵文 & 符號	每一個元素的 對應品質 & 身體部位	顏色 & 冥想符號	冥想肯定語
地手印	土 Prithivi	堅固 紮實 不動 穩定 安全 下軀幹、雙腿、 雙腳	紅色	「體現大地的所有核心品質，我經驗到全然的穩固感。」
水手印	水 Jala	流動性 靈活彈性 補水 順應 骨盆	橙色	「我生命的每一個層面都更加流暢，生活也因此更加輕鬆順利。」
太陽手印	火 Tejas	精力充沛 光輝明亮 轉化 熱情 決心 太陽神經叢	金色	「喚醒我內在的燦爛陽光，我的生命充滿活力。」
風手印	風 Vayu	機動性 輕盈 敏銳 開放 優雅 胸腔	翠綠	「因為感覺更加輕盈自在，我敞開心完全擁抱生命。」
空手印	空 Akasha	擴展 無所局限 廣大遼闊 精微奧妙 無所不在 喉嚨	天空藍	「我與真實本心的廣大無邊合一，迎接生命無限的可能性。」
萬法運行手印	全部元素 Pancha Maha Bhuta	完全統合 全身	紫色	「生命五大元素完全平衡，我經驗到完美的和諧。」

40

地手印
BHU MUDRA
活化土元素

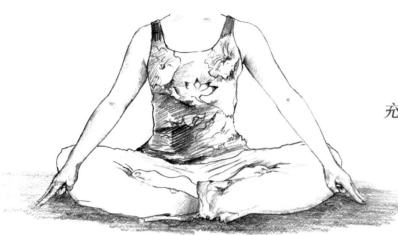

我與穩固的大地相調和
充滿自信地走在人生道路上

核心品質
大地的穩固性

主要功效
- 提升身體與心靈的穩固感。
- 強健骨骼。
- 保持最佳體態。
- 降低血壓。
- 培養穩定與落實感。
- 協助治療焦慮症。

相近效果手印
原初寂靜手印、大地手印、形手印、顯化知識手印、三神手印

注意事項與禁忌
無

持印步驟
1. 小指與無名指輕輕折入手心，然後將拇指壓在這兩根指頭上。
2. 中指與食指伸直，做出 V 字形。
3. 中指與食指指尖牢牢按住地面，置於身體兩側，形成一個以頭部作為頂點，兩隻手臂作為斜邊的三角形小山。
4. 肩膀往後及往下鬆垂，脊椎保持自然正直。

Prithivi 的意思是「土地／大地」，也是土元素的梵文名稱，其特性包括：紮實、堅固、不動、安全以及穩定。這些特性表現在我們的身體上就是強韌以及結構性的支撐，特別是在骨骼和關節部位。土元素對應的身體感官是嗅覺，當我們與大地有更深的連結，我們就能夠聞得到自然界所有的氣味。當我們內在與土元素的特性相調和，我們會覺得人生旅途上有所支持支撐，我們所有的基本需求都能夠自然得到滿足。在心理層面，土元素能讓我們情緒穩定，帶著更大的信任感和安全感來過生活，因而內心時時能夠保持寧靜。

Bhu（佈）的意思是「土地」，地手印能活化土元素，幫助我們整合土元素的所有特性。練習地手印時，身體會自然形成一個山的形狀，增強我們的穩定感和接地感。由於能夠活絡向下流動的下行氣，因此讓我們整個人更加穩定紮實，同時也能讓排泄系統發揮最佳功能。當我們整個人感覺更穩定、扎根，我們自然會更以自己的身體為家，也因此感到更安心。這種穩定紮實的感覺，有助於矯正我們的體態。地手印能開啟和平衡海底輪，進而增強我們的支持感和穩定感，使我們能夠更如實地去滿足我們的生存需求，免除不必要的恐懼和焦慮。

平衡生理系統：

活化五元素：

調和三督夏：

滋養五種生命風息：

平衡七脈輪：

能量活力指數：從平靜到振奮

| | | | | | 4 | 5 | 6 | 7 | 8 | 9 | 10 |

引導式冥想：如山一般穩固

- 手持地手印，做幾次自然調息，讓你整個人與這個手印所喚醒的感知覺受相調和。
- 觀想你的身體是一座山，你的雙腳是基座，兩隻手臂是兩側的斜坡，頭頂是山巔，直直伸入天空。
- 每一次吸氣，你的脊椎就自然延展拉長，每一次吐氣，你身體的底部都跟大地連結得更加牢固。
- 感覺你的呼吸氣息在你脊椎上下流動，讓每一節脊椎骨之間都拉出空間，你感覺整個身體的骨架都得到矯正，也感覺更穩固。
- 你停駐在如山一般穩固的感覺中，慢慢觀察，每次你吐氣之後的停頓時間是否有變長，讓你感受大地的深層寧靜。
- 與大地的穩固和寧靜感相調和，你自然而然接收到它所有的療癒品質。
- 首先做幾次呼吸調息，來接收大地的礦物質，這是支撐你身體骨骼結構需要的東西，它可以讓你維持骨頭的強健度和骨質密度。
- 當你的支持感提升，你很自然能夠更以你的身體為家，體驗到你生命體的各個部分都無縫整合在一起。
- 當你更能以身體為家，這座山的寧靜感自然會穿透到你的思想和感受中，讓你在人生旅程上隨時隨地都能感受全然的寧靜。
- 當你的寧靜感愈來愈深沉，你與大自然合一的感受也會愈來愈強，不管在任何環境你都會感到非常自在。
- 與大地合一，接收它的療癒品質，你整個人如山一般寂靜不動。
- 深深融入大地，對自己說三次這句肯定語（出不出聲都可以）：「**體現大地的所有核心品質，我經驗到全然的穩固感。**」
- 現在，慢慢把手印放掉，做幾次深呼吸，與大地的療癒品質相融合。
- 準備好之後，張開眼睛，讓意識慢慢回到當下，帶著這樣的支撐感和穩定感，繼續你的人生旅程。

食物鞘
（物質層身）

- 將呼吸和覺知意識引導到身體底部，協助釋放肌肉緊繃，有助排泄系統健康。
- 提升身體骨骼結構的堅實穩固感，促進肌肉骨骼系統的療癒。
- 協助身體恢復健康，養成最佳體態。
- 此姿勢帶來的放鬆效果，有助減輕壓力、降低血壓。
- 此姿勢帶來的鎮靜效果，有助改善皮塔失衡。
- 穩定接地效果有助改善瓦塔失衡。

生氣鞘
（生命之氣層身）

- 活絡向下流動的下行氣。
- 開啟與平衡主掌安全感的第一脈輪。

意思鞘
（心理情緒層身）

- 提升接地和穩定感，有助減輕焦慮。
- 讓人更加有耐心，更感安心，更有持續力。

理智鞘
（智慧層身）

- 當我們的接地和穩定感愈來愈深，我們也會對自己的真實本我感到更安心。

歡喜鞘
（至樂層身）

- 與大地的核心品質深深連結，自然升起物我合一的感受。

41

水手印
JALA MUDRA
活化水元素

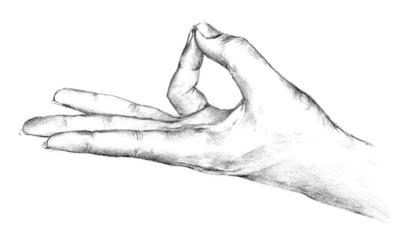

沐浴在撫慰人心的水流之中
我更加充分品嘗生命的甜美

核心品質

如水般流暢

主要功效

- 同時為心靈和身體帶來流動性和彈性。
- 潤滑關節。
- 維護泌尿、生殖、消化系統的健康。

相近效果手印

海洋手印、子宮手印、魚手印、內在居處手印

注意事項與禁忌

無

持印步驟

1. 同一隻手的拇指與小指指尖相觸，其餘三隻手指伸直。
2. 雙手手背靠在大腿或膝蓋上。
3. 肩膀往後及往下鬆垂，脊椎保持自然正直。

　　Jala 的意思是「水」，也指五大元素當中的「水元素」，其特性包括：流動、提振精神、補水、潤滑、滋養以及淨化。 在物質身體層次，水元素代表循環，是負責運送血球細胞、荷爾蒙、氧氣以及二氧化碳的工具。水元素對應的感官是味覺，同時也是消化作用的主要工具，負責協助將食物轉化為養分並加以吸收。水元素具有補水和柔韌的特性，對於維護身體肌肉和關節的彈性健康也非常重要，尤其對於老年人來說。在精微能量層面，水元素的特性是流暢和順應，這對於我們的心理情緒層身的健康至關重要，因為它能讓我們更容易隨順生命之流，自在前行。

　　水手印是將呼吸、覺知意識和能量引導到骨盆，也就是水元素的本居地，提升物質層身的流動性和柔韌性，同時使我們的思想和感覺層身更加輕鬆自在。這個手勢可以為骨盆和腹部帶來按摩效果，有助於生殖和泌尿系統的健康。腹部的氣增加，靜脈血液和淋巴液就能夠順暢從下半身回流到心臟。由於水手印能夠提升精微能量的流動性和靈活性，位於骨盆中央的生殖輪會自然打開，幫助我們更容易隨順生活的改變而流動，有益於培養真正相互滋養的人際情感關係。

平衡生理系統：

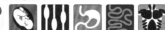

滋養五種生命風息：

活化五元素：

平衡七脈輪：

調和三督夏：

能量活力指數：從平靜到振奮

				4	5	6	7	8	9	10

引導式冥想：隨順生命之流

- 手持水手印，做幾次自然調息，讓你整個人與這個手印所喚醒的感知覺受相調和。
- 觀察你的呼吸如何被輕輕引導到你的骨盆區域，這裡就是水元素的家。觀想你的骨盆腔是湖泊、河流、海洋、溪流，它們為你的身體帶來順暢流動的品質。
- 做幾次呼吸調息，讓自己更深地與你的骨盆相融合，感覺這個部位完全沐浴在水元素的流動特性中。
- 當你的骨盆開始流動，當中的能量就如同水流一般往外流出，滋養你整個身體。
- 接下來，吸氣時，讓自己與骨盆的流動本質相調和，吐氣時，感覺這股療癒能量流正在沐浴你的生殖系統，讓它達到最佳功能。
- 再做一次吸氣，回到你的生命中心，然後吐氣，感覺這股能量流正在沐浴你的泌尿系統，帶著舒緩的能量，從腎臟往下流到膀胱。
- 再次吸氣，重新和你的生命中心相調和，然後吐氣，感覺這股能量正在幫助你身體的淋巴系統，將細胞當中所有的殘留物質全部清除乾淨。
- 做幾次呼吸調息，感覺你的淋巴系統像一條平緩流動的小溪，帶著淨化的力量，讓你身體所有器官都保持最佳功能。
- 再一次吸氣，重新連結水元素的基地，然後吐氣，感覺這股能量流正在浸洗你的肌肉、肌腱以及韌帶，非常柔軟而且有彈性，讓你的關節自然被潤滑。
- 當你的身體被注入流動的品質，你自然感覺到心理情緒層身更加輕鬆自在，你的人際關係因此得到滋養，你也更能以平靜之心去面對生活。
- 因為整個人更加平靜，你很自然能夠接受生活中的一切改變，順應生命的流動。
- 對自己說三次這句肯定語（出不出聲都可以），來穩固這個順暢流動感：**「我生命的每一個層面都更加流暢，生活也因此更加輕鬆順利。」**
- 現在，慢慢把手印放掉，做幾次深呼吸，吸收水元素的療癒精華。
- 準備好之後，張開眼睛，讓意識慢慢回到當下，你感覺生命每一個層面都更順暢了。

食物鞘
（物質層身）

- 將呼吸和覺知意識引導到骨盆區域，改善泌尿、生殖、消化、排泄系統的循環功能。
- 促進腹部深層呼吸，開啟鬆弛反應，讓身體變得更放鬆。
- 促進橫隔膜的運動，幫助淋巴循環保持最佳功能。
- 此手勢帶來的滋養效果，有助改善瓦塔失衡。
- 此手勢能帶來提振精神的效果，有助改善皮塔失衡。

生氣鞘
（生命之氣層身）

- 活絡向下流動的下行氣。
- 開啟與平衡主掌自我滋養的第二脈輪。

意思鞘
（心理情緒層身）

- 提升情緒的流動性。
- 培養隨順生命四季循環流動的能力。

理智鞘
（智慧層身）

- 發展更大的靈活彈性，幫助我們釋放僵化的自我認同概念。

歡喜鞘
（至樂層身）

- 提升整個骨盆區域的流動性，讓我們更能感受到內在的輕鬆、自在、愉悅以及幸福。

42

太陽手印
SURYA MUDRA
活化火元素

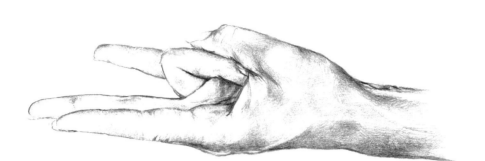

我內心光芒萬丈的太陽
使我元氣充沛能量滿滿

核心品質
火般的光明能量

主要功效
- 同時提升心靈與身體的光明能量。
- 維護消化系統健康。
- 促進新陳代謝,可能對減肥有幫助。
- 建立自尊自信。
- 讓我們能夠消化生命經驗。
- 澄清我們的人生目的。

相近效果手印
財神手印、信心手印、中指手印、繁榮之神手印

注意事項與禁忌
胃酸過多的人可用繁榮之神手印來代替。

持印步驟
1. 無名指往下彎,輕輕按在拇指根部下方的拇指丘上。
2. 拇指輕輕壓住無名指,使其固定不動。
3. 小指、中指、食指伸直。
4. 雙手手背擱在大腿或膝蓋上。
5. 肩膀往後及往下鬆垂,脊椎保持自然正直。

Tejas 的意思是「光」或「光輝」,同時也是火元素的名稱,它的特性包括:能量、溫暖、明亮、光輝以及轉化的力量。在物質身體層次,火元素提供了身體消化和吸收養分所需的熱量。在精微能量層面,火代表轉化的力量,讓我們能夠將生活經驗完全消化,吸收我們需要的功課,同時釋放長久累積的情感和記憶。當身體和心靈兩方面的消化功能都處於最佳狀態,我們就能活得健康有活力。火元素對應的感官是視覺,它能讓我們更加看清自己的人生目標,同時提供能量和決心將它完全實現。在靈性層面,火元素能提升我們的辨識能力,讓我們能夠區辨個人性格的有限性以及真我的無限性兩者的差別。

Surya 是印度的太陽神之一「蘇利耶」,太陽手印能活化火元素,並將火元素的所有特性加以融合。太陽手印能將呼吸、覺知意識和能量引導到火元素的本居地——太陽神經叢,為我們帶來充沛的活力和能量,消除沮喪感。這個姿勢也能提升橫隔膜和太陽神經叢區域的氣,幫助消化器官的循環,維持它們的最佳功能。由於太陽手印能夠增強身體能量和活力,位於太陽神經叢中央的太陽神經叢脈輪會隨之自然打開,有助於提升個人力量、決心和自尊自信心,協助我們認清人生目標,並將它完全實現。這個手勢對視力也有幫助,可將它加入視力保健的健康操當中一起練習。予以鍛煉配合使用,以保護眼睛健康。

平衡生理系統:

活化五元素:

調和三督夏:

滋養五種生命風息:

平衡七脈輪:

能量活力指數:從平靜到振奮

			4	5	6	7	8	9	10

引導式冥想：**生命轉化的陽光**

- 手持太陽手印，做幾次自然調息，讓你整個人與這個手印所喚醒的感知覺受相調和。

- 觀察你的呼吸如何被自然引導到太陽神經叢部位，也就是火元素的本居地，為你帶能量和明亮的感覺。

- 為了提升這種光明能量的經驗，你可以觀想你的生命體中央有一顆太陽，將火元素的核心品質注入到你體內。

- 首先，感覺這顆太陽的金色光芒和溫暖正在沐浴你的消化系統，提升了物質轉化的力量，將它變成你身體的養分。

- 做幾次呼吸調息，感覺你的內在太陽照亮了你所有的消化器官，讓它們處在最佳功能狀態，也用能量滋養你身體的所有細胞。

- 現在你物質層身的消化系統功能已經更加完整，接下來你的內在太陽開始照耀你的思想和情感，讓你更容易去消化所有的生命經驗，同時將內在累積的情緒和記憶釋放掉，因為它們會耗損你的能量。

- 現在你生命體的所有層身都處於最佳消化狀態，你的內在陽光開始擦亮你的視野，讓你更加看清自己的人生目的。

- 做幾次呼吸調息，觀想你所有的潛能正在打開，你開始擁有決心去克服人生旅途上的所有障礙。

- 隨著你內在的陽光愈來愈強，你生命中所有的疑惑和陰霾都被消解，你的願景也開始能夠完整實現。

- 對自己說三次這句肯定語（出不出聲都可以），來穩固內在的光明能量：**「喚醒我內在的燦爛陽光，我的生命充滿活力。」**

- 現在，慢慢把手印放掉，做幾次深呼吸，將內在太陽的光芒完全吸收。

- 準備好之後，張開眼睛，讓意識慢慢回到當下，你感覺整個人洋溢著火元素的光明品質。

食物鞘
（物質層身）

- 將呼吸和覺知意識引導到太陽神經叢，帶來一種按摩效果，促進消化系統的循環。

- 擴展底層肋骨與橫隔膜，促進呼吸效能，特別是肺臟底部。

- 促進底層肋骨的運動，維護腎臟和腎上腺區域的健康循環。

- 溫和暖化全身。

- 此手勢帶來的提振能量效果，有助改善卡法失衡。

- 有助暖化身體、提升清明度，可改善瓦塔失衡。

生氣鞘
（生命之氣層身）

- 活絡水平流動的平行氣。

- 開啟與平衡主掌個人力量的第三脈輪。

意思鞘
（心理情緒層身）

- 照亮我們的人生目的。

- 提升熱情與活力，有助改善憂鬱症。

理智鞘
（智慧層身）

- 幫助我們消化生命經驗，提升清明度，讓我們看清自己的人生目的與道路。

歡喜鞘
（至樂層身）

- 清明度的提升，能夠讓我們經驗到由內而外散發的生命光芒。

43

風手印
VAYU MUDRA
活化風元素

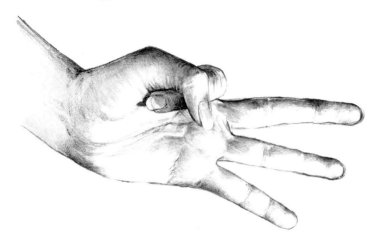

**因為生命更加輕盈自在
我被生命之美所觸動**

核心品質
如風般輕盈

主要功效
• 為身體和心靈同時注入輕盈自在感。
• 協助呼吸順暢。
• 提升優雅氣度和敏銳感受力。
• 培養對於美好事物的欣賞與感激。
• 打開心的精微面向。

相近效果手印
蓮花手印、精神活力手印、全心手印

注意事項與禁忌
無

持印步驟
1. 食指下彎，碰觸拇指根部下方的拇指丘。
2. 拇指輕輕壓住食指。
3. 小指、無名指、中指伸直。
4. 雙手手背擱在大腿或膝蓋上。
5. 肩膀往後及往下鬆垂，脊椎保持自然正直。

Vayu 的意思是「風」，也是空元素的名稱，其特性包括：輕盈、機動性、優雅以及敏銳感受。空元素的本質就是運動，它反映在大氣和肺臟之間的氧氣與二氧化碳交換。空元素也主掌神經脈衝的運動和血液循環。在精微能量層次，空元素有助於心理與情緒的平衡。當我們的心智頭腦過度活躍，可能注意力會變得不集中和過動。當空元素不足，心智頭腦會變得昏沉、沒有精神。當空元素處於平衡狀態，思想和感覺雖然容易升起但也容易消逝，我們的心智頭腦會更加輕鬆自在。空元素對應的感官是觸覺，能夠自然擴展我們與外部的互動連結。當這種相互連結感提升，施與受自然保持平衡，你會感覺呼吸節奏更加順暢，生活中所有的互動與活動也都能處於平衡狀態。

風手印能活化空元素，將空元素所有特性加以融合。這個姿勢能將呼吸、意識和能量引導至胸腔、側肋和上背部，溫和延長吸氣時間，提升呼吸效能。風手印能活化向上流動的命根氣，讓我們整個人感到輕盈有活力。風手印也有助於打開位於胸部中央的心輪，這是博愛與慈悲心的本居地，讓我們能夠帶著更高的感受力去碰觸生命，同時被生命所觸動。這個手勢也能喚醒空元素，提振我們對生命的熱情，幫助療癒抑鬱症。當空元素完全融入我們生命體的每一個層面，我們會感覺整個人更加輕盈自在，進而能以優雅的氣度去面對生活。

平衡生理系統：

活化五元素：

調和三督夏：

滋養五種生命風息：

平衡七脈輪：

能量活力指數：從平靜到振奮

				4	5	6	7	8	9	10

引導式冥想：**輕盈自在的生命**

- 手持風手印，做幾次自然調息，讓你整個人與這個手印所喚醒的感知覺受相調和。

- 感覺每一次吸氣，你的肋骨都隨之擴展，每一次吐氣，你的側肋和上背部就逐漸鬆柔下來。

- 做幾次呼吸調息，觀察這個胸腔的擴張和舒緩動作，是否慢慢讓你整個身體愈來愈感到輕盈自在。

- 為了提升你的輕盈和自在感，以下你將展開一段旅程，攀登覆蓋白雪的山巔。

- 你展開旅程，看見山路布滿野花和高大樹木，溫柔的微風輕輕撫過你的臉龐。

- 天空一片晴藍，明亮清澈，遠處群山無盡連綿，延伸在地平線上，你感到非常開闊，呼吸也更加順暢。

- 因為呼吸更加順暢，你對周遭環境之美的感受力變得很強：野花優雅舞動，白雲輕柔飄浮，陽光溫暖著你整個生命體。

- 你被身邊四周環境之美所感動，你跟大自然的連結也愈來愈深，你感覺你的呼吸如同大自然的施與受，你正在與整個生物圈進行對話。

- 你來到旅程的更高處，空氣變得非常輕、非常新鮮而且乾淨，你很快來到一片青草地，蝴蝶在山間輕輕飛舞。

- 輕柔的微風邀請你坐下來，看看身邊景色：你看見一片村莊、田野和田園，遠處白雪皚皚的山峰盡收眼底，讓你感到心曠神怡。

- 做幾次深呼吸，將你身體各個層面的輕盈感覺完全吸收起來，包括你身體所有的細胞、你的呼吸流動，以及你內在的思想和感受。

- 當這種輕盈感瀰漫在你全身，你的心輪會自然打開，輕盈自在的開闊感，讓你能夠去擁抱你的生命和一切有情眾生。

- 對自己說三次這句肯定語（出不出聲都可以），來穩固你生命的輕盈感：**「因為感覺更加輕盈自在，我敞開心完全擁抱生命。」**

- 現在，慢慢把手印放掉，做幾次深呼吸，在這個輕盈感當中休息。

- 準備好之後，張開眼睛，讓意識慢慢回到當下，將風元素帶來的輕盈感完全整合起來。

食物鞘
（物質層身）

- 將呼吸和覺知意識引導到整個胸腔肋骨部位，擴大呼吸效能。

- 風元素的平衡有助於維護神經和循環系統的健康。

- 此手印帶來的溫和提振能量效果，有助改善卡法失衡。

生氣鞘
（生命之氣層身）

- 活絡向上流動的命根氣。

- 輕柔開啟與平衡主掌無私之愛的第四脈輪。

意思鞘
（心理情緒層身）

- 培養施與受的健康平衡。

- 有助於擴展心的邊界，讓我們更容易接納生命旅途上的一切經驗。

理智鞘
（智慧層身）

- 培養更輕鬆、開放的心態，去面對自己、他人以及生命，展現我們真實本心的自在本質。

歡喜鞘
（至樂層身）

- 當心輪開啟，我們內在本具的歡喜與愉悅心性自然升起。

44

空手印
AKASHA MUDRA
活化空元素

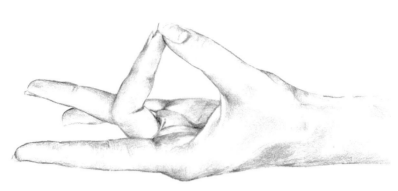

在深層的內在聽覺空間中
我接收我的人生指引

核心品質
如空無般廣大無邊

主要功效
- 感受我們身體和心智頭腦內部的廣大遼闊。
- 舒緩頸部、肩膀,以及下顎的肌肉緊繃。
- 協助治療甲狀腺功能低下。
- 協助治療聽力障礙。
- 提升直覺力。
- 打開新的可能性。

相近效果手印
老鷹手印、空無手印、拇指手印、淨化手印

注意事項與禁忌
有頭痛、暈眩或頭暈症狀的人,可以選擇老鷹手印來代替,較不耗費精力。

持印步驟
1. 拇指指尖與中指指尖相觸。
2. 小指、無名指以及食指盡量伸直。
3. 雙手手背擱在大腿或膝蓋上。
4. 肩膀往後及往下鬆垂,脊椎保持自然正直。

Akasha(阿卡夏)的意思是「空間」,也是空元素的名稱,其特性是:廣大、遼闊、無限,以及精微奧妙。空元素是五大元素當中最具精微特性的元素,也是涵蓋一切元素的母體。在物質層身的層次,空是我們生理結構的主要特徵,它形成人體的各個中空腔室,包括肺、胃、腸子和膀胱。這種空曠的特性,對於我們心理情感層面的健康也非常重要。如果我們能夠在沉重濃密的思想和感受周圍創造出空間,我們就有能力不對它們產生全然認同。要超越我們自身的限制性信念,也非常需要這種遼闊的空間感,如此我們才能夠開展無限的可能性。

空手印能活化空元素,並協助整合它的所有主要特性。空手印能將呼吸、意識和能量引導到喉嚨和頸部,這裡也是空元素的本居地。提升這個部位的覺知意識和氣,能夠促進甲狀腺區域的循環,使其保持最佳健康狀態。空元素對應的感官是聽覺,空手印有助於培養一個內在聽覺的空間,在這個空間裡面,我們能夠獲得人生旅途上的指引。這個手勢也能幫助我們更明顯去感知自己身體內部以及周圍環境空間的存在。當我們真正感知自己內在和外在的廣大無邊,我們自然就會感受到,一切萬物無處不在的智慧和能量。

平衡生理系統:

活化五元素:

調和三督夏:

滋養五種生命風息:

平衡七脈輪:

能量活力指數:從平靜到振奮

	4	5	6	7	8	9	10

- 手持空手印，做幾次自然調息，讓你整個人與這個手印所喚醒的感知覺受相調和。
- 觀察你的呼吸如何被慢慢往上引導到你的喉嚨和頸部，帶給你一種開闊的空間感。
- 當你愈能感知這種廣大空間感，你就自然進入了你生命體精微能量的領域，你會有能力看穿你的限制和界限，瞥見自身無限的可能。
- 首先，感受一下你周遭的空間，做幾次呼吸調息，感覺這個空間形成一個容器，你在其中生活、移動、呼吸，這是一個能夠讓萬事物萬存在的母體。
- 現在，感覺這個空間被你的肉體所占據，在這個空間當中，把你身體的輪廓描繪出來。
- 做幾次呼吸調息，觀察你身體的輪廓隨著你的呼吸正在擴大，而且變得鬆柔，你開始能夠感知自己的肉身邊界，它並不像你最初所看到的那樣固定不變。
- 現在，開始探索你身體內部的空間，好好感受它的中空腔室，包括你的肺葉、胃臟、膀胱和腸子，你注意到空間對你的身體功能運作是非常重要的。接下來，選擇一個身體器官，慢慢觀察它的形狀、體積以及密度。
- 當你更仔細去探索這個器官，你會發現它其實是一個由個體細胞所組成的智慧共同體，細胞之間相互合作，來維持你身體的健康。
- 現在，進入其中一個細胞當中去旅行，你觀察到它是由無數的原子所組成。當你進入其中，你發現它幾乎是由空無一物的空間所構成。
- 在這個空無當中，亞原子粒子在一片充滿無限可能的場域忽隱忽現，反映出充滿創造力的智慧，那就是萬物的母體。
- 做幾次呼吸調息，感覺你自己跟這個智慧乃是一體，你的本質也是空無，包容萬物眾生，包括你自己的心靈和身體。
- 當你領受到你真實本心的廣大空無，試著慢慢打開它，感知你自身無限的可能性。
- 對自己說三次這句肯定語（出不出聲都可以），來穩固這個空無感：「**我與真實本心的廣大無邊合一，迎接生命無限的可能性。**」
- 現在，慢慢把手印放掉，做幾次深呼吸，在這內在的空無之中休息。
- 準備好之後，張開眼睛，讓意識慢慢回到當下，感受空元素為你揭露的無限可能性。

食物鞘
（物質層身）

- 將呼吸和覺知意識引導到喉嚨和頸部，促進這個區域的循環。
- 溫和增強甲狀腺部位的循環力量。
- 協助釋放頸部、肩膀、下顎的慢性肌肉緊縮，緩解頸部和肩膀疼痛，改善顳顎關節功能障礙。
- 此手勢帶來的開闊空間感，有助改善卡法失衡。
- 提升對於生命體精微領域的感受力，有助改善皮塔失衡。

生氣鞘
（生命之氣層身）

- 活絡身體最上層流動的上行氣。
- 開啟與平衡主掌精神淨化的第五脈輪。

意思鞘
（心理情緒層身）

- 在思想念頭之間創造出停頓空間。
- 培養開放的心胸，以新的眼光看待事物。
- 協助放下對於過去的執著，打開新的可能性。

理智鞘
（智慧層身）

- 提升內在聽覺，讓我們可以釋放限制性信念，聆聽內在的指引。

歡喜鞘
（至樂層身）

- 廣大空曠感的經驗，伴隨而來的是歡喜、無拘無束、喜樂的感受。

45

萬法運行手印
DHARMA PRAVARTANA MUDRA
平衡五大元素

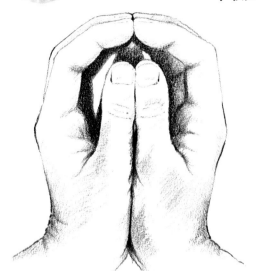

我與所有元素的核心品質相調和
經驗到身心的完全融合

核心品質
平衡所有元素

主要功效
- 平衡五大元素。
- 為生命整體帶來合一與和諧感,這是一切健康和療癒的根本。

相近效果手印
哈基尼手印、曼陀羅手印、法輪手印

注意事項與禁忌
無

持印步驟
1. 右手所有指尖與左手指尖相觸。
2. 兩手拇指外側從上到下相連在一起。
3. 兩手拇指指腹置於食指下方,但不互相碰觸。
4. 兩手手心形成一個空心圓,像是抱著一顆球。
5. 保持這個姿勢,雙手朝前,放在太陽神經叢前方,前臂靠在小腹上。
6. 肩膀往後及往下鬆垂,脊椎保持自然正直。

根據瑜伽和阿育吠陀醫學的觀點,我們的身體由五個元素組成,五大元素的平衡調和是身體健康的重要基礎。當五大元素保持平衡,我們生命體的各個層面就能經驗到融合與和諧的感覺。要統整調和所有元素,最有效方法之一就是,將手印與一種稱為「元素淨化」(Bhuta Shuddhi)的引導式冥想相結合一起練習。在這裡,我們將這個冥想稍微改編,放在下一頁,每一個元素都會有一個形狀符號,對應該元素所在的身體部位,藉由冥想這個符號來喚醒每個元素的特性。此冥想所帶來的融合與和諧效果,除了有助於生命體各個層身的療癒,同時也能為我們打開通往靈性覺醒的大門。

Dharma(達摩)的意思是「一切法 / 真理」,Pravartana(普拉維丹納)的意思是「使之運行」,兩個字結合起來就是指:佛陀藉由他的教導讓真理之輪轉動。萬法運行手印是藉由平衡五元素而帶來轉化,讓人邁向健康、療癒,以及靈性覺醒。這個手印有助於促進完全呼吸,讓身體所有系統功能保持在最佳狀態,同時讓我們生命體的各個層身產生整體融合的和諧感。這個手印能打開並整合前六個脈輪以及運行於全身的五種生命能量(氣),使人精神充滿活力,維持身體所有系統的健康,更進一步為我們的靈性旅程奠定堅實的基礎。

平衡生理系統:

滋養五種生命風息:
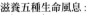

活化五元素:

平衡七脈輪:
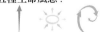

調和三督夏:

能量活力指數:從平靜到振奮
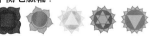

| | 5 | 6 | 7 | 8 | 9 | 10 |

引導式冥想：平衡五大元素

- 手持萬法運行手印，做幾次自然調息，讓你整個人與這個手印所喚醒的感知覺受相調和。
- 觀察你的呼吸如何在你全身自由流動，從骨盆底部到胸腔頂端，然後又向下反覆循環。
- 跟隨呼吸的起伏，你會感受到整個人愈來愈平靜，所有元素自然達到平衡狀態。
- 藉由分別去感知每一種元素在身體的位置，你就能夠將個別元素的特性全部整合起來，讓身體各個層面都達到健康平衡的狀態。
- 首先，觀想你身體底部有一個紅色正方形，這裡就是土元素的本居地。觀想從這個四方形往外開展出一片大地景色，其中有高山，有平原，有溪谷，還有沙漠。
- 將土元素具象化，然後做幾次呼吸調息，聞一聞大地豐富的氣味，將它的穩定特性吸收進來，它能讓你帶著充分的安全感，繼續你的人生旅程。
- 現在，觀想你的骨盆腔中央有一個橘色圓圈，這裡是水元素的本家。觀想水流以各種形式從這個生命之圓往外瀰漫，變成海洋、河流、湖泊、雲層以及雨水，源源水流不斷刷新你的生命。
- 將水元素具象化，然後慢慢品嘗它的流動不居特性，讓你更有能力順應生命四季的變遷。
- 接下來，觀想你的太陽神經叢部位有一個正立的三角形，這裡是火元素的本居地。觀想這個三角形中間有一顆光芒四射的太陽，讓你整個人充滿光明、溫暖以及活力。
- 當這些金色光芒充滿你整個生命體，慢慢去看清楚你的願景，看清你的人生目的，同時接收能量與活力，來將這個願景完全實現。
- 現在，觀想你的胸腔中央部位有一個翠綠色的六角星，這裡就是風元素的本居地。觀想有一片翠綠的青草地從你的心臟瀰漫開展出來，還有野花在微風中輕輕搖曳。
- 當風元素撫摸著你的生命，慢慢去感受，你的思想和感覺全都變得非常輕盈自在，讓你能夠帶著悲憫心和敏銳的感受力去擁抱你的生命。
- 接下來，觀想你的喉嚨中央升起一道銀色的新月，這裡就是空元素的本居地，它打開一扇門，讓你通往廣大無邊的宇宙，你看見無數星星與銀河連綿，沒有盡頭。
- 你在這廣大的空無之中休息，做幾次呼吸調息，讓你的生命徹底融入你內在本具的廣大空無之中，釋放所有限制，開展無限可能。
- 現在，將你的呼吸引導到眉毛中央，觀想那裡有一顆明亮的滿月，這是所有元素融合的符號。
- 你沐浴在波光粼粼的月光之下，感覺你體內所有元素都非常調和、平衡，你經驗到完美的和諧。
- 對自己說三次這句肯定語（出不出聲都可以），來穩固這個融合感：「**生命五大元素完全平衡，我經驗到完美的和諧。**」
- 現在，慢慢把手印放掉，做幾次深呼吸，感受五元素完全調和的感覺。
- 準備好之後，張開眼睛，讓意識慢慢回到當下，你感覺整個人處在一種非常和諧的狀態。

食物鞘
（物質層身）

- 促進瑜伽式完整呼吸，讓身體所有系統保持平衡。
- 打開在身體正面流動的氣，舒緩胸部和胸骨的肌肉緊繃。
- 讓休息與活動維持理想的平衡。
- 此手印帶來的平衡效果，有助改善瓦塔、皮塔以及卡法失衡。

生氣鞘
（生命之氣層身）

- 活絡和平衡全身五種氣。
- 開啟與平衡前六個脈輪。

意思鞘
（心理情緒層身）

- 依照適當比例提升每一種元素所對應的特性，促進心理健康。

理智鞘
（智慧層身）

- 帶來整體的和諧圓滿感，讓我們更能夠與真我並行不悖。

歡喜鞘
（至樂層身）

- 當五大元素保持平衡，我們會自然經驗到整體的和諧與合一感。

第八章

調和三督夏

阿育吠陀療癒手印

阿育吠陀（Ayurveda）這個梵文字的意思是「生命的知識」，是源自印度的古老醫學。根據阿育吠陀的觀點，健康就是生命體各個層身保持在一種平衡狀態。如果出現失衡狀況，就可根據個人不同的體質類型，利用飲食、生活方式、草藥、潔淨法，以及瑜伽體位練習，來重新恢復平衡和健康。阿育吠陀把人分成三種基本體質類型(或稱為「督夏」doshas，能量的意思)，也就是：瓦塔（Vata）、皮塔（Pitta），以及卡法（Kapha）。每一種督夏都由五大元素當中的兩個元素排列組合而成。瓦塔（風能）是風與空的組合；皮塔（火能）由火和水組成；卡法（水能）是土與水的組合。大部分人都有屬於自己的主要督夏，而它也是最容易出現失衡狀況的督夏。

所謂的「督夏（體質）失調或失衡」，指的是該督夏的特性在物質層身或是心理情緒層身變得過高。舉例來說，當瓦塔的「乾燥和粗糙特性」變得過高，可能就會出現皮膚乾燥的問題。在心理情緒層面，如果瓦塔的「運動特性」過高，人可能會有情緒不穩定、過度恐懼或焦慮的情形。每一種督夏都有各種對應手印可以來維持其平衡，讓每一個人都能在其獨特體質之內，去達到健康和療癒的最佳狀態。

瓦塔 VATA

瓦塔（風能）負責我們生命體每一個層身的運動功能。瓦塔型體質的人，通常身材都比較纖瘦。年輕時身體相當柔韌有彈性，而且活力充沛，但隨著年齡漸長，身體很容易變得僵硬、沒有元氣。瓦塔失衡會出現的身體狀況包括：皮膚乾燥、身體冰冷，消化和排泄功能不良，而且過了五十歲經常會出現關節炎的毛病。在心理層面，瓦塔體質的人通常具有很高的創造力，而且生性敏感。如果失去平衡，瓦塔所具有的運動傾向會讓人變得過動、焦慮、恐懼和不安。無懼和滿願手印具有鎮定、穩固和定心的特性，對於瓦塔失衡的人非常有幫助。

皮塔 PITTA

皮塔（火能）負責我們生命體各個層身的轉化。皮塔型體質的人，通常身材體型中等，肌肉組織、消化以及循環功能良好，身體也很有彈性。皮塔（火能）如果過高，身體可能會出現發炎、胃炎、胃灼熱或胃潰瘍。在心理層面，

皮塔型體質的特徵是有決心、組織力強、理性，而且對於成就有很高的渴望。皮塔型人通常充滿自信、勇氣十足、熱情洋溢。如果失去平衡，皮塔型人通常會變得失去耐性、容易批判他人，甚至變得易怒、爭強好勝。在失衡的狀況下，皮塔體質本身的競爭傾向會為人帶來慢性壓力，導致很容易出現高血壓或心臟病。湖泊手印具有舒緩、鎮定以及放鬆的效果，對於皮塔失衡的人非常有幫助。

卡法 KAPHA

卡法（水能）負責人體的物理結構，為關節提供保護和潤滑。卡法型體質的人通常身高矮小或中等、體格強壯、身材圓胖豐滿，但往往新陳代謝功能低下，身體循環也比較緩慢。卡法型的人如果出現失衡狀況，他們身體的消化功能和水分代謝會變慢，而且可能會有水腫、黏液過多，以及膽固醇過高的情形。在心理層面，卡法型人通常很能關心別人、具有慈悲心，而且很溫柔。如果失去平衡，他們會變得沮喪，容易卡在過去出不來。卡法體質的人也很可能容易變得過度依賴他人，對財物比較執著。燦爛寶石手印能夠給人帶來元氣活力，有助於改善卡法失衡。

手印	督夏	提升的特性
穩定之火手印	三督夏 Tridosha	平衡消化系統，尤其是針對卡法和瓦塔能量失衡的人。同時也能幫助皮塔能量發揮正常消化功能。
無懼和滿願手印	瓦塔 Vata	提升定心、穩固接地以及安心感，來平衡瓦塔能量過高而產生的過度恐懼、情緒不穩，以及焦慮。
湖泊手印	皮塔 Pitta	提升冷靜、鎮定以及寧靜感，來平衡皮塔能量過高而引起的發炎症狀、好勝競爭心，以及憤怒情緒。
燦爛寶石手印	卡法 Kapha	提升溫暖、活力以及自尊自信心，來平衡卡法能量過高而產生的倦怠感和缺乏熱情。

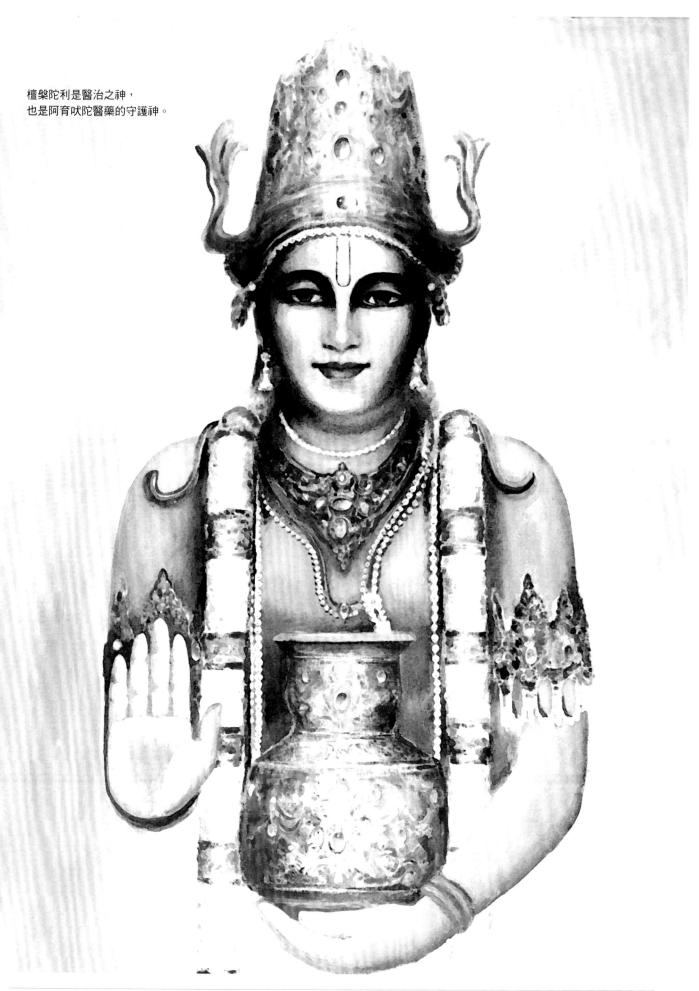

檀槃陀利是醫治之神，
也是阿育吠陀醫藥的守護神。

46

穩定之火手印
ACHALA AGNI MUDRA
調癒消化功能

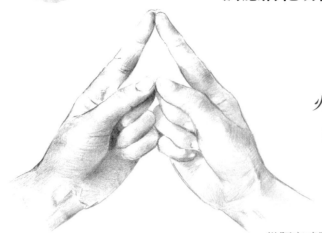

火神阿格尼的光芒淨化我的生命體
協助我強健消化功能與平衡能量

核心品質
強健消化功能

主要功效
- 平衡身體消化功能。
- 幫助思想與情感的消化與吸收。
- 提升自尊自信。
- 帶來方向感與清明感。

相近效果手印
繁榮之神手印、太陽手印、鑽石手印、財神手印

注意事項與禁忌
無

持印步驟
1. 雙手握拳，拇指在外，輕輕壓在中指的第二指節上。
2. 食指伸直。
3. 食指指尖的內側（靠中指的那一側）相觸，同時兩隻手的中指、無名指、小指的第二關節也一一相觸。
4. 兩手拇指指尖輕微相觸，掌心保持朝上。
5. 將前臂靠在太陽神經叢部位，食指形成一個箭頭，指向前方。
6. 肩膀往後及往下鬆垂，脊椎保持自然正直。

從阿育吠陀的觀點來看，消化系統功能的健全，是身體健康和療癒的關鍵。消化不完全以及體內廢物毒素（亦稱 ama，阿瑪）累積，就是疾病產生的主要原因。健全的消化系統對於維持三個督夏的平衡健康非常重要，而消化功能的完整與否則取決於促進消化過程的「火能」（Agni）是否平衡。如果火能保持在平衡狀態，消化過程能夠充分完成，就能提供身體飽滿的能量。當火能失衡，消化過程受到折損，體內毒素就會累積。如果我們能夠改善所攝取之食物的質與量，將它充分消化、充分吸收，然後將廢物徹底排出，毒素就能完全清除。物質身體內部的火能平衡，有賴於精微能量層次的火能是否能保持平衡，尤其是我們對於感官印象的消化能力。感官印象／感官印記（sensory impressions）的表現形式就是思想、感覺和記憶，如果這些東西能夠被我們充分消化，那麼我們就能從中獲取我們真正需要的訊息，同時釋放掉累積在記憶中的殘留情緒，比如怨恨或罪惡感。

Agni（阿格尼）的意思是「消化之火」（火能），achala（阿恰拉）的意思是「穩定」。Achala Agni 指的就是身體和心靈中穩定平衡的消化力。穩定之火手印能將呼吸、意識和能量引導到太陽神經叢部位，協助整個消化過程的進行。經常練習此手勢，可維持消化火的穩定，使能量保持在均衡狀態，讓可能導致疾病的毒素能夠順利排出。在心理層次，這個手勢可激發人們的熱情與活力，帶來清明感，有助於思想和情緒的消化。雙手食指形成的三角形，象徵著消化之火阿格尼，它除了為我們的一切活動提供光和能量，同時也幫助我們看清自己的人生目的。

平衡生理系統：

滋養五種生命風息：

活化五元素：

平衡七脈輪：

調和三督夏：
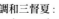

能量活力指數：從平靜到振奮

			4	5	6	7	8	9	10

引導式冥想：提升消化系統功能

- 手持穩定之火手印，做幾次自然調息，讓你整個人與這個手印所喚醒的感知覺受相調和。

- 觀察你的呼吸如何被自然引導到你的太陽神經叢，為你帶來溫暖和光明的感覺。

- 每一次吸氣，你的太陽神經叢部位就往橫向擴張，每一次吐氣，就往內收縮，整個放鬆下來。

- 感覺這個規律的呼吸正在逐漸喚醒你的生命能量，接下來請觀想你的太陽神經叢部位中央有一把火焰。

- 用你的呼吸氣息將這道內在火焰點燃，並且讓這把火維持適當的烈度，來幫助你生命體每一個層面都能維持最佳消化功能。

- 感覺這道光明能量的穩定之火正在為你的胃注入溫暖和生命力，讓它可以更有效率地分解所有食物。

- 現在，感覺你內在火焰的光芒正在洗浴你的小腸，使它維持平衡的節奏運動，有效地吸收養分。

- 當營養被吸收得更加完全，做幾次呼吸調息，感覺這股正向能量正在往外擴散，為你身體的每一個細胞帶來養分。

- 當光明能量在你全身流動，你內在火焰的光芒開始注入到你的思想和感覺當中，讓你更容易消化和吸收所有生命經驗。

- 接下來，做幾次呼吸調息，感覺先前所累積的感官印象、思想、記憶、感受、信念，都慢慢被釋放，讓你能夠帶著充沛的活力在人生旅途上前進。

- 當你經驗到你生命體的所有層面都充滿精氣活力，你自然能夠看清人生旅途的目標，同時也有力量去實現所有的可能性。

- 當你的整個生命體都充滿能量與清明感，你每天的生活都會充滿生氣和喜悅。

- 對自己說三次這句肯定語（出不出聲都可以），來穩固這道生命火光：「**我生命所有層面都保持最佳消化狀態，讓我每天的生活都充滿活力。**」

- 現在，慢慢把手印放掉，做幾次深呼吸，去感受平衡的消化之火為你帶來的活力。

- 準備好之後，張開眼睛，讓意識慢慢回到當下，帶著完美、平衡的能量，繼續你的人生旅程。

食物鞘
（物質層身）

- 將呼吸和覺知意識引導到太陽神經叢，促進腹部與橫隔膜的運動，使身體維持最佳消化狀態。

- 擴大中背部的呼吸量，製造一種按摩效果，協助釋放緊繃，並促進腎臟和腎上腺的循環。

- 此手勢帶來的溫和提振能量效果，有助改善卡法失衡。

- 提升清明感和人生方向感，有助改善瓦塔失衡。

- 此手勢帶來的能量平衡效果，能強健皮塔的消化力道。

生氣鞘
（生命之氣層身）

- 活絡身體橫向流動的平行氣，以及向下流動的下行氣。

- 提升消化火的力量。

- 開啟與平衡主掌個人力量的第三脈輪。

意思鞘

- 促進情緒平衡穩定。

- 幫助消化感官印象和心理情緒經驗。

理智鞘
（智慧層身）

- 帶來清明洞見，為我們的人生旅程提供方向。

歡喜鞘
（至樂層身）

- 當消化火保持平衡，我們整個生命體都會充滿光明和力量。

47

無懼和滿願手印
ABHAYA VARADA MUDRA
平衡瓦塔能量

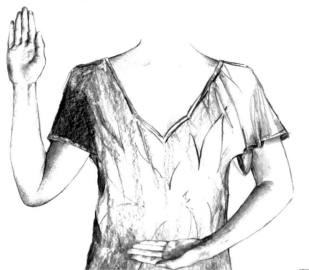

因為更加安住、穩定
我無懼於生命中前進

核心品質
無所畏懼

主要功效
- 藉由提升穩定和定心感來平衡瓦塔能量。
- 維持排泄系統健康。
- 減輕壓力和焦慮感。

相近效果手印
下脊柱手印、顯化知識手印、地手印、原初寂靜手印

注意事項與禁忌
無

持印步驟
1. 左手做出微微捧杯狀，置於肚臍下方，與身體輕微接觸，手心朝上。或是將手放在大腿膝部上。
2. 右手也做出微微捧杯狀，舉到約與肩膀同高，手心朝向前方。
3. 右手肘靠近腰部，前臂則與地面保持垂直。
4. 肩膀往後及往下鬆垂，脊椎保持自然正直。

瓦塔能量由風元素和空元素組成，其特性是輕盈和移動。移動（運動）特性對我們所有的生理功能都非常重要，包括血液循環、呼吸、消化、排泄，以及神經脈衝的傳導。不過，如果運動性過高，瓦塔失衡，身體就會出現皮膚乾燥、關節毛病、消化和排泄功能不全、容易放屁，以及經痛等問題。 在心智層面，瓦塔體質的人通常都有很高的創造力，而且多才多藝。如果此能量失衡，瓦塔型人可能會變得情緒不穩定、沒有安全感，導致過度恐懼和焦慮。

Abhaya（阿巴亞）的意思是「無有恐懼」，varada（瓦拉達）的意思是「滿足願望」。無懼和滿願手印能喚起我們真實本我當中的無畏本性，因為真我的本質就是安心自在感。這個手勢能將呼吸、覺知意識和能量引導到骨盆（瓦塔能量的本居地），增強腹部呼吸效能，進而幫助消化和排泄功能更加健全。無懼和滿願手印也能延長吐氣時間，有助於減輕壓力、釋放身體的緊繃，並改善排泄功能。這個手勢也能提升我們整個人的穩定感，藉以平衡瓦塔失衡所產生的不安感。當我們整個人愈來愈穩固、安住，我們實現願望的能力也會隨之增強，而且能夠徹底活在當下。安住於當下，願望全然體現，情緒自然會愈來愈穩定，瓦塔型人也因此能夠更有自信地在生命旅途中前進。最後，無懼和滿願手印還能提升我們的合一感，進一步協助失衡的瓦塔型人紓解過多的恐懼和焦慮。

平衡生理系統：

活化五元素：

調和三督夏：

滋養五種生命風息：

平衡七脈輪：

能量活力指數：從平靜到振奮

		1	5	6	7	8	9	10

引導式冥想：**在生命中安住**

- 手持無懼和滿願手印，做幾次自然調息，讓你整個人與這個手印所喚醒的感知覺受相調和。
- 觀察你的呼吸如何被輕柔引導到你的骨盆部位，帶來穩定安住的感覺，讓你的人生步伐充滿自信。
- 要加深這種安住於當下的感覺，你可以觀想自己在一個全新的環境中，即將展開一趟旅程。
- 當你展開旅程，感覺你的每一個步伐都被大地的呼吸氣息穩穩支撐著，讓你能夠安心穩定地前進。
- 因為有大地的支撐，再加上你能安住於自己的心，因此你更能以自己的身體為家，在人生的每一步都全然活在當下。
- 你穩穩地前進，與自己的呼吸節奏相調和，安心感也愈來愈深。
- 現在你與自己的身體和呼吸更加融合為一，與大地的連結自然加深，與環境的一體感也跟著提升，你在人生的旅途上時時都能保有寧靜之心。
- 你繼續往前走，看到不遠處有一座茂密的樹林，一條森林隧道，幾乎密不透光。
- 你猶豫了一下，但緊接著馬上穩住呼吸節奏，感覺到腳下有大地在支撐，你安住於當下，帶著自信繼續往前走。
- 你來到成片的樹蔭之中，感覺與大地融合為一，你內心的恐懼感完全得到釋放，你帶著一種嶄新的安全感繼續上路。
- 不一會兒，你來到林中空地，看見陽光從葉間灑落下來，在那片空地正中央，你看到一棵雄偉的老樹，你深深受到鼓舞。
- 你走近它，發現在它巨大的樹幹和樹根裡面有一個大樹洞，那裡像一間有牆壁和屋頂的小屋，你受到邀請，進入這個大自然房間去坐坐。
- 你在那裡坐下來，感覺你身體的根開始伸出去，深深扎入地下，你跟這棵老樹合為一體，你感覺自己就安住在那裡。
- 你完全安住於自己的生命中，與腳下大地深深結合，你在這全然的寂靜之中休息，在你的人生旅途上，你全然得到支持。
- 對自己說三次這句肯定語（出不出聲都可以），來穩固這種安住於當下的感覺：「**我與大地合而為一，我安住於自己的心，我在人生旅途上感到很安心。**」
- 現在，慢慢把手印放掉，做幾次深呼吸，讓自己在這全然的寂靜中休息。
- 準備好之後，張開眼睛，讓意識慢慢回到當下，將這種安住於當下的感覺帶入你的所有日常活動中。

食物鞘
（物質層身）

- 將呼吸和覺知意識引導到骨盆和骨盆底部，促進結腸的按摩效果（這裡是瓦塔能量的本居地），維持排泄系統的最佳功能。
- 緩和與穩定呼吸節奏，同時延長吐氣時間，有助於減輕壓力、降低血壓。
- 此手印帶來的穩固扎根效果，有助於改善瓦塔失衡。

生氣鞘
（生命之氣層身）

- 活化向下流動的下行氣。
- 開啟與平衡主掌安全感和自我滋養的第一和第二脈輪。

意思鞘
（心理情緒層身）

- 提升內在安全感，有助於解決瓦塔能量失衡所產生的過度恐懼和焦慮感。
- 提升穩固和安住於當下的感覺，有助解決瓦塔能量的不穩定狀態。

理智鞘
（智慧層身）

- 當恐懼和不安感降低，你自然更容易展露自己的真我，因為它的本質就是安心自在。

歡喜鞘
（至樂層身）

- 當你整個人更加穩定，更加安住於當下，內在的安心感自然升起。

48

湖泊手印
JALASHAYA MUDRA
平衡皮塔能量

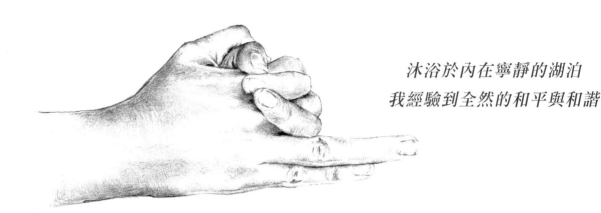

沐浴於內在寧靜的湖泊
我經驗到全然的和平與和諧

核心品質
寧靜

主要功效
- 藉由舒緩鎮定身體與心靈，來平衡皮塔能量。
- 紓解下背部的緊繃感。
- 帶來清涼效果，有助緩解發炎。
- 提升寧靜感，有助於放下批判、衝突，或是競爭之心。

相近效果手印
水手印、雙面手印、魚手印、臣服手印

注意事項與禁忌
無

持印步驟
1. 雙手十指交握，右手拇指在最上面。
2. 無名指和小指往前伸直，然後兩手無名指相貼，小指也相貼。
3. 保持這個手勢，置於肚臍下方，前臂靠在腹部或大腿膝部上。
4. 肩膀往後及往下鬆垂，手肘與身體稍微保持一點距離，脊椎保持自然正直。

皮塔能量由火元素和水元素組成，特性是熱度與能量。皮塔如果平衡，身體的消化和營養吸收功能自然就會健全，可以為身體提供穩定的能量和活力。如果皮塔能量過高，就會出現一些失衡症狀，包括：胃灼熱、胃酸過多、發炎、胃炎和潰瘍。在心理情緒層面，皮塔體質的人非常勤勞、機動性強，在組織和管理方面非常有效率。皮塔型人如果能量失衡，經常會有過度完美主義和批判的傾向。失衡的皮塔型人也可能會變得比較嚴格、苛刻、尖銳，引發內在和外在的衝突。皮塔型人的過度競爭行為使他們比一般人較不容易承受壓力，當壓力變為慢性，就可能出現一些跟壓力有關的疾病，比如高血壓。

Jalashaya（加拉夏亞）的意思是「湖泊」，這個字是由兩個梵語單字所組成：jala 是「水」，shaya 是「平靜」、「平和」、「夜晚」或「睡眠」。湖泊手印能使我們像平靜的湖泊那樣清涼、清新，舒緩皮塔過高所導致的過熱狀況。這個姿勢能將呼吸、覺知意識和能量引導到骨盆和軀幹底部，舒緩和滋潤生殖、泌尿以及排泄系統。湖泊手印能夠在我們吸氣時注入清涼的感覺，藉以緩解身體發炎症狀。同時也能延長吐氣時間，帶來鎮靜效果，協助身體深度放鬆，幫助釋放壓力。湖泊手印能提升我們的鬆柔自在感，幫助緩解皮塔過高所產生的批判和過度完美主義的傾向。

平衡生理系統：

活化五元素：

調和三督夏：

滋養五種生命風息：

平衡七脈輪：

能量活力指數：從平靜到振奮

4 5 6 7 8 9 10

引導式冥想：寧靜湖水

- 手持湖泊手印，做幾次自然調息，讓你整個人與這個手印所喚醒的感知覺受相調和。

- 觀察你的呼吸如何被輕柔引導到骨盆和軀幹底部，讓你整個人更輕鬆、更平靜。.

- 要加深這種寧靜感，你可以觀想自己來到寧靜的湖邊，四周環繞著綠色樹蔭，野花在微風中搖曳。

- 做幾次呼吸調息，感覺自己就在這片景色之中；你的湖泊既清涼又清新；湖底是淺淺的沙，清澈而且乾淨，你踏入其中，整個人感到非常舒服、放心。

- 你毫不費力沐浴於你的寧靜湖泊當中，接收它所蘊含的一切養分。

- 首先，從「放下」開始，做幾次呼吸調息，感覺自己放下了一些事情，讓它隨緣自在，不需要去改變或控制任何事物。

- 當你能夠允許事物隨緣自在，你的壓力和緊繃感會開始消失，慢慢去感受你的呼吸節奏，是否變得更加平緩和寧靜。

- 當你感到更平和、寧靜，內在自然會升起一種滿足感，做幾次呼吸調息，感覺自己現在已經擁有生命中一切所需要的東西。

- 沉浸在這種滿足感當中，你自然會開始去欣賞生命中一切單純的事物，你開始可以真正去品味當下每一刻。

- 當你更加活在當下，你會愈感覺自己與大自然合一，現在，讓自己盡情去體驗這種跟萬物合而為一的感覺。

- 在這個合一的經驗中，你自然會感受到你與萬物乃是一體，做幾次呼吸調息，讓你的同情心與慈悲心自然展露。

- 帶著這樣的同體慈悲的感受，你可以預見，你在各項活動中自然能與人合作無間、和諧共榮，你的天賦才能會自然開展，以敞開的心去服務世界。

- 現在，做幾次呼吸調息，沐浴在這面湖泊的滋養品質中，讓自己在全然的和平與寂靜中休息。

- 讓自己的心念深深止息，然後對自己說三次這句肯定語（出不出聲都可以）：「**我沉浸於內在的寧靜湖水，經驗到全然的寂靜。**」

- 現在，慢慢把手印放掉，做幾次深呼吸，單純在這裡休息。

- 準備好之後，張開眼睛，讓意識慢慢回到當下，感覺自己沉浸在更深的寧靜中。

食物鞘
（物質層身）

- 將呼吸和覺知意識引導到骨盆和軀幹底部，產生一種按摩效果，促進生殖、泌尿，以及排泄系統的循環。

- 促進深度的腹部呼吸，它的鎮靜效果有助減輕壓力、降低血壓。

- 延長吐氣時間，協助更新肺葉當中的殘留空氣。

- 吸氣時能注入清涼的感覺，有助降低發炎的不適感。

- 增強下背部的氣，有助釋放這個部位的緊繃。

- 此手勢帶來的鎮定與平靜效果，有助改善皮塔失衡。

生氣鞘
（生命之氣層身）

- 活絡向下流動的下行氣。

- 開啟與平衡主掌安全感和自我滋養的第一與第二脈輪。

意思鞘
（心理情緒層身）

- 帶來平靜與安寧感。

- 提升慈悲心與同理心。

理智鞘
（智慧層身）

- 當我們放鬆自己，進入內在的寧靜湖泊，我們會經驗到真我的安心平靜感。

歡喜鞘
（至樂層身）

- 當我們愈來愈感到放鬆和安寧，內在深層的滿足感會自然升起。

49

燦爛寶石手印
RATNA PRABHA MUDRA
平衡卡法能量

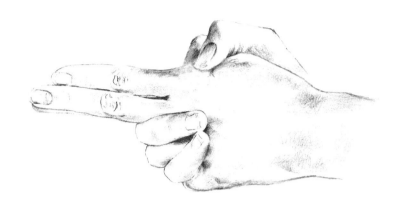

喚醒明亮的生命力光芒
我自然展現所有的潛能

核心品質
元氣活力

主要功效
- 藉由提升元氣、熱情以及生命力，來平衡卡法能量。
- 促進消化。
- 幫助消除肺部阻塞和鼻塞症狀。
- 提升心理清明度。

相近效果手印
鑽石手印、財神手印、太陽手印、信心手印

注意事項與禁忌
高血壓患者應謹慎觀察這個手印帶來的影響。可用刺激度較低的太陽手印來代替。

持印步驟
1. 雙手十指交握，右手拇指在最上面。
2. 食指和中指往前伸直，然後兩手食指相貼，中指也相貼。
3. 將手腕靠在上腹部，手指指向前方。
4. 肩膀往後及往下鬆垂，手肘與身體稍微保持一點距離，脊椎保持自然正直。

卡法能量（水能）由土元素和水元素組成，其特性是穩固關節、保持整體健康、維持能量平衡。在心理情緒層面，卡法體質的人相當值得信賴，而且和藹可親，這讓他們能夠輕鬆去面對逆境。卡法能量如果失衡，身體和心理情緒兩方面可能都會出現「阻塞」現象。在身體層面，這種阻塞通常是在肺部，因為這裡是卡法能量的本居地，然後導致整個呼吸系統黏液過多。卡法型人通常也比較容易有水腫和消化不良的毛病。在心理情緒方面，卡法失衡可能會讓人沉悶呆滯、昏沉和過度依戀執著。卡法失衡的人可能會變得失去生命動力，陷在過去當中，無法看見自己的潛力與可能性。卡法型人可能也會有情緒阻塞的情形，比較難表達自己的情感，導致鬱鬱寡歡。身體和心理情緒上的阻塞傾向，會導致卡法型人更容易變得肥胖。

Ratna（拉特納）的意思是「寶石」，prabha（普拉吧）的意思是「光明閃耀」或「光輝燦爛」，兩個字結合起來就是「光明燦爛的寶石」。燦爛寶石手印能夠喚醒我們內在的珍寶，為我們注入能量和活力，有助於減少因為卡法失衡所產生的昏沉現象。這個手勢也可以讓肺部上端的呼吸效能極大化，有助於清除肺部阻塞。燦爛寶石手印能將能量和意識引導到太陽神經叢部位（火元素的本居地），增強身體的消化能力，提升生命熱情與活力。燦爛寶石手印能幫助我們建立自尊自信心，讓我們更加看清自己的人生目標，並帶著精神活力來實現我們的生命願景。

平衡生理系統：

滋養五種生命風息：

活化五元素：

平衡七脈輪：

調和三督夏：

能量活力指數：從平靜到振奮

引導式冥想：光芒四射的生命力寶石

- 手持燦爛寶石手印，做幾次自然調息，讓你整個人與這個手印所喚醒的感知覺受相調和。
- 觀察你的呼吸如何被自然引導到你的太陽神經叢和胸腔，提升能量，帶來活力感。
- 觀想，在你的太陽神經叢的中央，這個生命力本源是一顆光芒燦爛的寶石。仔細觀察它的顏色、形狀、大小以及清澈度，讓它的光輝往外四射，在你整個身體閃耀。
- 隨著每一次吸氣，這顆內在寶石的光芒就愈加明亮，每一次吐氣，你就敞開接收它的光芒。
- 讓這道光用它的能量來洗浴你的消化系統，幫助你分解食物，並且更有效率地吸收所有的營養。
- 現在，讓你的內在寶石光芒充滿你的呼吸系統，清除所有阻塞，讓你呼吸更加順暢，同時擴大你的呼吸效能。
- 當你的身體和呼吸都沐浴在生命能量的光芒之中，你的內在寶石也帶著熱情和自尊自信，照亮了你的心靈。
- 做幾次呼吸調息，將這份熱情與自信內化進來，觀想你所有的感官都打開，帶著十足的活力，接收所有的顏色、景象、聲音、味道，以及生命紋理。
- 當這顆內在寶石的光芒充滿你的身體、心靈以及感官，你開始能夠去探索新的領域和機會，你的生命就是一個充滿無限可能的場域。
- 慢慢地，讓這道光芒照亮你所有的可能性，同時為你帶來能量，讓你能夠將它們完全實現。
- 對自己說三次這句肯定語（出不出聲都可以），來穩固這股生命能量：**「我的內在寶石光芒四射，我的生命充滿熱情與活力。」**
- 現在，慢慢把手印放掉，做幾次深呼吸，好好感受你的內在光彩。
- 準備好之後，張開眼睛，讓意識慢慢回到當下，將熱情與活力帶入你所有的日常活動中。

食物鞘
（物質層身）

- 將呼吸和覺知意識引導到太陽神經叢和胸腔，擴展呼吸效能，減少肺部充血。
- 加強橫隔膜運動，促進消化系統的循環。
- 促進新陳代謝，可能對減肥有幫助。
- 打開背部肋骨，按摩腎臟和腎上腺區域，提振精神元氣。
- 此手勢帶來的能量刺激效果，有助改善卡法失衡。

生氣鞘
（生命之氣層身）

- 活絡橫向流動的平行氣，以及向上流動的命根氣。
- 開啟與平衡主掌個人力量和無私之愛的第三與第四脈輪。

意思鞘
（心理情緒層身）

- 提升熱情、精神元氣，以及自尊自信。
- 開啟情緒層身，讓情緒更容易被體察和消化。

理智鞘
（智慧層身）

- 提升心理清明度和生命能量，有助於看清人生目的，實現生命目標。

歡喜鞘
（至樂層身）

- 因為更有精神、更有活力，內在的熱情與光輝就會自然升起。

第九章
以生命能量滋養身體

生命風息手印

生氣鞘（Pranamaya kosha，生命之氣層身）是我們生命體的能量面向，由生命力能量普拉納（prana，氣）所組成。生命之氣層身比物質層身更為精細、精微，無法透過五種感官來直接感知。精微能量體由三個系統組成，每一個系統對於平衡我們身體精微能量的流動，都扮演著特定角色。以下是這三個系統。

經脈（Nadis）： 身體中的微型通道，負責將精微能量發送到全身（詳見第十一章）。

脈輪（Chakras）： 七個主要能量中心，負責接收、儲存、轉化、淨化，以及引導精微能量到身體的特定區域（詳見第十章）。

生命風息（Prana Vayus）： 五種主要精微能量流，這也是本章的重點。生命風息的主要功能是滋養我們的全身系統。身體的每一個組織系統，都要靠一種或多種生命風息的規律流動來獲取能量養分。如果能量流動處於最佳狀態，我們的生理機能就能平穩有效地發揮作用。如果能量流長期阻塞，導致運送量能不足，我們的身體就會失去平衡。

手印，就是讓生命風息所攜帶的能量能夠恢復正常流動的一種重要工具。特定的手印能夠活絡不同的生命風息，因為特定手勢能將呼吸（氣）引導到每一種能量流所對應的身體系統和部位。手印能夠提升我們對於呼吸氣息流動的感知力，因而更容易覺察出自己身體是否失衡。某些手印（比如哈基尼手印）能夠同時平衡與整合所有生命風息，讓我們全身所有系統自然得到滋養。

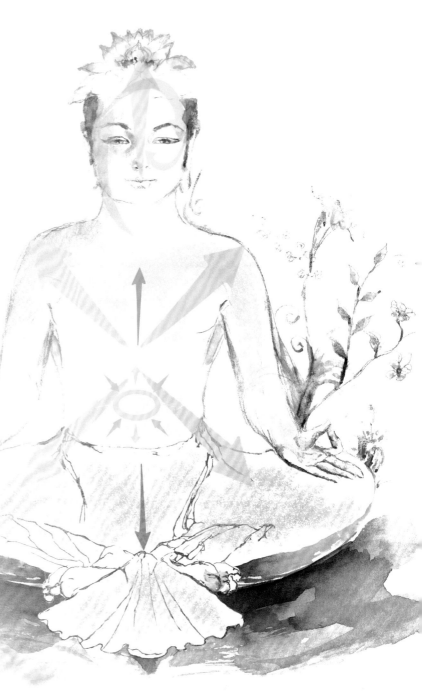

生命風息以生命能量來滋養我們全身系統，對於身體健康扮演著重要角色。

每一種生命風息所對應的主要手印	每一種生命風息的符號	能量流動方向 身體部位 受滋養的系統	起點與氣息路徑	顏色 對應脈輪 對應元素
下行氣手印	下行氣 ↓	向下 骨盆、軀幹底部、雙腿、雙腳 排泄系統、泌尿系統、生殖系統	源自肚臍部位，吐氣時向下移動。	紅土色 第一和第二脈輪 土元素和水元素
命根氣手印	命根氣 ↑	向上 整個上軀幹 心肺系統和免疫系統	源自肚臍部位，吸氣時向上移動進入胸腔。	淺綠色 第四脈輪 風元素
智慧女神手印	平行氣	向內與向外水平流動 太陽神經叢 消化系統	源自太陽神經叢中心點，吸氣時向外擴張，吐氣時向內收縮回到中心點。	金色 第三脈輪 火元素
林伽手印	上行氣	上升及循環 頸部、喉嚨、頭部 中樞神經系統、內分泌系統、五官	源自鎖骨，吸氣時往上流入頸部和頭部，吐氣時在整個頭部和五官部位循環。	天藍色 第五脈輪 空元素
方向手印	遍行氣	從中心到外圍 全身，尤其是四肢 血液循環、淋巴，以及周邊神經系統	吸氣時能量在身體中央聚集，吐氣時往外發散到四肢。	紫色 第二到第六脈輪 空、風、火、水

50

下行氣手印
APANA MUDRA
活絡下行氣

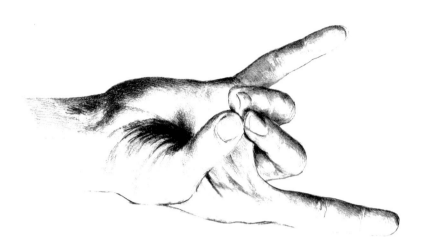

下行的能量流
徹底淨化我的身心

核心品質
具淨化作用的能量流

主要功效
- 幫助排泄。
- 緩和便祕與經痛。
- 降低血壓。
- 舒緩壓力和焦慮。
- 培養不執著的心境。

相近效果手印
般若清淨手印、臣服手印、消解手印

注意事項與禁忌
低血壓的人應小心觀察此手印帶來的效應。
懷孕期間，所有會活絡下行氣的手印，皆應謹慎使用，持印時間不可過長。

Apana（阿帕那）的意思是「向下移動的風」，Apana vayu（阿帕那瓦優，下行氣，或稱出息）是向下移動的能量流，從肚臍部位往下方流動，滋養和淨化骨盆與骨盆底部，主要功能是協助讓整個排泄過程順利進行。下行氣對於排泄、泌尿和生殖系統的健康尤其重要。當這幾個系統得到生命能量的滋養，它們就能夠更有效地淨化我們的身體。這股帶有淨化作用的能量流，對身體也具有放鬆效果，因為它能延長吐氣時間，幫助我們釋放身體的緊繃和壓力，進而使血壓下降。在心理情緒層面，下行氣的順暢流動能夠提升我們的穩定感，讓我們更加安心地過生活。下行氣也能讓我們整個人更加放鬆，放下一切不再需要的東西，活得更加輕盈自在。

下行氣手印能將呼吸、覺知意識和能量引導到下半身，活絡向下流動的下行氣。由於能夠使下行氣的流動更加明顯，因此能幫助我們感知骨盆和軀幹底部的能量阻塞，進而去疏通它。下行氣手印能夠延長吐氣時間，增強下行氣的淨化效果，讓人更加平靜和穩定。這個手勢也能幫助我們在思想和情緒層面都感到放鬆，進而有助於調癒焦慮症。在靈性層面，下行氣手印能夠培養我們不執著的心境品質。

持印步驟
1. 中指和無名指指尖與同一隻手的大拇指指尖相觸。
2. 食指與小指伸直。
3. 雙手手心朝上放在大腿或膝蓋上。
4. 肩膀往後及往下鬆垂，脊椎保持自然正直。

平衡生理系統：

活化五元素：

調和三督夏：

滋養五種生命風息：

平衡七脈輪：

能量活力指數：從平靜到振奮

引導式冥想：淨化向下的能量流

- 手持下行氣手印，做幾次自然調息，讓你整個人與這個手印所喚醒的感知覺受相調和。
- 觀察你的呼吸，如何從你的肚臍部位被向下引導到軀幹底部，為你帶來一種穩定感。
- 感覺你的吐氣時間自然加長，你身體所有的緊繃都被往下疏洩出去，進入地下。
- 做幾次呼吸調息，與下行氣的流動相調和，那是一股紅土色的能量，將你身體不需要的東西帶走。
- 現在，慢慢去感受這股向下流動的能量流正在按摩你的大腸，滋養你的排泄系統，讓它發揮最佳功能。
- 再做幾個循環的吸吐，感覺向下流動的能量流經你的泌尿道，從腎臟到膀胱，讓你更輕鬆將身體多餘的液體排出。
- 感覺下行氣的能量流正在滋養你的生殖器官，滋養能夠為你帶來新生命的液體，讓這個系統保持健康和活力。
- 現在，做幾次呼吸調息，感覺這股紅土色的能量正在潔淨你的全身，將所有你不需要的東西全部釋放到地底下。
- 你的物質層身已經得到滋養和淨化，現在，下行氣帶著放鬆和舒緩感，開始注入你的思想和感覺之中。
- 慢慢去感受，隨著每次吐氣，所有為你的人生帶來限制的思想、感覺、信念，也隨之被釋放出去，你的心理情緒層身因此自然得到淨化。
- 對自己說三次這句肯定語（出不出聲都可以），來穩固這種釋放感：「**被向下流動的能量所淨化，我釋放掉所有對我人生無益的事物。**」
- 現在，慢慢把手印放掉，做幾次深呼吸，感覺這種完全的潔淨。
- 準備好之後，張開眼睛，讓意識慢慢回到當下，感覺你的身心都更加得到釋放。

食物鞘
（物質層身）

- 將呼吸和覺知意識引導到骨盆和軀幹底部，產生一種按摩效果，促進排泄、泌尿，以及生殖系統的循環。
- 延長吐氣時間，促進鬆弛反應，舒緩肌肉緊繃，降低壓力和血壓。
- 提升整個骨盆部位的舒適感，幫助緩解便祕以及經期的不舒服感。
- 此手勢帶來的穩定效果，有助改善瓦塔失衡。
- 此手勢帶來的鎮靜效果，有助改善皮塔失衡。

生氣鞘
（生命之氣層身）

- 活絡向下流動的下行氣。
- 開啟與平衡主掌安全感和自我滋養的第一與第二脈輪。

意思鞘
（心理情緒層身）

- 紓解心智頭腦和情緒層面的壓力與緊張。
- 提升穩固感和支持感。

理智鞘
（智慧層身）

- 延長吐氣之後的停頓時間，讓我們去感受內在的靜默和全然的寂靜，那就是我們真實本心的反射。

歡喜鞘
（至樂層身）

- 當我們更清楚感受下行氣的流動，一種完全放下的感覺就會自然升起。

51

命根氣手印
PRANA MUDRA
活絡命根氣

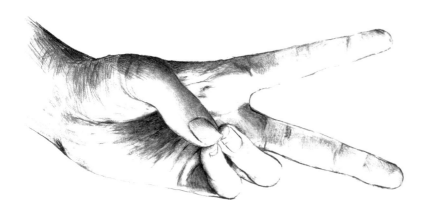

被振奮的能量所滋養
我全心全意擁抱生命

核心品質
具振奮作用的能量流

主要功效
- 維護心肺系統和免疫系統的健康。
- 擴大呼吸效能。
- 提振精神活力、樂觀心態及熱情。

相近效果手印
擴展呼吸手印、信心手印、精神活力手印、蓮花手印

注意事項與禁忌
高血壓患者應謹慎觀察其效果。

持印步驟
1. 拇指指尖與無名指和小指指尖相觸。
2. 食指和中指伸直，呈「V」字形。
3. 將手背靠在大腿或膝蓋上，或是兩手置於身體兩側，舉到肩膀的高度，手心朝向前方，來提升能量。
4. 肩膀往後及往下鬆垂，脊椎保持自然正直。

Prana（普拉納）的意思是「生命能量」，Prana vayu（普拉納瓦優，命根氣，或稱入息）是向上移動的能量流，源於肚臍高度，然後往上流動到胸腔、心臟、肺部、肋骨和上背部，提供滋養的能量。這股具有振奮效果的能量與吸氣息息相關，能夠為身體自然注入活力與熱情。命根氣的主要功能是支撐和滋養心肺系統。命根氣也能促進胸腺區域的循環，協助維持免疫系統的健康。在心理情緒層面，這股向上流動的能量能為我們帶來樂觀、信任和信心，讓我們更容易去面對和克服人生的各種挑戰。命根氣也能協助打開心輪，提升我們的敏銳感受力，讓我們能夠去接納我們內在所有的情緒感受。心輪的敞開能夠為我創造出一個空間，讓我們看到那些自我設限的觀念，然後進一步將它們放掉，重拾生命的熱情與活力。

命根氣手印能活絡和增強命根氣的流動，擴張和打開整個胸腔區域，讓呼吸量能提升到最大。當呼吸效能提升，我們對於肺臟每一個區域以及呼吸四階段（吸氣、自然屏息、吐氣、自然暫停）的感知力也會跟著提升。這個手勢能將呼吸引導到胸腺所在的上胸骨區域，讓免疫系統發揮最佳功能。命根氣手印能活化空元素，喚醒其特性，包括敏銳感受力、輕盈、敞開、優雅。練習這個手印能夠讓我們呼吸更加順暢，提升我們的喜悅感、樂觀心情以及熱情，讓我們生命更加充滿活力。

平衡生理系統：

活化五元素：

調和三督夏：

滋養五種生命風息：

平衡七脈輪：

能量活力指數：從平靜到振奮

				7			10
	5	6		7	8	9	10

引導式冥想：提振向上的能量流

- 手持命根氣手印，做幾次自然調息，讓你整個人與這個手印所喚醒的感知覺受相調和。
- 觀察你的呼吸如何被向上引導到你的胸腔，讓你感覺身體能量提升，呼吸更加順暢。
- 慢慢去感受，你的吸氣時間自然加長，成為向上流動的命根氣的傳送工具。
- 感覺這股向上流動的淺綠色能量，正帶著它本具的活力，填滿你的上部軀幹，滋養你的心臟和肺臟。
- 當你體內的氣愈來愈強，你肺部的每一個區域也被注入了滿滿的生命能量。
- 首先，做幾次呼吸調息，感覺這股向上流動的能量充分滋養你的肺部正面區域，帶給你元氣活力，讓你自信地面對生命。
- 現在，感受這股生命能量正在注入你的肺部背面，紓解這個區域的緊繃感，讓你更輕盈自在地生活和呼吸。
- 接下來，隨著這股向上流動的能量，你的肺部開始往水平方向擴展，讓你能夠充分擁抱生命，施與受維持平衡。
- 現在，感覺這股向上流動的能量將你肺部所有區域都慢慢統合起來，你的呼吸氣息變得非常均勻，而且充滿活力。
- 現在你的呼吸變得非常順暢，你感覺這道翠綠色能量正溫柔地滋養你的心臟，讓它平穩而且有節奏地運作。
- 感覺這股能量流正在滋養位於上胸骨後方的胸腺，提升這個區域的循環，讓免疫系統發揮最佳功能。
- 讓你的上半身浸潤在淺綠色的能量中，讓這股向上流動的能量穿透你的思想和感覺，提升你的熱情、樂觀以及活力。
- 由於受到振奮能量的滋養，你的生命自然更加充滿活力，你感謝生命的每一刻，就像擁抱一份珍貴的禮物。
- 對自己說三次這句肯定語（出不出聲都可以），來穩固這股生命活力：**「我被向上流動的能量所滋養，我的生命充滿熱情與活力。」**
- 現在，慢慢把手印放掉，做幾次深呼吸，感受這份充沛的活力。
- 準備好之後，張開眼睛，讓意識慢慢回到當下，將這份熱情與活力帶入你日常生活一切活動中。

食物鞘
（物質層身）

- 將呼吸和覺知意識引導到胸腔，產生一種按摩效果，促進心肺系統的循環。
- 提升呼吸效能。
- 將呼吸和覺知意識引導到上胸骨，促進胸腺區域的血液循環。
- 溫和提升心律和血壓，讓全身充滿活力。
- 此手勢帶來的提振能量效果，有助改善卡法失衡。

生氣鞘
（生命之氣層身）

- 活絡向上流動的命根氣。
- 開啟與平衡主掌無私之愛的第四脈輪。

意思鞘
（心理情緒層身）

- 協助打開心輪，提升正向積極的情緒，化解負面思維。
- 此手印帶來的振奮效果可能有助改善憂鬱。
- 集中心念，提升注意力和警覺度。

理智鞘
（智慧層身）

- 熱情與活力，是我們在人生旅途上將困難挑戰轉化為機會的關鍵。

歡喜鞘
（至樂層身）

- 當心輪敞開，內在的喜悅感與澎湃的生命力自然會被喚醒。

52

智慧女神手印
MATANGI MUDRA
活絡平行氣

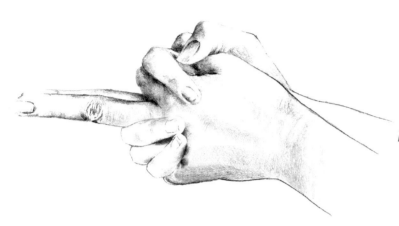

水平流動的能量
能提升我生命體各層面的消化能力

核心品質
具發散作用的能量流

主要功效
- 促進消化和吸收功能。
- 促進下肢循環和淋巴引流。
- 提升消化生命經驗的能力。
- 提升能量、自尊自信心和決心。

相近效果手印
穩定之火手印、梵天手印、信心手印、繁榮之神手印

注意事項與禁忌
嚴禁患有消化不良疾症（包括胃酸過多）的人練習此手印。可用刺激度較低的繁榮之神手印來代替。

持印步驟
1. 兩手十指交握，右拇指壓在左拇指上。
2. 兩手中指往前伸直，相貼在一起，指向前方。
3. 將手腕靠在太陽神經叢部位。
4. 肩膀往後及往下鬆垂，手肘與身體稍微保持一點距離，脊椎保持自然正直。

Samana（薩瑪納）的意思是「均等」，Samana vayu（薩瑪納瓦優，平行氣，亦稱「均等息」）就是指水平流動的能量，吸氣時從太陽神經叢的中心向外擴展，吐氣時往身體中央內縮。平行氣的主要功能是協助我們生命體各個層身的消化能力。這股金黃色的能量可以促進橫隔膜的運動，按摩整個消化系統，促進消化器官的血液循環。橫隔膜運動增加同時還能產生一種幫浦效果，促進身體下半部的血液和淋巴循環。平行氣能點燃「消化火」阿格尼，讓消化和營養吸收功能達到最佳狀態，同時幫助毒素排出。在心理情緒層面，平行氣的順暢流動可以幫助我們消化和吸收生命經驗，解放生命能量，讓我們看清自己的人生目標，並將它實現出來。

Matangi（瑪坦姬）是印度的「智慧女神」，智慧女神手印藉由將呼吸、意識和能量引導至太陽神經叢來活化和增強平行氣（均等息）的流動力。此手勢能促進橫隔膜的橫向擴展和放鬆，擴大呼吸效能，尤其是肺臟底部的氣，這裡是人體當中氧氣與二氧化碳進行最大面積交換的地方。智慧女神手印可提振我們的內在熱度，減少昏沉，並為我們所有日常活動提供更多能量。這個手勢也能幫助我們消化感官印象，讓我們能夠更有效保存和傳遞生命能量。往前直直伸出的中指，代表清晰的人生方向，也代表我們克服一切阻礙的決心。

平衡生理系統：	滋養五種生命風息：
活化五元素：	**平衡七脈輪：**
調和三督夏：	**能量活力指數：從平靜到振奮**

			5	6	7	8	9	10

引導式冥想：向外放射的能量流

- 手持智慧女神手印，做幾次自然調息，讓你整個人與這個手印所喚醒的感知覺受相調和。
- 觀察你的呼吸如何被引導到太陽神經叢，從你身體的中央部位散發出溫暖和能量。
- 每一次吸氣，你的太陽神經叢就隨之水平衡向擴張，每一次吐氣，又自然放鬆往內縮。
- 現在，你的太陽神經叢隨著呼吸節奏同步往外擴張和釋放，觀想水平流動的平行氣是一道明亮的金色能量，為你生命體的各個層身帶來活力。
- 首先，做幾次呼吸調息，感覺這道金色能量流帶著充沛的能量按摩著你的每一個消化器官，讓它們更有效率地將食物完全消化，並吸收它們帶來的養分。
- 隨著肉體的消化功能更加健全，你的金色能量流現在也能讓你將生命經驗轉化為學習的機會，你會從中學到你需要的功課，並釋放掉那些對你人生不再有益的事物。
- 當你能夠更順利轉化情緒經驗，你的能量和活力會自然提升，你的人生目標因而能夠充分展露並付諸實現。
- 當你身體的平行氣能量流處於平衡狀態，你就能夠更明智地節省你的生命能量，將它投入在對於眾生真正有益的地方。
- 對自己說三次這句肯定語（出不出聲都可以），來穩固這道向外放射的光明能量：「**活力充沛的金色能量流，帶給我滿滿的力量。**」
- 現在，慢慢把手印放掉，做幾次深呼吸，感受這道向外散放的光明能量。
- 準備好之後，張開眼睛，讓意識慢慢回到當下，將這股活力帶入你日常所有活動中。

食物鞘
（物質層身）

- 將呼吸和覺知意識引導到太陽神經叢區域，產生一種按摩效果，促進消化系統的循環。
- 促進橫隔膜運動，產生一種幫浦效果，幫助靜脈血液和淋巴液順利從下肢回流。
- 促進橫隔膜運動，提升呼吸效能，特別是在肺臟底部。
- 加強橫隔膜運動能夠按摩中背部，促進腎臟和腎上腺區域的循環。
- 此手勢帶來的精神提振效果，有助改善卡法失衡。

生氣鞘
（生命之氣層身）

- 活絡水平橫向流動的平行氣。
- 開啟與平衡主掌個人力量的第三脈輪。

意思鞘
（心理情緒層身）

- 帶來自信感和個人力量。
- 提升人生方向感和決心。
- 提升我們對於生命經驗的消化和吸收能力。

理智鞘
（智慧層身）

- 提升心理清明度，讓我們能夠清楚看見自己的人生目標。

歡喜鞘
（至樂層身）

- 因為擁有充沛的能量和清晰的方向，內在的光輝明亮感自然從太陽神經叢內部升起。

53

林伽手印
LINGA MUDRA
活絡上行氣

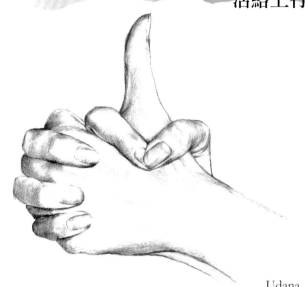

與最上層能量相調和
我的打開感官看見生命之美

核心品質
具澄清作用的能量流

主要功效
- 維護內分泌和中樞神經系統健康。
- 提升能量和心理清明度。
- 感官復甦。
- 矯正頸椎。
- 提昇創造力與直覺力。
- 協助清晰的溝通。

相近效果手印
迦梨女神手印、空無手印、淨化手印、
老鷹手印

注意事項與禁忌
患有甲狀腺疾病、高血壓、中風、偏頭
痛或緊張性頭痛的人，請勿練習此手
印。可代之以刺激度較低的空無手印。

持印步驟
1. 兩手十指交握，右手拇指在最上面。
2. 左手拇指往上伸直。
3. 將手腕靠在太陽神經叢部位。
4. 肩膀往後及往下鬆垂，手肘與身體稍
   微保持一點距離，脊椎保持自然正直。

Udana（烏丹納）的意思是「向上」，Udana vayu（烏丹納瓦優，上行氣，亦稱上息）是在身體最上層流動的能量，從鎖骨這個地方開始，然後往上流動到頸部、喉嚨和頭部。它的主要功能是協助維持五種感官、內分泌，以及中樞神經系統的健康。上行氣的平衡暢通對於我們維持心理清晰度和專注度非常重要。此外，最上層能量能夠滋養聲帶，提高各種形式的溝通和創造力表現。當最上層能量能夠順暢自由流動，我們的直覺力就會提升，讓我們能夠聽見自己內心的真實聲音，看清自己的人生願景。

Linga（林伽）是印度教的一個神聖符號，代表「宇宙的創造本源」。林伽手印是藉由將呼吸、意識和能量引導到頸部和頭部，來活絡和增強上行氣的流動。林伽手印能夠滋養喉嚨部位，維護聲帶健康，使我們能夠清晰、真實地與人進行溝通交流。它也能在喉嚨正面的甲狀腺區域產生按摩效果，促進新陳代謝功能。林伽手印能將意識和能量引導到頭部，為大腦和五種感官帶來滋養的能量，提升我們的專注力和頭腦清晰度。這個手勢也能自然帶動喉式呼吸（Ujjayi），讓喉嚨輕微收縮，發出震動來延長呼吸時間，讓頭腦有一個專注的焦點。專注力和頭腦清晰度提高，我們就更容易將自己的才能和潛力發揮出來。

平衡生理系統：

活化五元素：

調和三督夏：

滋養五種生命風息：

平衡七脈輪：

能量活力指數：從平靜到振奮

4 5 6 7 8 9 10

引導式冥想：喚醒清明度

- 手持林伽手印，做幾次自然調息，讓你整個人與這個手印所喚醒的感知覺受相調和。
- 觀察你的呼吸如何被引導到你的頸部和頭部，活絡最上層流動的上行氣，提升清晰感。
- 每一次吸氣，能量就從鎖骨部位往上升到頸部和頭部，吐氣時，能量會在這些區域輕輕環繞。
- 慢慢去感受這股向上流動的上行氣，觀想它是一道天藍色的能量，正在滋養你的頸部、頭部以及五官。
- 當這股天藍色能量愈來愈順暢流動，你的臉上會自然浮現微笑，讓你的下顎、眼睛、前額全都鬆柔下來。
- 慢慢去感受，這股上行氣如何在你吸氣時延展你的頸椎，然後隨著每一次吐氣，讓你的下巴收回原位，與你的頭部自然對齊。
- 當你的喉嚨和頸部慢慢得到下行氣的滋養，感覺它開始活絡你的甲狀腺，讓你日常生活一切活動都充滿精力。
- 慢慢感受這股天藍色能量從你的甲狀腺向外輻射，讓你全身充滿活力。
- 隨著你的甲狀腺浸潤在這股天藍色能量中，你的喉嚨和聲帶也自然得到滋養，讓你能夠更清楚、更輕鬆的與他人溝通。
- 你的喉嚨和頸部充分得到滋養，現在，上行氣開始注入你的每一種感官覺受，為它們帶來活力和清晰度。
- 首先，天藍色能量穿透你的鼻孔，讓你的嗅覺能夠將生命的豐富氣味全部吸進來。
- 現在，這股能量浸潤你的嘴巴內部，提升了你的味覺，讓你能夠品嚐生命所有豐富味道。
- 這股天藍色能量現在滋潤你的雙眼和視覺，讓你能夠看見一切生命之美。
- 現在，上行氣注入你的聽覺，自然提升你的聽力，讓你能夠聆聽生命的所有旋律。
- 當你的感官覺受都處於清明狀態，你的觸覺能力也提升了，同時也更加敏感，能夠被生命觸動。
- 做幾次呼吸調息，去感受你的所有感官都沉浸在天藍色能量中，充滿活力，而且非常敏銳。
- 當你的感官充分得到滋養，現在，讓天藍色能量慢慢浸潤你的大腦，讓你的專注力和記憶力都得到提升，同時頭腦更加清晰。
- 現在你生命體各個層身的清明度都得到提升，你的獨特天賦與潛能也開始能夠展露。
- 對自己說三次這句肯定語（出不出聲都可以），來穩固逐漸提升的清明感：「**無窮無盡的天藍色能量充滿我的身體，我的生命因此更加清明。**」
- 現在，慢慢把手印放掉，做幾次深呼吸，在這股藍色能量流當中休息。
- 準備好之後，張開眼睛，讓意識慢慢回到當下，將這份清明感帶進你的一切活動中。

食物鞘
（物質層身）

- 將呼吸和覺知意識引導到頸部和喉嚨，產生一種按摩效果，提升聲帶和甲狀腺區域的循環。
- 也能將呼吸和覺知意識引導到頭部，溫和刺激大腦和感官覺受。
- 協助矯正頸椎。
- 提升腦下垂體區域的循環。
- 此手勢帶來的能量振奮效果，有助改善卡法失衡。

生氣鞘
（生命之氣層身）

- 活絡身體最去層流動的上行氣。
- 開啟與平衡主掌靈性淨化與智慧的第五和第六脈輪。

意思鞘
（心理情緒層身）

- 提升警覺、專注力、心理清明度。

理智鞘
（智慧層身）

- 當我們的溝通中心得到滋養，我們自然能順應內在聲音，打開直覺，接收人生指引。

歡喜鞘
（至樂層身）

- 當能量更順暢流過頸部和頭部，我們會經驗到一種無邊開闊的感覺。

54

方向手印
ANUSHASANA MUDRA
活絡遍行氣

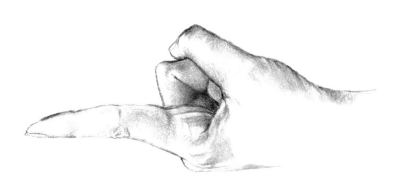

與遍行氣能量相調和
我生命體所有面向都完全整合
成為一體

核心品質
周遍全身的能量流

主要功效
- 促進血液、淋巴,以及周邊神經系統的循環。
- 提升身體四肢的血液循環。
- 協助維持身體最佳體態。
- 提升身體知覺力。
- 帶來一種統合與和諧的感受。

相近效果手印
遍行氣手印、哈基尼手印、法輪手印

注意事項與禁忌
無

持印步驟
1. 雙手各自握拳,拇指在外,輕輕壓在無名指的第二指節上。
2. 食指伸直。
3. 手背靠在大腿或膝蓋上,或將兩手置於身體兩側,食指向上指。
4. 肩膀往後及往下鬆垂,脊椎保持自然正直。

Vyana(維亞納)的意思是「無處不在」,Vyana vayu(維亞納瓦優,遍行氣,亦稱周遍息)就是指周遍全身的生命能量流。它的主要功能是協助能量從身體中心點向外流到四肢部位。這股紫色能量會隨著吸氣往身體中心點流動,然後隨著吐氣向外擴散至四肢。在物質身體層面,這個充滿活力的運動能夠幫助血液、淋巴,以及神經脈衝的循環。在精微能量層面,這股能量流能在經脈內自由流動。遍行氣也能提升身體的協調性,使身體動作保持平衡與優美。由於能夠統合協調身體中心點到四肢,因此遍行氣也能提升我們的身體知覺力和敏銳感受力。這股在全身上下周遍流動的能量,其效果就是將身體各個獨立部位統合成一個沒有縫隙的整體,讓我們整個人感覺更加協調、和諧。

Anushasana(阿奴夏撒納)的意思是「方向」、「命令」或「指引」,方向手印能喚醒並增強遍行氣的流動,延長吸氣時間,讓身體將足夠的氣(能量)送到身體中心,同時也能延長吐氣時間,讓生命能量能夠順暢向外流到四肢部位,提升整個身體的融合感。由於方向手印能夠提高四肢的覺知力和感受力,因此練習此手印時,腳趾和手指會覺得溫熱以及輕微刺痛感。這個手勢的整體效果是讓身體中心點與周圍區域融合在一起,一方面讓我們清楚感受到身體中心點的存在,另一方面也提升全身整體的合一與和諧感。

平衡生理系統:

滋養五種生命風息:

活化五元素:

平衡七脈輪:

調和三督夏:

能量活力指數:從平靜到振奮
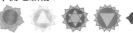

| | | 4 | 5 | 6 | 7 | 8 | 9 | 10 |

引導式冥想：喚醒全身上下流動的能量

- 手持方向手印，做幾次自然調息，讓你整個人與這個手印所喚醒的感知覺受相調和。
- 每一次吸氣，感覺你的呼吸自然匯集在你的骨盆中央，加深了你與身體能量中心的連結。
- 每一次吐氣，感覺一道紫色能量流從你的身體中心點向外發散到四肢。
- 讓自己慢慢與這股周遍全身的遍行氣相調和，隨著呼吸節奏，從身體中心點到周邊部位，為你全身上下帶來滋養。
- 當你吸氣，感覺這股紫色能量匯集在你身體的中心點，當你吐氣，讓這股能量往外輻射流到你的雙腿和雙腳。
- 做幾次呼吸調息，讓你的下肢充分得到生命能量的滋養，然後跟你的整個生命體融合在一起。
- 接下來，吸氣，與你的中心點連結，然後吐氣，感覺遍行氣現在充滿你的腹部、太陽神經叢、下背部與中背部。
- 慢慢的，讓你身體的中間部分全都充滿這股能量。
- 現在，吸氣，紫色能量再度被匯集在你骨盆的中央，當你吐氣，遍行氣開始往外擴散，進入你的胸腔、上背部、肩膀、雙臂、雙手。
- 慢慢的，讓你的胸腔和上肢充分得到這股生命力能量的滋養，為這些部位注入溫暖和活力。
- 再次吸氣，感覺紫色能量匯集在你的骨盆，吐氣時，讓它往上流動，進入你的頸部和頭部，讓這些部位與你的軀幹和四肢全部統合在一起。
- 現在，感覺這股能量在你全身上下流動，從中心點到外圍，增強你的血流循環，讓你全身的神經通道都非常順暢無阻。
- 當你全身從中心到外圍都得到這股能量的滋養，慢慢去感受全身上下合一的感覺。
- 對自己說三次這句肯定語（出不出聲都可以），來穩固這股周遍全身的能量：「**能量在我全身上下順暢流動，我經驗到和諧與統一。**」
- 現在，慢慢把手印放掉，做幾次深呼吸，感覺從身體中央到四肢完全統合。
- 準備好之後，張開眼睛，讓意識慢慢回到當下，將這種和諧感帶入你的一切活動中。

食物鞘
（物質層身）

- 將呼吸和覺知意識從身體中央引導到四肢，讓周邊神經、循環系統、淋巴系統維持正常運作。
- 提升身體覺知力以及統合感，改善身體協調力。
- 協助矯正整個骨骼系統。
- 此手印帶來的溫和提振能量效果，有助改善卡法失衡。
- 此手印可幫助我們與精微能量連結，有助改善皮塔失衡。
- 此手印可提升專注力、溫和暖化四肢，有助改善瓦塔失衡。

生氣鞘
（生命之氣層身）

- 活絡全身流動的遍行氣。
- 清除阻塞的阿育吠陀能量穴位。
- 開啟與平衡第二到第六脈輪。

意思鞘
（心理情緒層身）

- 提升警覺度和專心度。
- 培養完整感和正直感。

理智鞘
（智慧層身）

- 帶來整體和諧的感覺，這就是我們真實本心的反射。

歡喜鞘
（至樂層身）

- 當我們整個生命體處於調和統整狀態，自然會經驗到一種萬物合一的感覺。

第十章
平衡能量中心

脈輪手印

脈輪就是我們身體的能量中心，負責接收、儲存、轉換和傳導生命能量。在我們的脊柱內有一條精微能量軸，由下到上，從會陰開始，一直到我們的頭頂，一共分布著七個主要脈輪。每一個能量中心都有一朵不同顏色、不同數量花瓣的蓮花符號做為其象徵。蓮花正中央有一個對應的元素符號，以及一個能夠喚醒該脈輪核心品質的種子梵咒（或稱「種子音」）。例如，海底輪木拉陀羅（Muladhara），紅褐色正方形四周有四片紅色花瓣，代表了土元素的穩定特性。海底輪的種子梵咒 LAM，能夠平衡海底輪內部的能量流，協助喚醒其穩定、接地、安全的核心品質。

每一個脈輪也分別與我們身體的特定部位以及內分泌系統的腺體相互關聯對應。如果該能量中心處於平衡狀態，它所對應的腺體和身體部位就能得到足夠的能量滋養。而要判斷一個脈輪是否處於平衡調和狀態，其中一種方法就是，去感知它所對應的身體部位之內，能量流動是否通暢無阻。你可以觀想，每一次吸氣，該脈輪的花瓣就隨之打開，然後每一次吐氣，花瓣又往中央閉合起來。利用這個方法，就可以去感知該脈輪的能量是否通暢無阻，如果這個動作進行得相當平緩流暢，那表示這個脈輪是平衡的。

一個脈輪活躍程度的高低，還有另一個評估指標，那就是：每一個脈輪所對應的核心品質，在我們日常生活中融入到什麼程度。每一個脈輪都包含數種基本特性。例如，第二脈輪濕縛提斯沓那（Svadhisthana，生殖輪），其特性是自我滋養、流暢性以及體驗歡愉的能力，這也是構成健康情感關係的基礎。這些脈輪特質與我們的日常生活融合得愈徹底，那表示生殖輪所在的骨盆部位也會是愈敞開。

無論是提升脈輪的活躍程度，或是促進脈輪的平衡，手印都扮演著非常重要的角色。特定手印能將呼吸、覺知意識和能量引導到特定脈輪，清除該脈輪內部阻塞的能量，使生命能量的流動重新恢復順暢。此外，手印也能幫助我們整合每一個脈輪的核心品質，最終使我們體驗到我們生命整體的統合與和諧。

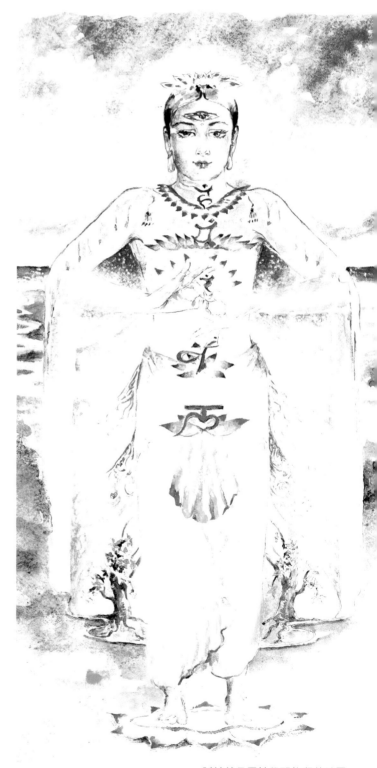

脈輪就是靈性覺醒旅程的地圖。

手印 核心品質	脈輪名稱 梵文字義 種子梵咒（種子音）	花瓣數量與顏色 位置 身體對應區域	對應的身體系統 腺體 主要健康問題
顯化知識手印 安全感	第一脈輪 / 海底輪 支撐的根基 LAM	四片紅色花瓣 會陰 軀幹底部、雙腿和雙腳	排泄系統 腎上腺 慢性壓力、焦慮
內在居處手印 自我滋養	第二脈輪 / 生殖輪 本我的中心 VAM	六片橘色花瓣 肚臍之下四指處 整個骨盆區域	生殖系統 卵巢和睪丸 生殖系統問題
鑽石手印 自我力量	第三脈輪 / 太陽神經叢 寶石之城 RAM	十片金色花瓣 太陽神經叢中央 整個太陽神經叢區域	消化系統 胰腺 消化道問題
蓮花手印 無私之愛	第四脈輪 / 心輪 不受摧擊 YAM	十二片翠綠花瓣 胸腔中央 整個上部軀幹	心肺、免疫系統 胸腺 心肺和免疫系統問題
迦梨女神手印 淨化	第五脈輪 / 喉輪 淨化 HAM	十六片天藍色花瓣 喉嚨中央 整個頸部與喉嚨區域	內分泌系統 甲狀腺 甲狀腺疾症、頸部、喉嚨，以及聲音問題
三叉戟手印 非二元對立	第六脈輪 / 眉心輪 意志命令中心 OM	兩片紫色花瓣 眉心（第三眼） 頭部與五種感官	神經系統 腦下垂體 神經系統問題、感官的疾症
無限手印 合一意識	第七脈輪 / 頂輪 千片花瓣 SO HAM	千片透光花瓣 頭頂 頭部頂端	全部系統 松果體 分裂無法統合是所有疾病的根源
法輪手印 所有脈輪的統合	所有脈輪的統合 所有種子梵咒依序反覆唱誦，之後靜默	包含全部花瓣 所有脈輪位置 全身	全身系統的統合 所有腺體的統合 全身心療癒

55

顯化知識手印
CHINMAYA MUDRA
平衡第一脈輪

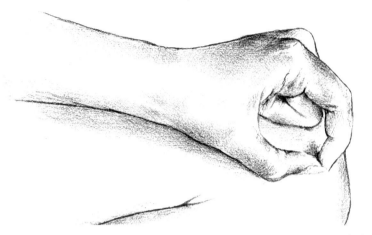

得到大地的完全支撐
我安心地在人生道路上前進

核心品質
安全感

主要功效
- 藉由提升安全感和安心感來平衡第一脈輪。
- 協助維持骨骼系統的健康。
- 幫助正常排泄。
- 降低血壓。
- 減輕壓力和焦慮。
- 提升穩定感和信賴感。

相近效果手印
原初寂靜手印、大地手印、地手印、身體手印、形手印

注意事項與禁忌
無

持印步驟
1. 手指彎曲成為握拳形狀，拇指在外。
2. 食指指尖與拇指指尖相觸，形成一個小圈圈。
3. 手心朝下，置於大腿或膝蓋上。
4. 肩膀往後及往下鬆垂，脊椎保持自然正直。

海底輪，梵文 Muladhara（木拉陀羅），意思是「支撐的根基」，位置在我們的會陰部。它的符號是紅褐色正方形四周有四片紅色花瓣的蓮花，代表穩定以及東西南北四個基本方位。第一脈輪的主題是安全感。如果第一脈輪處於平衡狀態，我們會感覺自己的人生不管在任何時候都能得到完全的支持。如果這種支持感不夠完全，我們可能會感覺恐懼和不安，而且覺得我們的基本生存需求無法充分得到滿足。要平衡第一脈輪，我們必須培養穩定感、實踐力，與大自然連結，以及提升我們內在的富足感。當我們體現這些品質，我們就能夠更客觀地察覺我們對於安全感與安心感的需求，進而認識到，生命的本質就是給予我們充足的支持。隨著這種支持與信任感愈加提升，我們就會發現，安全、安心其實是我們真實本我的自然反射，而這個體認也將成為我們靈性旅程的堅實基礎。

Chinmaya（欽瑪亞）的意思是「知識的顯化」。顯化知識手印能將呼吸、覺知意識和能量引導到軀幹底部，也就是第一脈輪的位置，加深我們與大地的連結，提升穩定與接地的品質。這個手勢能為我們的身體內部結構帶來一種平衡和矯正的感覺。當我們感覺更加穩定、扎根，覺得倍受支持，我們自然可以更自在、更全然地以我們自己的身體為家地。顯化知識手印能放慢我們的呼吸速度，延長吐氣時間，讓我們心神感覺更加寧靜，因此能夠更客觀去評估和滿足我們的生存需求。當我們更加落實、穩定、冷靜，內心的安全感自然就會提升，形成我們脈輪之旅一個穩定的基礎。

平衡生理系統：

活化五元素：

調和三督夏：

滋養五種生命風息：

平衡七脈輪：

能量活力指數：從平靜到振奮

| | | | 5 | 6 | 7 | 8 | 9 | 10 |

引導式冥想：建立安全感

- 手持顯化知識手印，做幾次自然調息，讓你整個人與這個手印所喚醒的感知覺受相調和。
- 觀察你的呼吸如何被向下引導到你軀幹底部，也就是主掌安全感的海底輪位置。
- 更緊密與你的海底輪連結，做幾次呼吸調息，觀想你的軀幹底部有一個紅褐色正方形四周有四片紅色花瓣。
- 觀想你將每一片花瓣的能量吸收進來，喚醒第一脈輪連結的所有根本特質。
- 首先，將注意力集中在朝向前方的那片花瓣，它連結的是接地扎根的特質。
- 隨著每一次吸氣，這片花瓣自然向外展開，然後每一次吐氣，又向內閉合。
- 當你與這片花瓣的律動相調和，做幾次呼吸調息，感覺你身體的根部逐漸深入大地，讓你變得更加穩定、落實。
- 現在，將注意力集中在朝右的花瓣，它連結的是顯化的特質。
- 隨著每一次吸氣，這片花瓣就完全向外展開，每一次吐氣，它又自然向內閉合。
- 當你與這片花瓣的律動相調和，你感覺與自己身體的連結更加緊密，從頭頂到腳底，身體每一個部分都完完全全活在當下。
- 接下來，將注意力集中在朝左的花瓣，它連結的是大自然。
- 隨著每一次吸氣，這片花瓣就輕輕向外舒展開來，每一次吐氣，它又自然放鬆，向內閉合。
- 當你與這片花瓣的律動相調和，做幾次呼吸調息，感覺你與萬物眾生有了更深的連結，你與周遭環境合而為一。
- 現在，將注意力集中在朝向背後的那片花瓣，它連結的是支持的特質。
- 每一次吸氣，觀想這片花瓣就完全向外展開，每一次吐氣，它就自然放鬆，向內閉合。
- 當你與這片花瓣的律動相調和，敞開自己，接收大地的一切豐盛資糧，並且認知到，在你人生旅途的每一個階段，你都得到充分的支持。
- 現在，感覺這朵蓮花所有的花瓣都向外展開，與你的呼吸節奏同步，慢慢將第一脈輪的所有特質都整合進來，去感受全然的寧靜。
- 對自己說三次這句肯定語（出不出聲都可以），來穩固第一脈輪的所有特質：「**整合第一脈輪的所有核心特質，我安心在人生旅途上前進。**」
- 現在，慢慢把手印放掉，做幾次深呼吸，感覺第一脈輪的這朵蓮花非常穩固平衡。
- 準備好之後，張開眼睛，讓意識慢慢回到當下，在人生旅途上你感覺得到更多的支持，也更加安心。

食物鞘
（物質層身）

- 將呼吸和覺知意識引導到軀幹底部，產生一種按摩效果，舒緩身體的緊繃感，促進排泄系統的循環。
- 提升肌肉骨骼系統的穩固。
- 延長吐氣時間，讓身體感覺更加放鬆，進而減輕壓力，降低心跳速率和血壓。
- 此手勢帶來的穩定效果，有助改善瓦塔失衡。
- 此手勢帶來的鎮靜效果，有助改善皮塔失衡。

生氣鞘
（生命之氣層身）

- 活絡向下流動的下行氣。
- 開啟與平衡主掌安全感的第一脈輪。

意思鞘

- 鎮定身心，有助降低壓力，減少恐懼和焦慮。
- 提升穩定感、安全感、信賴感。

理智鞘
（智慧層身）

- 第一脈輪平衡，我們就有能力更客觀地去面對生存問題，最終發現真實本我內在本具的安全特質。

歡喜鞘
（至樂層身）

- 當恐懼和焦慮被紓解，內在的平安與和諧感就會自然被喚醒。

56

內在居處手印
SVADHISTHANA MUDRA
平衡第二脈輪

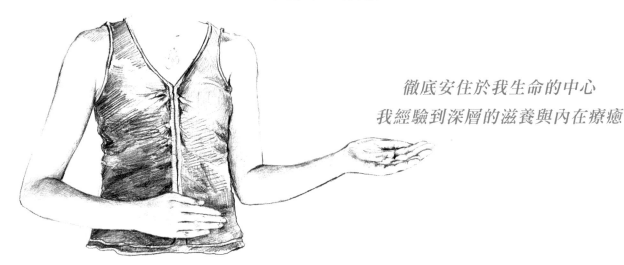

徹底安住於我生命的中心
我經驗到深層的滋養與內在療癒

核心品質
自我滋養

主要功效
- 藉由提升自我滋養來平衡第二脈輪。
- 維護生殖系統與泌尿系統的健康。
- 調整經期正常。
- 舒緩骶骨和下背部的緊繃。
- 提升我們的自我接納感，與自己自在相處。
- 建立健康的情感關係。
- 相互依賴感和成癮問題。

相近效果手印
子宮手印、海螺手印、三神手印、海洋手印

注意事項與禁忌
無

持印步驟
1. 右手呈微微捧杯狀，蓋住腹部，拇指位置在靠近肚臍的下方。
2. 左手也呈捧杯狀，手心朝上，大約與肚臍同高，手臂往身體左側稍微拉出一點角度，前臂與地面保持平行。
3. 肩膀往後及往下鬆垂，脊椎保持自然正直。

第二脈輪生殖輪，梵文 Svadhisthana（濕縛提斯沓那）的意思是「自己的居處住所」，位置在骨盆的中央。這個能量中心的符號是一朵六片橘色花瓣的蓮花，花瓣圍成一個圓，圓圈底部是一枚新月。圓圈象徵我們內在的圓滿，新月則代表水元素的特性，包括女性陰柔特質、接受、流動性，當這個脈輪處於平衡狀態，這些特質就能被喚醒。當第二脈輪敞開，我們會感覺自己像是回到自己內在的本家，這裡也是我們獲得滋養和療癒的來源。當我們與自己內在滋養的本源失去聯繫，第二脈輪就會失衡，我們會感覺孤獨、被拋棄、沒辦法從我們的人際關係中得到快樂和養分。藉由培養第二脈輪的根本特質，包括隨緣流動，充分品嘗生命的能力，平靜、寧靜等這些精神品質，第二脈輪的這朵蓮花就會開啟綻放。

內在居處手印能將呼吸、意識和能量引導到骨盆中央，讓我們與自我滋養的能量中心建立連結。左手手心張開朝上來接收宇宙的療癒能量，右手則是將這些養分傳導到第二脈輪。這個手勢可以在小腹和骨盆產生一種按摩效果，有助維持生殖和泌尿系統的健康。此手印也能延長吐氣時間，帶給人平靜安寧的感覺，有助緩解壓力和減輕焦慮。內在居處手印也能喚醒人們內在深層的滿足感，對於情感上的依賴和成癮問題頗有幫助。

平衡生理系統：

活化五元素：

調和三督夏：

滋養五種生命風息：

平衡七脈輪：

能量活力指數：從平靜到振奮

	5	6	7	8	9	10

引導式冥想：回到真我本家

- 手持內在居處手印，做幾次自然調息，讓你整個人與這個手印所喚醒的感知覺受相調和。
- 注意你放在第二脈輪位置上的右手，是否有感受到內在的滋養和舒適感。
- 感覺你的左手自然張開，去接收宇宙的療癒能量，將它傳導到生殖輪，也就是你的內在居處、你的本家。
- 做幾次呼吸調息，與這股滋養的能量相調和，當你愈感受到這股能量，你就愈能讓自己去吸收第二脈輪所有的特質。
- 再做一次吸氣，與你的內在居處相調和，感覺它正在打開，接收「流動」的特質。當你吐氣，這股流動從你的第二脈輪流出，滋養你整個生命體。
- 當你吸收了這個流動特質，你自然發展出一種能力，能夠隨順生命的四季循環而輕鬆流動。
- 現在，再做一次吸氣，回到你的內在本家，然後吐氣，讓「寧靜」的特質自然開展。
- 接下來再做幾次吸吐，感覺寧靜感愈來愈深沉，你進入到本心的寂靜之中，徹底休息，無論外境發生任何事。
- 帶著這樣的流動與寂靜，你自然開展出健康的人際關係，你意識到，當你回到本心之家，你就能夠自在安心地與他人共處。
- 接下來再做一次吸氣，讓自己回到這個內在居處，當你吐氣，感覺第二脈輪所有的特質都被統合起來，深層的自我滋養感覺油然升起。
- 做幾次呼吸調息，讓這股自我滋養的感受穿透你整個生命，在你的人生旅途上，你不僅有能力照顧自己，也有辦法照顧別人。
- 當你愈能帶給自己養分，生命愈加和諧，你很自然就能夠從簡單的事物當中找到快樂，品嚐喜悅生活的片刻之美。
- 對自己說三次這句肯定語（出不出聲都可以），來穩固自我滋養的感覺：
  「我安住於本我之家，經驗到深層的自我滋養與療癒。」
- 現在，慢慢把手印放掉，做幾次深呼吸，讓自己與第二脈輪的特質充分調和。
- 準備好之後，張開眼睛，讓意識慢慢回到當下，你與自我滋養和療癒的本源更加合一無別。

食物鞘
（物質層身）

- 將呼吸和覺知意識引導到骨盆中央，產生一種按摩效果，使整個骨盆區域放鬆，讓泌尿和生殖系統發揮最佳功能。
- 有助減輕經痛的不適感。
- 促進下腹部的呼吸按摩效果，紓解骶骨部位和下背部的緊繃。
- 此手勢帶來的舒緩效果，有助改善皮塔失衡。
- 此手勢帶來的定心效果，有助改善瓦塔失衡。

生氣鞘
（生命之氣層身）

- 活絡向下流動的下行氣。
- 開啟與平衡主掌自我滋養的第二脈輪。

意思鞘
（心理情緒層身）

- 提升內在滋養與安適感，這是解決第二脈輪問題（比如情感上的依賴）的有效解毒劑。
- 協助治療成癮問題與強迫症。

理智鞘
（智慧層身）

- 喚醒內在深層的滿足感，讓我們從內在真我得到滋養，而非去尋求外在的滿足和快樂。

歡喜鞘
（至樂層身）

- 當我們能夠得到內在的滋養，深層的滿足安適感自然從骨盆內部升起。

57

鑽石手印
VAJRA MUDRA
平衡第三脈輪

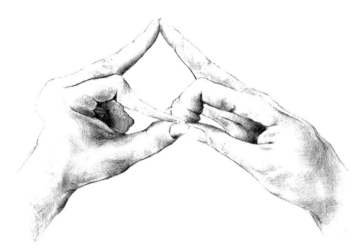

我與光輝能量的內在寶石相調和
自尊自信自然甦醒

核心品質
個人力量

主要功效
• 藉由提升個人力量來平衡第三脈輪。
• 促進消化和吸收。
• 建立自尊自信。
• 提振精神活力，有助改善憂鬱。
• 釐清人生目標。

相近效果手印
財神手印、智慧女神手印、太陽手印、
中指手印

注意事項與禁忌
無

持印步驟
1. 拇指指尖與食指指尖相觸，兩手均同。
2. 將兩手的拇指與食指相連在一起。
3. 左右兩手中指指腹按在一起，形成一個鑽石形狀。
4. 無名指與小指自然往下彎入掌心之中。
5. 保持這個手勢，置於太陽神經叢的位置，中指朝向前方。
6. 肩膀往後及往下鬆垂，手肘與身體稍微保持一點距離，脊椎保持自然正直。

第三脈輪，梵文 Manipura（摩尼卜羅）的意思是「寶石之城」，位置在太陽神經叢。它的符號是一朵十片金色花瓣的蓮花，十片花瓣環繞在一個圓的外圍，圓圈正中央是一個正立的三角形。這個三角形中央通常有一個光芒四射的金色太陽，代表火元素以及溫暖、光明和能量的象徵。第三脈輪的主題是釐清我們的人生目的，並將它充分實現出來。如果第三脈輪處於平衡狀態，我們自身的需求與服務大眾的能力兩者就會自然保持和諧。第三脈輪如果失去平衡，我們可能會缺乏個人力量與自尊，導致生命動力和活力低落。另一種失衡的表現是，自我膨脹，自我意識過高，不計一切代價想要獲得成功，這也反映出我們內在嚴重的匱乏感。藉由統整第三脈輪的基本特質，我們就能維持這個脈輪的平衡，包括：內在本具的自尊自信，明確的人生目標，決心，活力，清醒意識的行動，以及保全能量，來讓我們的內在與外在保持和諧。

Vajra（瓦吉拉）的意思是「鑽石」，也就是鑽石手印當中用手指做出的菱形鑽石形狀。這個手勢能將呼吸、意識和能量引導到第三脈輪，喚醒我們「內在鑽石」的能量和活力。鑽石手印能提升我們的個人力量、決心和明晰度，讓我們的獨特才能與潛能得以展現。這個手勢也能促進橫隔膜的運動，產生一種按摩效果，有助消化系統的健康，同時促進中背部、腎臟和腎上腺區域的血液循環。

平衡生理系統：	滋養五種生命風息：

活化五元素：	平衡七脈輪：
調和三督夏：	能量活力指數：從平靜到振奮

能量活力指數表：

				7			10
4	5	6		7	8	9	10

引導式冥想：**光輝燦爛的內在寶石**

- 手持鑽石手印，做幾次自然調息，讓你整個人與這個手印所喚醒的感知覺受相調和。

- 注意你的呼吸如何被自然引導到太陽神經叢部位，也就是你的個人力量中心——第三脈輪摩尼卜羅所在的位置。

- 觀想你的第三脈輪位於你身體中央一顆光芒四射的寶石，這顆寶石的每一面都代表第三脈輪的其中一個特質。

- 首先，從喚醒自尊自信這個面向開始，感受它是一道明亮的光，從你身體的正中央散發出耀眼的光芒，它要釋放的是你對於外在肯定的追求。

- 現在，你內在的自尊明亮閃耀，你的人生任務得到釐清，做幾次呼吸調息，觀想一下你內在所有的天賦以及未被開發的潛能，讓它們自然顯露。

- 隨著你的自尊提高，人生目的也愈加清晰，你開始能夠去接收豐盛能量，充分實現自己的人生目標。

- 現在，這顆寶石的「豐盛能量面向」變得非常閃耀，接下來被自然喚醒的特質是「決心」，它讓你可以帶著自信去面對人生所有挑戰。

- 當你擁有自尊、能量以及自信這些特質，你就更能夠帶著清醒的意識去行動，知道你所有的行為對於周遭環境帶來的效應，如此你就能避免對於他人的傷害，同時保留住自己珍貴的生命能量。

- 帶著清醒的意識以及豐盛的能量去過生活，你的內外在皆處於和諧狀態，你就有辦法去實現你所有的潛能，同時與他人合作，共同為眾生創造利益。

- 現在，你內在寶石的每一個面向都光明閃耀，第三脈輪所有的特質都被整合起來了，你可以帶著充沛的活力繼續你的人生旅程。

- 帶著滿滿的自信與能量，對自己說三次這句肯定語（出不出聲都可以）：「**我的內在寶石光明閃耀，我全身充滿力量，可以充分實現我的人生願景。**」

- 現在，慢慢把手印放掉，做幾次深呼吸，感受第三脈輪的所有特質發出明亮的光。

- 準備好之後，張開眼睛，讓意識慢慢回到當下，感覺內在寶石讓你充滿力量。

食物鞘
（物質層身）

- 將呼吸和覺知意識引導到太陽神經叢，產生一種按摩效果，促進消化系統循環。

- 增強中背部橫隔膜的呼吸動能，產生一種按摩效果，促進腎臟和腎上腺區域的循環。

- 此手勢帶來的提振能量效果，有助改善卡法失衡。

生氣鞘
（生命之氣層身）

- 活絡水平流動的平行氣。

- 開啟與平衡主掌個人力量的第三脈輪。

意思鞘
（心理情緒層身）

- 提升個人力量和自尊，有助改善憂鬱症狀。

- 提升動力和決心，有助於克服人生各種挑戰。

理智鞘
（智慧層身）

- 培養辨識力，能夠去辨別我們內在真實的光明本性以及外在成就之間的差別。

歡喜鞘
（至樂層身）

- 當我們內在寶石的每一個面向都被喚醒，澄淨與光明就會自然展露。

58

蓮花手印
PADMA MUDRA
平衡第四脈輪

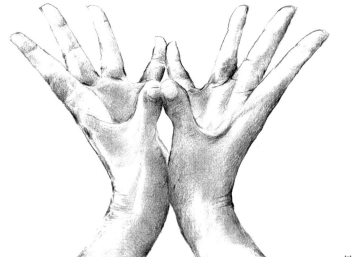

照料我的心輪花園
讓無私之愛的花朵盛開

核心品質
無條件的愛

主要功效
- 藉由開展心輪的核心特質來平衡第四脈輪。
- 維護心肺系統和免疫系統的健康。
- 培養慈悲心與同理心。
- 協助治療憂鬱症。

相近效果手印
全心手印、慈悲手印、擴展呼吸手印、信心手印、心臟手印

注意事項與禁忌
手部不適的人,可以用「心臟手印」代替。

持印步驟
1. 雙手合十,置於心臟前方。
2. 兩手手掌底部、左右小指指腹、左右拇指側緣均保持相貼,中指、無名指、食指向外打開,呈一朵盛開的蓮花形狀。
3. 肩膀往後及往下鬆垂,手肘與身體稍微保持一點距離,脊椎保持自然正直。

第四脈輪心輪,梵文 Anahata(阿那訶怛)的意思是「不受摧擊」,位置在胸部中央。「不受摧擊」是指在深層入定冥想中所經歷到的微妙音聲,也代表我們的心所具備的「無可摧毀、堅不可摧」的特性,它與我們的「情緒心」不同,是無法「被破碎」的。心輪的符號是一朵由十二片翠綠色花瓣組成的蓮花,十二片花瓣環繞在一個圓的外圍,圓圈中央有一個六角星。這顆恆星由兩個三角形結合而成,一個正立、一個倒立,代表上層與下層脈輪的整合。心輪對應的是空元素,其特質是輕盈、優雅、敏感。心輪如果失去平衡,我們會感覺生命無比沉重,經常出現負面想法和情緒,無論是對於過去的記憶,或是對於未來的可能性。如果心輪敞開,我們就能夠以熱情和樂觀的態度擁抱和欣賞生命,也更能充分活在當下。藉由喚醒心輪的主要特質,包括感恩心、悲憫心,以及共感之心,我們的心輪就能敞開,讓無私之愛的花朵綻放盛開。

Padma(巴德瑪)的意思是「蓮花」,蓮花手印能將呼吸、覺知意識和能量引導到胸腔前方,為我們帶來輕盈和敞開的感覺。這個手勢可以協助打開心輪,提升我們對於情感的敏銳感受力,讓細微的情緒浮現,被我們經驗到,進而完全接納它。練習蓮花手印一段時間,我們的情感敏銳度會提高,心輪開啟,對於其他眾生的慈悲心和同情心就會增長。此外,蓮花手印可以將呼吸和覺知意識引導到胸腺,也有助維持免疫系統的健康。

平衡生理系統:

滋養五種生命風息:

活化五元素:

平衡七脈輪:

調和三督夏:

能量活力指數:從平靜到振奮

			4	5	6	7	8	9	10

引導式冥想：心的花園

- 手持蓮花手印，做幾次自然調息，讓你整個人與這個手印所喚醒的感知覺受相調和。

- 注意你的呼吸如何被溫和導向你的胸腔部位，這裡也是主掌無私之愛的心輪所在的位置。

- 每一次吸氣，你的心的邊界就會逐漸打開，每一次吐氣，你就在那裡創造出一個空間，容納你的第四脈輪對應的所有特質。

- 觀想你的心是一片沃土，可以讓這些特質在那裡開花，這片綠色草地上種滿了各式各樣顏色、形態的花朵。

- 花一點時間慢慢觀想，你看到自己在這片草地上漫步，跟每一朵花相會，讓每一朵花在你面前展開，以此來開展你的各種心輪特質。

- 你遇見的第一朵花是「輕盈」之花，你有能力以優雅的步履在人生道路上前進，品嘗生命的甜美滋味，毋需把所有事情背在自己身上。

- 做幾次呼吸調息，觀想自己在生活一切活動中都帶著這樣的輕盈之心，讓自己在每一刻都活得輕鬆自在。

- 接下來，你帶著這樣的自在繼續在你的花園遊逛，你被「感恩」之花吸引，它讓你看到你人生中所遇到的每一個人、每一件事，都在你人生旅途中扮演著一個重要角色，對你意義非凡。

- 做幾次呼吸調息，感受它的顏色、花紋以及香氣，你對人生的每一刻都充滿感激。

- 當你對生命充滿感恩，接下來吸引你的是「共感」之花，它讓你能夠與萬物眾生的心跳共振共鳴。

- 做幾次呼吸調息，將這朵共感之花的顏色與香氣吸收進來，觀想你人生旅途上所遇見的每一個人，你都與他們關係和諧。

- 帶著這樣的共感與和諧，你繼續在花園中漫步，現在你感應到前方盛開的是「慈悲」之花。

- 當慈悲之花開展，你誠心祈禱眾生皆能幸福快樂，你明白，世間所有人都和你一樣，是在自己有限的理解當中在追求愛。

- 現在，擁抱你心輪的所有花朵，每一朵花都是獨一無二，都有其獨特芳香，讓無私之愛自然開花，這就是你真實本心的芬芳。

- 對自己說三次這句肯定語（出不出聲都可以），來穩固你的心輪品質：
  「**喚醒我心輪的所有品質，無私之愛的花朵自然盛開。**」

- 現在，慢慢把手印放掉，做幾次深呼吸，感覺你心輪的所有特質都已經甦醒。

- 準備好之後，張開眼睛，讓意識慢慢回到當下，將這片內在花園所有的顏色和芳香帶入你所有的日常活動中。

食物鞘
（物質層身）

- 將呼吸和覺知意識引導到胸腔部位，產生一種按摩效果，促進胸腺區域的循環。

- 擴大胸腔前方和兩側的呼吸效能，促進對於肺臟和心臟的按摩效果。

- 此手勢能溫和提振能量、打開胸腔，有助改善卡法失衡。

- 此手勢能打開我們的情緒感受之心，有助改善皮塔失衡。

生氣鞘
（生命之氣層身）

- 活絡向上流動的命根氣。

- 開啟與平衡主掌無私之愛的心輪。

意思鞘
（心理情緒層身）

- 擴展心的邊界，幫助我們接納與調和所有情緒。

- 增長慈悲心與共感。

理智鞘
（智慧層身）

- 教導我們以心靈之眼來觀看外境，以同理心和慈悲心來回應，而非憑藉自我的判斷或情緒反射。

歡喜鞘
（至樂層身）

- 當心輪打開，慈悲心、共感心、博愛之心就會自然升起。

59

迦梨女神手印
KALI MUDRA
平衡第五脈輪

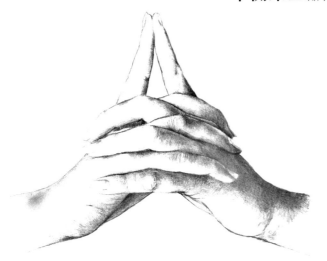

生命體各層面得到淨化
我的真實本性自然顯露

核心品質

靈性淨化

主要功效

- 透過靈性淨化過程來平衡第五脈輪。
- 紓解頸部、肩膀、喉嚨及聲帶的緊繃。
- 提升直覺力，讓我們能夠接收人生旅程上的靈性指引。

相近效果手印

老鷹手印、淨化手印、空無手印、拇指手印

注意事項與禁忌

甲狀腺機能亢進者請勿練習此手印。可用刺激性較小的空無手印來代替。

持印步驟

1. 雙手十指交握，右拇指在上，左拇指在下。
2. 食指往上伸直，指向喉嚨中央，雙手舉在胸骨的高度。
3. 肩膀往後及往下鬆垂，手肘與身體稍微保持一點距離，脊椎保持自然正直。

第五脈輪喉輪，梵文 Vishuddha（毘修達）的意思是「淨化」，位置在喉嚨的高度。這個能量中心的符號是十六片天藍色花瓣的蓮花，花瓣中間是一輪明亮的滿月。月亮頂端有一滴「永生不朽的花蜜」。這個能量中心的主題是靈性淨化，將那些限制我們去經驗真實本我之自由的觀念全部釋放掉。喉輪對應的是空元素以及廣大、開闊、精微的特質。這些特質都有助於靈性淨化的過程，幫助我們釋放掉那些限制性的信念。透過這個釋放的過程，我們的思想、感情、言行會逐漸與真實本我保持一致，讓我們能夠帶著清明與正直與他人溝通相處。將第五脈輪的主要特質加以內化，則有助於達到這個目標，這些特質包括：發願承諾、自我探究、不執著、辨識力、內在寂靜、自由無拘。

Kali（迦梨，或稱卡莉）是印度的靈性淨化女神，能夠幫助我們去除限制性信念，展現我們的真實本心。迦梨女神的象徵形象是一手舞劍，一手提著人頭，人頭代表我們對於自我的依戀執著，必須將其斬斷，才能實現精神上的自由。迦梨女神手印能將呼吸、覺知意識和能量引導到喉輪所在的喉輪區域，促使精神淨化發生。這個手勢也有助於紓解頸部肌肉的緊繃，在這個部位製造出空間，讓我們更容易看到自己的限制性信念，進而將它釋放掉。此手印能促進甲狀腺區域的循環，提升新陳代謝能力，讓我們有力量可以去克服人生旅途中面臨的種種障礙。

平衡生理系統：	滋養五種生命風息：
活化五元素：	平衡七脈輪：
調和三督夏：	能量活力指數：從平靜到振奮

		1	5	6	7	**8**	9	10

引導式冥想：靈性淨化的朝聖之旅

- 手持迦梨女神手印，做幾次自然調息，讓你整個人與這個手印所喚醒的感知覺受相調和。

- 注意你的呼吸如何被慢慢引導到你的喉嚨和頸部，也就是靈性淨化中心喉輪所在的地方。

- 每一次吸氣，你的喉嚨中央就被淺藍色能量所沐浴沖洗，每一次吐氣，你頸部和喉嚨的緊繃就自然舒緩。

- 當緊繃被紓解，淨化的過程就慢慢展開，將你身上的限制慢慢釋放，你的真實本心因而得以展露。

- 接下來你將要踏上一個朝聖之旅，來完成這個靈性淨化過程，旅程上的每一個停靠點都是一座聖殿，你要在這裡把第五脈輪的每一個特質作為供品，逐一獻上。

- 首先，觀想自己站在一座大山脈的山下，你看見一片連綿無盡的綠色山丘和如水晶般清澈透明的溪水，吸引著你開始往上爬，進入生命更加微妙的領域。

- 一開始，道路非常平順易行，你很快就抵達一座小聖殿，獻上這趟靈性旅程的第一個供品「承諾」。

- 觀想自己在「承諾」的聖殿獻上供品，做幾次深呼吸，發出一個意念，你決定要讓你的靈性旅程作為你人生的優先選擇。

- 朝聖之旅繼續前進，你穿過綠色田野和繁花盛開的大樹，在下一個聖殿停下腳步，你要獻出的是你的「自我探究」。

- 觀想自己在「自我探究」的聖殿獻上供品，做幾次深呼吸，你清楚了解到，唯有將那些違背你真實本我的信念加以釋放，你的靈魂才有覺醒的可能。

- 現在，你繼續往高處走，來到下一個聖殿，你要獻上你的「不執著」，你有能力放下對你靈性無益的所有事物。

- 你看著自己獻上這份供品，做幾次深呼吸，你看到自己在旅程上更加樸實無華、輕裝而行，你知道所有真正有價值的東西都已經在你內心。

- 很快的你來到山頂，整個世界在你眼前一覽無遺，在那裡，你看到「無可限量的真實本性」之聖殿。

- 你在這裡獻上「無可限量的真我」，做幾次深呼吸，與這個絕對真理融合，你知道你從本以來都是自由的，請讓自己帶著這樣的輕盈和清澈洞見繼續在旅程上前進，

- 現在，你的朝聖之旅已經完成，你靜坐冥想，感受內心的寂靜與安寧，你知道這個淨化過程會持續進行，直到徹底覺醒。

- 對自己說三次這句肯定語（出不出聲都可以），來穩固這個淨化結果：**「透過靈性淨化，我清楚了解，我的真實本性是自由的。」**

- 現在，慢慢把手印放掉，做幾次深呼吸，將你在朝聖之旅上獲得的第五脈輪特質全部內化進來。

- 準備好之後，張開眼睛，讓意識慢慢回到當下，你已準備好帶著全新的清明心境繼續你的靈性旅程。

食物鞘
（物質層身）

- 將呼吸和覺知意識引導到喉嚨和頸部，促進甲狀腺區域的循環，促進新陳代謝、活化能量。
- 促進肺葉上端的呼吸量能。
- 紓解頸部和肩膀的肌肉緊繃，協助矯正頸椎。
- 紓解喉嚨和聲帶的緊繃，促進說話與唱歌能力。
- 此手勢帶來的能量提振效果，有助改善卡法失衡。

生氣鞘
（生命之氣層身）

- 活絡最上層流動的上行氣。
- 開啟與平衡主掌靈性淨化的第五脈輪。

意思鞘
（心理情緒層身）

- 提升覺察意識，有助於情緒探索的過程。
- 帶來一種敞開的感覺，幫助我們表達內在真我的聲音。

理智鞘
（智慧層身）

- 讓限制性的信念浮現，並將它們釋放，讓我們的真我逐漸顯露。

歡喜鞘
（至樂層身）

- 當喉嚨的緊繃感被釋放，無拘無束和內在寂靜的感覺就會自然升起。

60

三叉戟手印
TRISHULA MUDRA
平衡第六脈輪

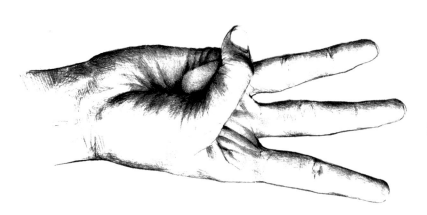

帶著清明之眼
生命一切疑惑與挑戰
皆在萬物一體的洞見中被化解

核心品質

非二元對立

主要功效

- 透過提升智慧與清明洞見來平衡第六脈輪。
- 維護神經系統與內分泌系統的健康。
- 改善心理清明度和專注力。
- 喚醒眾生一體的洞見，超越二元對立。

相近效果手印

禪定手印、智慧手印、知覺手印、內觀手印

注意事項與禁忌

無

持印步驟

1. 小指往下彎曲，碰觸拇指根部的地方。
2. 以拇指指腹壓住小指，使其固定不動。
3. 其餘三指往外伸直。
4. 雙手手背靠在大腿或膝蓋上，或是將兩手置於身體兩側，舉到與肩膀同高，指頭朝上。
5. 肩膀往後及往下鬆垂，脊椎保持自然正直。

第六脈輪，梵文 Ajna（阿耶那）的意思是「指揮中心」，位置在兩眉之間的第三眼處。這個能量中心的主題是：培養超越人性一切疑惑與二元對立的合一洞見。這個萬物合一的洞見，能使我們清楚區辨真實本性的無限性與個人性格的有限性之差別。第六脈輪的蓮花符號是一隻全知全見的智慧眼睛，兩側各有一片紫色花瓣，代表超越二元對立。在第三眼覺醒之前，我們往往會認為生命一切事物都是對立的：成功與失敗、失去與獲得，結果就是讓自己陷入緊張與衝突之中。透過智慧覺醒，擁有清明的心智，我們就能超越二元對立，開始將生命的起伏看作是探索與學習的過程，最終到達合一之境。

Trishula（圖里修拉）的意思是「三叉戟」，是印度濕婆神的象徵符號，而濕婆代表的就是透過不斷自律精進來達到靈性轉化。三叉戟象徵著濕婆的三隻眼睛——兩隻肉眼加上兩眉之間的智慧之眼。三叉戟手印能將呼吸、意識和能量溫和引導到第六個脈輪的位置，幫助我們打開第三眼，喚醒智慧和專一定力，讓我們以超越二元對立的眼光來看世界。這個手勢也能幫助我們放慢思緒念頭的速度，讓我們有餘力去觀照它們的升起，而不至於輕率與它們產生認同而作出無意識的反應。當我們能夠在念頭與念頭當中創造出寂靜空間，我們就會清楚看到，在所有的念頭、感覺情緒以及觀念背後，有一個如如不動的真實本我。三叉戟手印能夠逐步引導我們達到這種清明心境，讓我們看到，我們的真實本性乃是超越一切二元對立。

平衡生理系統：

活化五元素：

調和三督夏：

滋養五種生命風息：

平衡七脈輪：

能量活力指數：從平靜到振奮

			4	5	6	7	8	9	10

引導式冥想：超越二元對立

- 手持三叉戟手印，做幾次自然調息，讓你整個人與這個手印所喚醒的感知覺受相調和。
- 注意你的意識和呼吸如何自然停留在你的第三眼處，這裡也是超越一切二元對立的洞見中心。
- 隨著每一次吸氣，精微能量會溫和注入到眉心輪處，每一次吐氣，你的前額、臉部以及下顎都會愈加放鬆柔軟下來。
- 慢慢觀想，你第六脈輪的兩片紫色花瓣正在展開，並且與你的呼吸節奏同步，變得柔軟下來。
- 隨著第六脈輪蓮花的自然展開，你也愈來愈能夠超越生命的二元對立，以合一的眼光去看待事物，生命中所有的疑惑、難題、私我之欲求都能夠徹底被化解。
- 為了提升你以超越二元對立之眼光看待事物的能力，現在請回想你人生目前遇到的一個疑惑或問題。
- 做幾次呼吸調息，反思這個問題，你知道，還有很多方式可以解決這個問題，是超越你個人習慣的。
- 為了擴大你對這個問題的了解層次，現在，請將你的呼吸專注在你的右鼻孔和身體右側。
- 慢慢讓自己更深入與這個右鼻孔呼吸相調和，觀察自己的理性邏輯層面是否正在被喚醒。
- 從這個邏輯的角度，去觀想一個解決問題的可能方向，更深入問問自己，這個方向對於你的人生旅程會有什麼樣的助益。
- 現在，將你的呼吸引導到你的左鼻孔和身體左半部，慢慢讓自己融入這個屬於直覺力的面向。
- 從這個直覺的角度去反思，用一個完全不同的視野，更全面去看這個問題，試著把每一個人的觀點和角度都考慮進去。
- 隨著呼吸穿過你的左鼻孔，問問自己，這個方向對於你的人生旅程會有什麼樣的助益。
- 現在，將你的呼吸平均引導到你的兩邊鼻孔以及身體左右兩邊，同時用你的第三眼觀看這兩種可能性。
- 讓自己保持當下的專注力，同時觀照這兩種可能性，不要判斷也不要分析，因為你已經為超越二元對立的視野創造出一個空間，在那個空間裡面，你的洞見會自然升起。
- 讓這個洞見慢慢從你的內在覺醒，現在你看到有一條合一的道路，可以融合邏輯與直覺這兩個極端。
- 慢慢將這個視野整合進來，讓你的呼吸和意識停留在你的第三眼，去感受這種超越二元對立的清明心境。
- 對自己說三次這句肯定語（出不出聲都可以），來穩固這個合一的視野與心境：**「清晰洞見的力量讓我覺醒，以超越二元對立的眼光看待一切事物。」**
- 現在，慢慢把手印放掉，做幾次深呼吸，在這合一的心境中休息。
- 準備好之後，張開眼睛，讓意識慢慢回到當下，讓自己以更清明的心境繼續人生旅程。

食物鞘
（物質層身）

- 均衡左右兩邊鼻孔的呼吸，協助維持自律神經系統的平衡。
- 讓大腦的左右兩半球保持平衡。
- 平衡腦下垂體。
- 提高五種感官的感受力。
- 此手勢能提振能量、平衡覺知意識，有助改善卡法失衡。
- 培養直覺智慧，超越二元對立，有助改善皮塔失衡。

生氣鞘
（生命之氣層身）

- 活化最上層流動的上行氣。
- 開啟與平衡第六脈輪智慧能量中心。
- 平衡左經脈與右經脈。

意思鞘
（心理情緒層身）

- 提升單點專注力。
- 藉由創造念頭與念頭之間的停頓空檔，來提升情緒平衡。

理智鞘
（智慧層身）

- 提升我們的辨識力，能夠區辨生活上的二元對立以及真我的萬物一體之間的差別。

歡喜鞘
（至樂層身）

- 帶著萬物一體的洞見視野，歡喜與清明的感受自然升起。

61

無限手印
ANANTA MUDRA
平衡第七脈輪

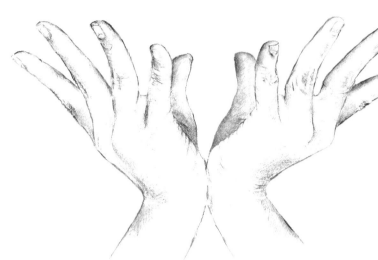

所有脈輪的二元對立性都已統合
我的真實本心得以顯露
那是解脫自由與合一之境

核心品質

合一意識

主要功效

- 開啟第七脈輪，顯露我們真實本心的自由與合一。
- 維護全身系統的平衡。
- 調和整個脈輪系統。
- 讓我們體驗心靈至樂的幸福感。

相近效果手印

曼陀羅手印、 獠牙濕婆手印、車輛手印、光明手印

注意事項與禁忌

高血壓、頭痛、中風患者請勿持此手印。可改用曼陀羅手印來代替。

練習此手印之前，可先使用其他手印讓自己進入舒緩狀態。

持印步驟

1. 雙手合十，置於心臟位前方。
2. 手掌底部靠在一起，十隻指頭均往外綻開，像一朵盛開的蓮花。
3. 肩膀往後及往下鬆垂，脊椎保持自然正直。

第七脈輪頂輪，梵文 Sahasrara（薩訶斯羅羅），意思是「千片花瓣」，位置在頭頂上方。這個能量中心的符號是千片晶瑩透明花瓣的蓮花，象徵無可局限的純淨覺知意識。當所有脈輪的特質得到統整，第七脈輪自然就會開通。當第七脈輪開啟，我們就能經驗到超越一切制約的真實本性，它的純粹與自由不拘。在這個層次當中，所有分別意識都會消失，我們會經驗到萬物一體的境界。一開始，我們是在靜心冥想之中瞥見這種純淨意識，最後，我們會體認到，這個純淨意識就是我們的真實本性，在我們日常一切人際互動與活動的背後，它始終如如不動。如果我們能與自己的真實本心保持一致，無論生活中出現任何困難挑戰，我們都不至於過度當真，而能如實客觀且帶著慈悲之心去將它化解。

Ananta（阿南塔）的意思是「永恆無限」，無限手印的手勢形狀就像頂輪的千瓣蓮花符號，反照出我們真實本性的無可局限，喚起我們內心無盡的歡喜。這個手勢能將呼吸、意識和能量帶到我們的頭頂，擴大我們念頭與念頭之間的寂靜空間，讓我們輕鬆融入內在真實本心的無限之境。這個手勢也能增強覺知意識的光亮度，協助我們將它引導到每一個能量中心，喚醒並整合每一個脈輪的核心品質。這種內在精微能量的統合經驗，就是我們身體各個層面能夠維持健康與得到療癒的力量來源。

平衡生理系統：

活化五元素：

調和三督夏：

滋養五種生命風息：

平衡七脈輪：

能量活力指數：從平靜到振奮

| | 1 | 5 | 6 | 7 | 8 | 9 | 10 |

引導式冥想：喚醒純粹的覺知意識

- 手持無限手印，做幾次自然調息，讓你整個人與這個手印所喚醒的感知覺受相調和。

- 注意你的呼吸和覺知意識如何從你軀幹底部往上流動，到達你的頭頂，然後停駐在第七脈輪的位置，也就是純淨意識的能量中心。

- 當你逐漸融入頂輪的能量，它的透明光芒會自然調和你的每一個能量中心，最後將它們全部統整在一起。

- 首先，觀想在你身體底部的四片紅色花瓣。每一次吸氣，紅色能量就上升到你的頭頂，每一次吐氣，透明光芒就往下灑落，將純淨意識的光注入你的海底輪。

- 當海底輪的蓮花閃耀著透明光芒，它就完全盛開，讓你帶著更大的安全感滿足你的生存需求，為你的靈性旅程打下堅實的基礎。

- 現在，觀想你骨盆中央的六片橘色花瓣。當你吸氣，橘色能量就上升到你的頭頂，當你吐氣，透明光芒就往下灑落，浸潤著你骨盆部位的能量中心。

- 感覺你的生殖輪沐浴在純淨意識的光中，蓮花慢慢盛開，讓你的人際情感關係更加順利流暢。

- 接下來，觀想位於你的太陽神經叢部位的十片金色花瓣。當你吸氣，金色能量就上升到你的頭頂，當你吐氣，透明光芒就往下灑落。

- 現在太陽神經叢的蓮花已經充滿水晶般的光明能量，所有的花瓣完全打開，你逐漸看清自己的人生目標，並將它充分實現出來。

- 現在，觀想位於你心臟部位的十二片翠綠色花瓣。當你吸氣，翠綠色能量就上升到你的頭頂，當你吐氣，透明光芒瀰漫你整個心輪。

- 慢慢去感受你心輪的那朵蓮花正在盛開，允許自己以手去碰觸，也讓自己帶著悲憫與同情之心被所有眾生觸動。

- 現在，觀想你位於喉嚨中央的十六片天藍色花瓣。當你吸氣，天藍色能量就上升到你的頭頂，當你吐氣，透明光芒淨化你的喉嚨和頸部。

- 當喉輪的蓮花充滿水晶般的光芒，它的花瓣慢慢開啟，讓你能夠展露自己的真實本心，真誠與人溝通交流。

- 現在，你的覺知意識停駐在你的第三眼，這隻眼睛的左右兩側各有一片紫色花瓣。當你吸氣，紫色能量就往上升，當你吐氣，透明光芒就注入到你的智慧能量中心。

- 做幾次呼吸調息，感覺這朵眉心輪的蓮花被透明光芒所充滿，花朵完全綻開，讓你的智慧和清明得到增長，能夠以超越二元對立的眼光去看待世事。

- 現在，你的覺知意識停留在你頭頂，讓這道透明光芒無限擴展，調和你的所有脈輪，去體驗合一的感覺。

- 對自己說三次這句肯定語（出不出聲都可以），來穩固這股來自本源的能量：**「我安住於純淨意識之中，所有脈輪自然調和一致。」**

- 現在，慢慢把手印放掉，將每一個脈輪的意識逐一帶回到你身體底部的海底輪，感覺自己整個人現在完全統合而且非常穩固。

- 準備好之後，張開眼睛，讓意識慢慢回到當下，感覺自己與真實本心合而為一。

食物鞘
（物質層身）

- 將呼吸和覺知意識引導到肺臟的上層區域，提升這些部位的呼吸效能。
- 促進松果體區域的血液循環。
- 卡法或皮塔體質的人可以練習此手印，但條件是這兩種能量必須保持在平衡狀態。

生氣鞘
（生命之氣層身）

- 活絡最上層流動的上行氣。
- 開啟與平衡主掌全身統合的第七脈輪。
- 活絡中脈。

意思鞘
（心理情緒層身）

- 提升輕盈感與喜悅感。

理智鞘
（智慧層身）

- 當這種合一感逐漸擴大，最終就能融入到我們所有的人際互動與日常活動當中。

歡喜鞘
（至樂層身）

- 當第七脈輪開啟，我們會感覺整個人充滿光明、喜悅、敞開、歡喜，這些體驗均來自頂輪，而且涵蓋我們整個生命體。

62

法輪手印
DHARMA CHAKRA MUDRA
將脈輪融入日常生活

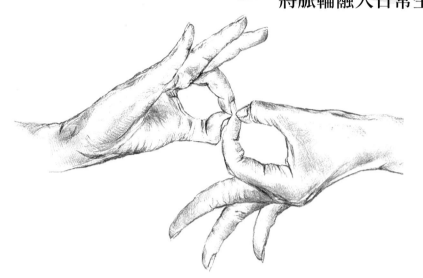

當我每一個能量中心都調和一致
日常中所有的二元對立自然消失

核心品質
統合所有脈輪

主要功效
- 協助我們把每一個脈輪的特性展現在日常生活中。
- 促進瑜伽式完全呼吸。
- 平衡身體所有系統，特別是內分泌系統。
- 提升身心整體的圓滿與幸福感。

相近效果手印
完全覺識手印、哈基尼手印、萬法運行手印

注意事項與禁忌
無

持印步驟
1. 拇指指尖與食指指尖相觸，兩手均同。
2. 左手掌心向著太陽神經叢的部位，右手掌心朝外，置於左手上方。
3. 將兩手拇指指尖與食指指尖相連在一起，其餘手指微微伸直。
4. 肩膀往後及往下鬆垂，兩手手肘跟身體保持些微距離，脊椎保持自然正直。

Dharma Chakra（達摩查克拉）的意思是「真理之輪／法輪」，指的就是佛陀的教導，目的是為使眾生擺脫輪迴和痛苦。從脈輪的角度來說，「真理之輪」指的是我們在脈輪旅程中逐漸被揭露出來的真我實相。脈輪旅程通常被認為是一種向上揚升、趨向光明的過程。但事實上，這個旅程還有一個屬於互補性質且同等重要的面向，那就是，它同時必須在我們日常生活一切互動和活動中將每一個脈輪的特質體現出來。當所有脈輪的特質全部被統合、內化，我們自然就能實現我們此生最高的願景以及最深的意義。將每一個脈輪的特質體現在我們日常所有互動和活動中，會讓我們在人生旅程上時時刻刻都充滿自由與輕鬆的感覺。

法輪手印能提升瑜伽完全呼吸的效能，有助於統合整個脈輪系統。這個手勢也能使吸氣和吐氣時間加長，並讓左右兩邊鼻孔同時保持通暢，促進身心平衡。此手印有助於延展和矯正脊柱，也就是脈輪所在的地方，使我們能夠更清楚感覺到每個能量中心在精微結構體內的位置，有助於能量的順暢流動。法輪手印也能提升我們的敏銳感受力，讓我們能夠感知能量中心的失衡情況，讓它們更容易重新回到平衡狀態。這個手勢也能為我們帶來一種和諧寧靜的感覺，幫助我們將所有脈輪特質融入在日常生活中。

平衡生理系統：

滋養五種生命風息：

活化五元素：

平衡七脈輪：

調和三督夏：

能量活力指數：從平靜到振奮

		4	5	6	7	8	9	10

引導式冥想：**顯化你的願景**

- 手持法輪手印，做幾次自然調息，讓你整個人與這個手印所喚醒的感知覺受相調和。

- 注意你的呼吸氣息如何在你全身平緩流動，讓你所有脈輪感覺非常通暢，全身非常調和。

- 在這種調和的感受中，你清楚看到你人生旅程的終極意圖就是，將所有脈輪的特質體現於日常生活中。

- 這趟體現之旅，將從你的頭頂開始，你感受到頂輪千瓣蓮花透明晶瑩的光芒。

- 你沐浴在晶瑩剔透的光芒之中，你人生的最深意義慢慢浮現，帶給你鼓舞的力量。

- 你受到人生最深層意義的鼓舞，這道透明光芒向下灑落在你的第三眼，也就是你的清明智慧中心，照亮眉心輪的兩片紫色花瓣。

- 在這裡，你看到自己的人生使命，也看見你如何在真實人生中一步步去實現這個願景。

- 透明光芒現在向下灑在你的喉嚨中央，照亮喉輪的十六片天藍色花瓣。

- 為了讓你的願景更清晰顯現，做幾次深呼吸，將所有自我設限的信念全部釋放，因為它們讓你無法用你的真實自我來與人溝通相處。

- 現在，這股清晰溝通之光向下灑在你的心臟部位，注入到心輪的十二片翠綠色花瓣之中。

- 當翠綠色光芒穿透你整個身體，你更能夠帶著慈悲心去看待這個世界，你知道，所有人都跟你一樣，都是帶著自己的局限觀念在追求他們想要的幸福。

- 現在，做幾次呼吸調息，感受你的悲憫之心與眾生之心同步跳動。

- 你心輪的光現在向下灑在你的太陽神經叢部位，照亮了太陽神經叢脈輪的十片金色花瓣。

- 當金色光芒在你全身閃耀，你肯定自己本有的自尊自信，它讓你可以一方面開展自己的生命目標，同時帶著覺知意識去服務眾人。

- 現在，你的金色之光向下灑在生殖輪的六片橘色花瓣。

- 當橘色光芒沐浴在你全身，你經驗到內在的滋養和療癒，它讓你能夠更流暢地過生活，同時為健康的人際關係創造出空間，讓你的人生旅程更加順利。

- 順暢流動的光芒現在充滿你軀幹底部海底輪的四片紅色花瓣，讓你整個人更加穩定、接地。

- 當紅色能量充滿你整個身體，你的願景開始轉化成真實情境，你的人生意義不僅為你個人帶來覺醒，也為眾生帶來利益。

- 對自己說三次這句肯定語（出不出聲都可以），來穩固這趟脈輪旅程：**「當所有脈輪得到統合，我的願望即顯化成真。」**

- 現在，慢慢把手印放掉，做幾次深呼吸，讓願景完全顯化。

- 準備好之後，張開眼睛，讓意識慢慢回到當下，將所有的脈輪特質完全內化、融入到日常生活中。

食物鞘
（物質層身）

- 將呼吸和覺知意識引導到整個軀幹，促進瑜伽式完全呼吸，讓全身所有系統處於最佳功能狀態。
- 延展與矯正脊柱。
- 平衡內分泌系統。
- 此手勢帶來的平衡效果有助改善皮塔和卡法失衡。

生氣鞘
（生命之氣層身）

- 均衡五種生命風息，特別能活絡全身流動的遍行氣。
- 開啟與平衡全部七個脈輪。
- 調和所有經脈。

意思鞘
（心理情緒層身）

- 促進心理情緒的平衡。

理智鞘
（智慧層身）

- 當我們的身體愈平衡、愈統合，我們就能體驗到真我的全然寧靜本質。

歡喜鞘
（至樂層身）

- 當所有脈輪的特質都被統合、內化，我們就能經驗到生命各個層面的平衡與和諧。

第十一章

平衡兩極能量

經脈手印

梵文 Nadi（納狄）的意思是「河流」或「神經」。在談到精微能量結構時，Nadis（納狄斯）指的是遍布於我們全身上下，負責傳輸生命能量普拉納（prana）的「微細通道」（也就是經脈、經絡）。人體經脈的總數，一般說法認為有七萬兩千或三十六萬條。這些數字，應該不是精確量化計算出來的，而是一種象徵性的說法，意思是，我們人體基本上是由生命能量所構成。談到經脈，一般會特別提到的是十四條主要經脈，當中又以其中三條特別重要，包括：Ida 左脈、Pingala 右脈，以及 Sushumna 中脈，分別位於脊椎的左側和右側以及脊柱內。

要了解這三條主要經脈的重要性，首先必須對密教譚崔（Tantra）哲學有一個簡要的認識。根據譚崔的教義，一切創造物都是男和女兩性結合的化現，也就是由代表著覺知意識的男神濕婆（Shiva）和代表靈性能量的女神夏克堤（Shakti）結合所生。而生命就是這陰陽兩極關聯不斷變動的結果，它本身就是一個學習場域，在這場域中，我們逐漸認識到，我們的本性是「合一」。

在人體精微結構內，沿著脊柱左側而走的左脈（Ida nadi）代表夏克堤，也就是月亮或創造物的陰柔面。沿脊柱右側而走的右脈（Pingala nadi）代表濕婆，也就是太陽或創造物的陽剛面。當陰陽兩極處於平衡狀態，生命能量就自然能夠順利傳送到中脈（Shushumna nadi），也就是靈性覺醒的主要通道，讓我們經驗到超越一切二元對立的合一境界。

這個透過探索與平衡陰陽兩極來邁向合一的旅程，就是哈達瑜伽（Hatha Yoga）的精髓。Hatha（哈達）這個字本身也反映出這種陰陽平衡的重要性：ha 是我們生命體當中屬於陽光、主動、熱情活力的那一面，tha 則是陰性、被動接受、冷靜的那一面。當我們生命體當中的陰陽兩面得到平衡與整合，我們就會產生一種平靜的感受，讓我們的靈性自然覺醒。

呼吸對於平衡左、右脈以及喚醒中脈，扮演著非常關鍵的角色。左脈與左鼻孔、左肺以及身體左半部相關聯。左鼻孔呼吸法能夠疏通從海底輪開始、沿著脊椎左側而走、一直到左鼻孔的這條「陰極通道」。陰極能量的特性是冷靜和鎮定，對的是月光以及柔軟和直覺這些被動接受性的特質。練習「左脈手印」（Ida mudra）可以活化左脈。

右脈與右鼻孔、右肺以及身體右側相關聯。它能疏通沿脊椎右側而走的陽極通道。陽極能量的特性是主動和活力充沛，對應的是陽光、意志力以及決心。練習「右脈手印」（Pingala mudra）能夠活化右鼻孔呼吸和我們身體的陽性能量。

當左右兩條通道保持平衡，生命能量就能自由順暢流動，陰陽兩極得到調和，生命能量就能順利傳送進入中脈。當我們的覺知意識進入中脈，我們就能體驗到濕婆與夏克堤合一、意識與能量合一之後的歡喜之境。練習「車輛手印」（Shakata mudra）有助於活化中脈

哈 - 濕婆 陽極能量 右脈手印	哈 - 達 陰陽結合 車輛手印	達 - 夏克堤 陰極能量 左脈手印
焦點： 右鼻孔、右肺， 以及身體右半部	焦點： 兩邊鼻孔、 兩邊肺葉， 以及身體左右兩邊	焦點： 左鼻孔、左肺，以 及身體左半部
溫暖與活力、 疏通右脈	平衡與調和、 疏通中脈	冷靜與鎮定、 疏通左脈
延長吸氣以及 吸氣後的停頓時間	延長吸氣和吐氣 以及停頓時間	延長吐氣以及 吐氣後的停頓時間
對應陽剛、 主動極性	主動與被動 兩極平衡	對應陰柔、 被動極性
著重於意志力和 個人的努力	意志力 與臣服的融合 與超越， 靈性覺醒之境	著重於臣服和 神的恩典

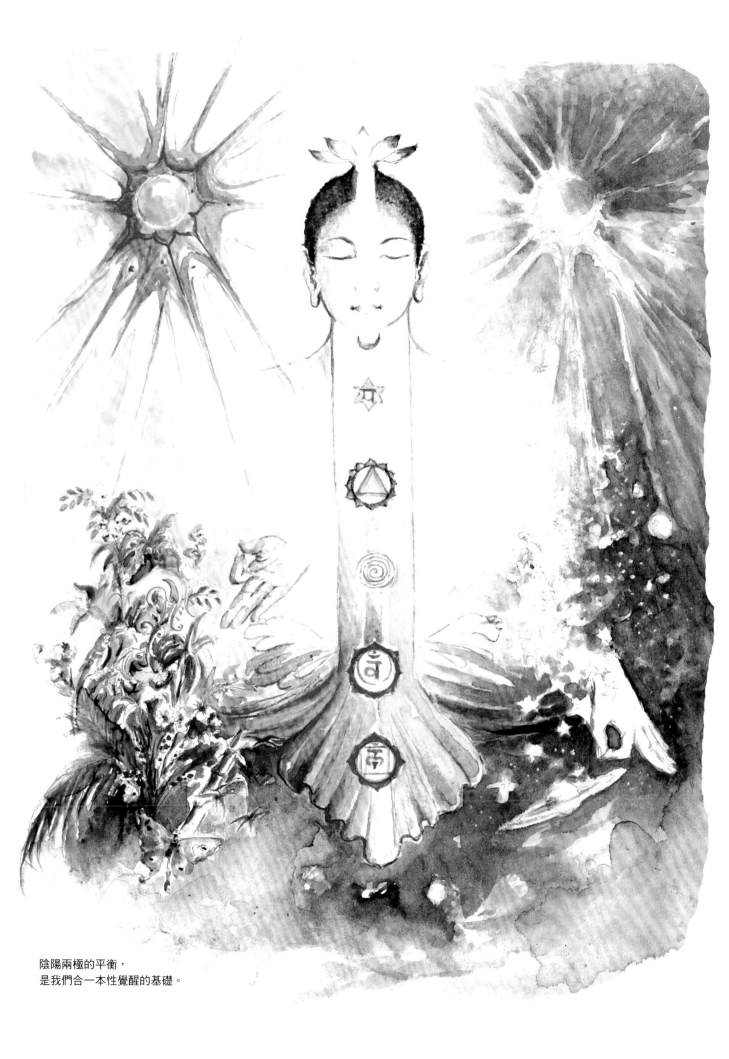

陰陽兩極的平衡，
是我們合一本性覺醒的基礎。

63

左脈手印
IDA MUDRA
平衡陰極能量通道

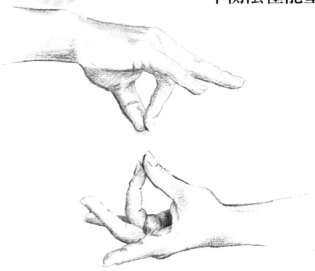

沐浴在溫柔的月光能量中
我敞開接納自己的陰性特質

核心品質

接納

主要功效

- 喚醒我們的陰性、女性特質，包括柔軟、流動、愉悅、敏感。
- 減輕壓力、降低血壓。
- 維護生殖和泌尿系統的健康。
- 緩解發炎症狀。

相近效果手印

水手印、海洋手印、子宮手印、內在居處手印

注意事項與禁忌

無

持印步驟

1. 同一隻手的無名指指尖與拇指指尖相觸，其餘手指伸直。
2. 將左手置於肚臍下方，掌心朝上。
3. 右手置於左手上方，掌心朝下，讓右手剛剛相觸的兩指指尖剛好在左手相觸之指尖的正上方，但左右兩手不要碰在一起。
4. 肩膀往後及往下鬆垂，兩手手肘跟身體保持些微距離，脊椎保持自然正直。

Ida（伊達）的意思是「舒緩撫慰」，它也是月亮脈（左脈）的名稱，左脈是沿著脊椎左側而走的精微能量通道，從軀幹底部的海底輪一直往上走到第三眼眉心輪，然後向下到達左鼻孔。左脈對應的是月神旃陀羅（chandra），帶有淡藍色或月光銀的冷靜色彩。左脈涵蓋了我們內在的接納性與陰性特質，像是溫柔、自我滋養、流動、敏感，以及在單純生活中找到快樂和喜悅的能力。當我們與左脈的連結加深，我們的覺知意識會自然朝向內在，去提升直覺力和內在聆聽能力，讓我們更容易獲得人生旅程的指引。當我們的直覺力和敏銳感受力日漸增強，創造力就會自然被喚醒，將我們內在深處的真我藉由藝術、舞蹈、繪畫或詩歌表現出來。月光能量也能夠喚醒我們的集體力量，做出對群體有益的決定。當我們能夠充分展現這些陰性特質，生命中時時刻刻都能處在寧靜和安詳之中。

左脈手印能夠疏通左脈內流動的能量，讓我們更能夠與自己內在的陰性特質連結。這個手勢能將呼吸、覺知意識和能量帶到左鼻孔、左肺和身體左半部。左脈手印可以鎮定和減緩我們的呼吸速度，同時延長吐氣時間，活絡副交感神經系統，促進深度放鬆，讓我們充分得到休息，進而降低血壓。當我們整個人愈加放鬆，我們的感覺自然會轉向內在，直覺力就能夠被喚醒。這個手勢也可以帶給我們自我滋養的感覺，促進內在療癒，紓解壓力和焦慮。有節奏的腹部呼吸能夠協助生殖和泌尿系統保持在最佳功能狀態。

平衡生理系統：

活化五元素：

調和三督夏：

滋養五種生命風息：

↓

平衡七脈輪：

能量活力指數：從平靜到振奮

			4	*5*	*6*	*7*	*8*	*9*	*10*

引導式冥想：接受溫和月光的滋養

- 手持左脈手印，做幾次自然調息，讓你整個人與這個手印所喚醒的感知覺受相調和。
- 注意你的呼吸如何被自然引導到你的左鼻孔，同時擴張你的左肺，並提升你左半部身體的覺知力。
- 接下來做幾次呼吸調息，感覺你身體左半邊隨著每一次吸氣慢慢擴展，然後隨著吐氣慢慢鬆柔下來。
- 當你身體左半部的覺知力愈加提升，你對於自身內在的陰柔特質的感受力也自然跟著提升。
- 藉由將覺知意識帶到左脈，也就是帶有冷靜舒緩特質的陰極通道，你就能喚醒這些特質。
- 這條能量通道是沿著你的脊椎左側而走，從海底輪往上走到第三眼眉心輪，然後再往下進入你的左鼻孔。
- 隨著每一次吸氣，冷靜的銀色月光能量就往上流動，每一次吐氣，它又往下流到你的軀幹底部，為你注入清新舒緩的感覺。
- 讓自己慢慢跟隨這道銀色能量的起伏，逐漸進入寧靜氛圍之中。
- 當你感到非常寧靜，請觀想自己漂浮在一面柔和的月光海面上，將所有的陰性接納特質全部吸收進來。
- 首先是流動的特質，你愈來愈有能力隨順生命四季的流轉變化。
- 做幾次呼吸調息，感覺這個隨順流動的特質，在你脊椎左側的左脈之內上下移動。
- 這個移動愈來愈順暢，現在你吸收到的是敏銳的特質，你能夠傾聽身體的訊息，開展內在自我療癒的能力。
- 當你將流動與敏銳的特質融合進來，你的直覺力自然被喚醒，讓你更容易去接收人生道路上的指引。
- 花一點時間，去接收來自內在的訊息，看清自己人生更深的目標和意義。
- 當你的直覺力和敏銳度都逐漸提升，你就愈能夠製造新的可能性，來實現你的人生意義。
- 現在，慢慢跟隨左脈呼吸氣息的上下移動，感覺你所有的陰柔接納特質正在開展，你愈來愈能夠隨順生命的變遷流轉，從單純的事物得到快樂。
- 對自己說三次這句肯定語（出不出聲都可以），來穩固你的陰柔接納特質：「**沐浴在柔和的月光能量之中，我隨順生命的節奏流動。**」
- 現在，慢慢把手印放掉，做幾次深呼吸，讓自己沐浴在舒緩的月光之中。
- 準備好之後，張開眼睛，讓意識慢慢回到當下，感覺左脈的接納特質已慢慢內化到你身體之中。

食物鞘
（物質層身）

- 將呼吸和覺知意識引導到左鼻孔、左肺，以及身體左半部，提升你的鬆弛反應。
- 延長吐氣時間，達到深度放鬆。
- 將呼吸和覺知意識引導到下腹部和骨盆，產生一種按摩效果，促進生殖系統和泌尿系統的循環。
- 此手勢帶來的精神清新效果，有助改善皮塔失衡。
- 此手印帶來的鎮定效果，有助改善皮塔失衡。

生氣鞘
（生命之氣層身）

- 活絡向下流度的下行氣能量。
- 開啟與平衡主掌安全感和自我滋養的第一與第二脈輪。

意思鞘
（心理情緒層身）

- 提升心理彈性，讓我們能夠隨順生命際遇流動。
- 帶來深度鎮靜和安寧感，減輕不安和焦慮。
- 帶來自我滋養的感覺。

理智鞘
（智慧層身）

- 陰柔接納特質的統合內化，能夠讓我們進入內在更深的精微領域。

歡喜鞘
（至樂層身）

- 當我們的陰柔接納特質得到內化，就能自然經驗到陰柔能量所含藏的喜悅。

64

右脈手印
PINGALA MUDRA
平衡陽極能量通道

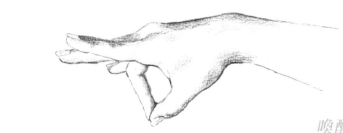

喚醒我內在的陽剛面
我經驗到充沛的能量與活力

核心品質
活力四射

主要功效
- 喚醒我們內在的陽剛、活力特質，包括決斷力和決心。
- 刺激消化系統。
- 提升身體能量與活力。
- 提升專注力。

相近效果手印
太陽手印、信心手印、財神手印、脊柱手印

注意事項與禁忌
高血壓患者應小心監控此手印帶來的效果。可以用刺激性較低的太陽手印來代替。

持印步驟
1. 同一隻手的無名指指尖與拇指指尖相觸，其餘手指伸直。
2. 將右手置於肚臍下方，掌心朝上。
3. 左手置於右手上方，掌心朝下，讓左手剛剛相觸的兩指指尖剛好在右手相觸之指尖的正上方，但左右兩手不互相碰觸。
4. 肩膀往後及往下鬆垂，兩手手肘跟身體保持些微距離，脊椎保持自然正直。

Pingala（平嘎拉）的意思是「紅色」或「火熱」，也是太陽脈（右脈）的名稱，是沿著脊椎右側而走的精微能量通道，從軀幹底部的海底輪一直往上走到第三眼眉心輪，然後向下到達右鼻孔。右脈能量對應的是太陽神蘇利耶（surya），活力充沛，並帶有鮮豔的色彩，比如橙色、紅色或金色陽光。右脈對應的是主動、活力充沛、陽剛的特質，包括理性、邏輯、決心、果斷，詳盡的計畫，以及對自己命運的掌控。如果我們能夠體現所有這些特質，我們就能夠釐清自己的人生目標，發揮我們所有的才能將它實現。

右脈手印能疏通右脈之內流動的能量，喚醒我們內在的陽剛特質。這個手勢能將呼吸、意識和能量引導到右鼻孔、右肺以及身體右半部。右脈手印能延長吸氣和吸氣之後的停頓時間，為我們身體注入更多的能量，活絡交感神經系統，促進新陳代謝，增加心跳速率和血壓，為身體帶來活力。右脈手印也能讓全身產生溫暖的感覺，尤其是身體右半部。這個手印能促進太陽神經叢區域（腹部）的呼吸效能，刺激消化功能。右脈手印也會提升我們的警醒與專注力，幫助我們一步步完成預定的計畫和目標，實現我們的理想。在心理情緒的層面，右脈手印能為我們帶來力量的決心，使我們有充沛的精力去完成我們的人生目標。

平衡生理系統：

活化五元素：

調和三督夏：

滋養五種生命風息：

平衡七脈輪：

能量活力指數：從平靜到振奮

4	*5*	*6*	**7**	*8*	*9*	*10*

引導式冥想：光芒四射的陽剛能量

- 手持右脈手印，做幾次自然調息，讓你整個人與這個手印所喚醒的感知覺受相調和。

- 觀察你的呼吸如何被自然引導到右鼻孔，同時擴張你的右肺，提升你對於右半邊身體的覺知力。

- 接下來做幾次呼吸調息，感覺你身體右半部隨著吸氣而擴張，然後隨著吐氣而放鬆。

- 當你對身體右半部的覺知力擴大了，你的活力陽剛特質自然就會提升。

- 當你把覺知力集中在右脈，也就是生命力能量的陽極通道，這些特質就會完全被喚醒。

- 這條能量通道位於你脊椎的右側，從你的海底輪一路往上到你的第三眼眉心輪，然後向下來到你的右鼻孔。

- 隨著每一次吸氣，金色太陽光就沿著這條管道往上升，然後每一次吐氣，充沛的能量就向下流回你的軀幹底部。

- 花一點時間，慢慢跟隨這股能量上下移動，你會感覺身體逐漸變暖而且充滿活力。

- 如果要提升這股能量，你可以觀想自己身處在一片充滿陽光的美麗田野，敞開自己接受陽光的照耀，讓它來為你活化身上所有的活力特質。

- 首先，藉由喚醒你的自尊，你更加看清自己的人生目標和使命，你便能夠逐步去展現你所有的才能，開展你的機會。

- 因為更加看清你的人生目標和潛能，你自然能夠採取符合邏輯的計畫，釐清自己真正想要的東西，並且逐步去完成。

- 帶著清楚的目標願景，有效率地執行計畫，你就可以把能量專注在你真正想要達成的事物，下定決心去克服所有障礙。

- 在這個執行與達成的過程中，你會善加運用你的時間、資源以及機會，同時保留著你的珍貴能量。

- 即使你專注於自己的目標，你也同時能夠兼顧自己的需求和眾人的利益，你的領導才能因此而展現。

- 做幾次呼吸調息，觀想一下你的人生旅程，你清楚看到，你把一個階段的願景都逐一化為現實。

- 現在，將你的覺知意識帶回到右脈，感覺你的呼吸氣息沿著這條陽極能量通道而移動，幫助你將所有的陽剛特質全部統合起來。

- 對自己說三次這句肯定語（出不出聲都可以），來穩固你的陽性特質：**「我與燦爛的陽光能量相調和，我的生命目標完全得到實現。」**

- 現在，慢慢把手印放掉，做幾次深呼吸，將你所有的陽剛活力特質全部統合起來。

- 準備好之後，張開眼睛，讓意識慢慢回到當下，你感覺全身充滿活力。

食物鞘
（物質層身）

- 將呼吸和覺知意識引導到右鼻孔、右肺以及身體右半部，促進代謝功能，增加心跳速率和血壓。

- 將呼吸引導到太陽神經叢部位，產生一種按摩效果，促進消化系統的循環。

- 此手勢帶來的溫暖和提振能量效果，有助改善卡法失衡。

生氣鞘
（生命之氣層身）

- 活絡水平流動的平行氣，以及向上流動的命根氣。

- 開啟與平衡主掌個人力量的第三脈輪。

意思鞘
（心理情緒層身）

- 提升熱情與活力。

- 增進邏輯思考，清晰計畫，與提升決策力。

理智鞘
（智慧層身）

- 陽剛活力特質的統合，能夠幫助我們靈性轉化過程所需的意願、力量以及決心。

歡喜鞘
（至樂層身）

- 當我們內在的活力特質被喚醒，我們會經驗到真實本性的無量光明。

65

車輛手印
SHAKATA MUDRA
平衡中央能量通道

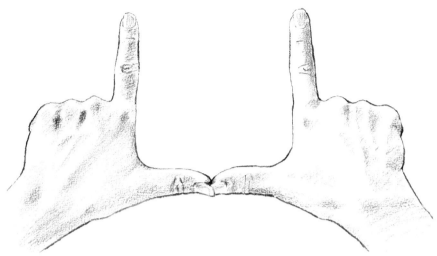

內在陰陽能量平衡調和
我因而覺醒
看見自己的本性乃是合一

核心品質
靈性合一

主要功效
- 喚醒中脈,帶來合一體驗。
- 協助矯正脊椎。
- 平衡自律神經系統,促進全身整體療癒。

相近效果手印
獠牙濕婆手印、濕婆林伽手印、脊柱手印

注意事項與禁忌
練習中脈手印之前,務必先熟悉左脈手印和右脈手印。

持印步驟
1. 提起雙手,掌心朝下。
2. 兩手分別鬆鬆握拳,拇指在外。
3. 食指與拇指伸直。
4. 兩手拇指相接,形成一個正方形的三個邊。
5. 保持這個手勢,置於肚臍下方,或是兩手靠在大腿膝部上。
6. 肩膀往後及往下鬆垂,兩手手肘跟身體保持些微距離,脊椎保持自然正直。

Sushumna(蘇休姆納)的意思是「非常仁慈」,也是「中脈」的名稱,是位於脊柱之內的精微能量流通的主要管道,通常被觀想成是一條水晶透明光的通道,從人體軀幹底部的海底輪往上走到頭頂的頂輪。這條通道內的透明白光,就是我們本體純淨意識之光的反射。當我們的陰極能量通道(左脈)與陽極能量通道(右脈)完全處於平衡和諧狀態,中脈就會自然覺醒。當這條中央通道的覺知意識和能量被喚醒,我們就能體驗到內在真實本我的特質,包括:歡喜、無拘無束、完整圓滿、遍一切處的合一體驗。這些經驗最初只是暫時出現,但隨著我們靈性旅程不斷前進,它們會逐漸內化到我們所有的日常活動中。當這些特質成為我們的日常現實,所有的限制都被釋放,我們就能體驗到真實本我的自在解脫。

Shakata(夏卡塔)的意思是「車輛」,也就是說,「中脈」是夏克堤昆達里尼(Shakti Kundalini,或稱陰性能量、拙火)的運送工具,這股原本蟄伏在海底輪的靈性覺醒能量,會隨著靈性開發旅程逐漸往上提升。車輛手印能將呼吸、意識和能量均勻引導到左右兩邊鼻孔、左右兩邊肺葉,以及身體左右兩半部,平衡自律神經系統,使我們身心達到調和狀態,幫助靈性覺醒的過程。伸直的兩根食指象徵左脈和右脈,兩條經脈的統合就能夠讓中脈自然被喚醒。這個手勢也能在我們的念頭與念頭之間產生停頓的空間,鎮定我們的情緒,當我們內在更加寂靜,我們就能夠讓自己有更長的時間保持在這種純淨的意識狀態。

平衡生理系統:

活化五元素:

調和三督夏:

滋養五種生命風息:
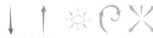

平衡七脈輪:

能量活力指數:從平靜到振奮

| | | | | 4 | 5 | 6 | 7 | 8 | 9 | 10 |

引導式冥想：合一的覺醒體驗

- 在開始探索靈性覺醒的中央通道「中脈」之前，必須藉由左脈手印和右脈手印來讓你的左右鼻孔呼吸保持平衡。
- 首先，手持左脈手印。注意你的呼吸如何被緩慢引導到你的左鼻孔、左肺，以及身體左半部。
- 做幾次吸吐循環，感覺你的陰性能量正在覺醒。
- 完成陰極呼吸之後，接下來手持右脈手印，注意你的呼吸如何被引導到你的右鼻孔、右肺，以及身體右半部。
- 做幾次吸吐循環，感覺你的陽極能量正在覺醒。
- 準備好之後，放掉手印，將兩手放在大腿或膝蓋上，慢慢感受陰陽兩極能量平衡的感覺。
- 現在，手持車輛手印，感覺你的呼吸如何平均被引導到兩邊鼻孔，讓你整個人更加平衡與和諧。
- 當你處在這種平衡和諧之中，你的覺知力會自然轉向內在，更明顯能夠感覺到自己的中央能量通道，也就是中脈。
- 觀想這條位於你脊柱之內的透明白光能量通道，它從你軀幹底部的海底輪一路往上走到位於頭頂的頂輪。
- 隨著每一次吸氣，感覺這道透明白光沿著中脈往上升，然後隨著每次吐氣，這道能量又下降到你軀幹底部。
- 做幾次呼吸調息，感覺這道透明能量沿著靈性覺醒的中央通道平緩地上下流動。
- 現在你感覺這道光非常順暢上下流動，你感受到純淨生命體的無所拘限本質，你的陰陽兩極能量在此得到融合與超越。
- 做幾次呼吸調息，在這種合一的體驗當中安住休息，讓當下這一刻無限擴展。
- 你安住於這無可局限的生命之中，在晶瑩剔透的白光中覺醒。
- 對自己說三次這句肯定語（出不出聲都可以），來穩固這個覺醒狀態：**「當透明白光穿透我的身體，我經驗到生命合一的本質。」**
- 現在，慢慢把手印放掉，做幾次深呼吸，感受這徹底的融合與和諧。
- 準備好之後，張開眼睛，讓意識慢慢回到當下，你與合一體驗有了更深的連結。

食物鞘
（物質層身）

- 將呼吸和覺知意識平均引導到兩邊鼻孔、兩側肺葉，以及身體左右兩半部，有助於身心的整體療癒。
- 擴大肺活量，促進呼吸效能。
- 協助矯正體態。
- 促進神經系統、內分泌系統、免疫系統的整體平衡。
- 此手勢帶來的能量提振效果，有助改善卡法失衡。

生氣鞘
（生命之氣層身）

- 平衡調和命根氣與下行氣，同時活絡平行氣、上行氣，以及遍行氣。
- 開啟與平衡全部七個脈輪，主要調和主掌智慧與合一的第六和第七脈輪。

意思鞘
（心理情緒層身）

- 帶來心理及情緒上的敞開感。
- 提升單點專注力。

理智鞘
（智慧層身）

- 中脈的甦醒能夠讓我們超越陰陽兩極特質，達到合一體驗。

歡喜鞘
（至樂層身）

- 當光和能量能夠在中脈順暢流動，我們就能體驗到真實本我的喜悅與光明本質。

第十二章
召喚宇宙保護力

安全庇護手印

為了感受全面的保護力量，我們需要有三層保護，來讓自己感覺安全和安心。第一層保護：讓自己免受外在大自然現象力量之苦。第二層保護：保護自己免受他人和環境的負面影響之苦。第三層保護：放掉我們內在的局限性思想、感覺和信念之苦，以更客觀的心態來看待自己和世界，藉此來提升安全感。

這三層保護，都可以藉由一句吠陀經咒來加以啟動：Om Shantih、Shantih、Shantih；Hari Om（譯音：唵香堤、香堤、香堤；哈力唵）。Shantih 的意思是「平靜」，也就是，當我們感覺自己在這三個層面都得到保護時，內心就會自然處於平靜狀態。梵咒最後的「哈力唵」則是代表究竟保護力，它是來自我們對於神性本源的完全信賴而獲得的庇護。這一章我們要介紹的就是，可以召喚這三個層次庇護力的手印。

ADHIDAIVIKAM ：免受自然現象之苦

Adhi 的意思是「原始、原初」，daiva 的意思是「神聖力量」。當我們唱誦第一句香堤，就啟動了保護作用，使我們免於受到我們無法掌控的大自然現象和事件的干擾。在這

一層保護上，我們使用的是「盾牌手印」（Vaikhara mudra）來作為庇護屏障，抵禦自然界力量可能帶來的傷害。

ADHIBHAUTIKAM ：免受他身能量之苦

Bhauda 指的是「其他眾生」，當我們唱誦第二句香堤，我們就啟動了保護力量，來防止其他人類、動物，或是環境對我們可能造成的傷害。吉祥手印（Svasti mudra）能形成強大的保護氣場，阻止各種形式的負面力量，維護我們的健康和福祉。

ADHYATMIKAM ：免受自身限制之苦

Adhyatma 指的是「我們的靈魂」，當我們唱誦第三句香堤，我們就啟動了保護力量，幫助我們擺脫因為受到限制性思想、情緒感受和觀念所產生的制約，而戴上了有色眼鏡，所遭致的痛苦。祕密手印（Gupta mudra）能夠讓我們在自身之內建造一座庇護聖所，在當中體驗真實本我的安心感。

PARIRAKSHANAM ：無上庇護力

Parirakshanam 指的是，在三句香堤之後由 Hari Om（哈力唵）這句梵咒所啟動的「究竟保護力」。在這個層次，我們會體認到，當我們持續不斷對神性存在保持覺知，我們就得到了最終極的保護。象神手印（Ganesha mudra）能夠幫助我們啟動象頭神甘尼薩的庇護力量，帶給我們安全感，特別是當我們要展開新計畫時。

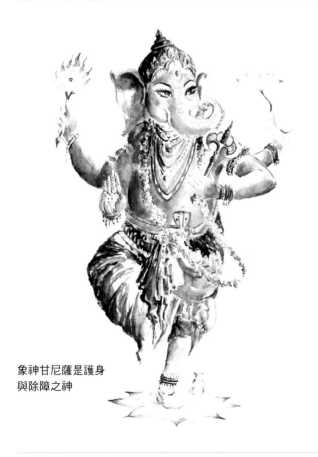

象神甘尼薩是護身
與除障之神

手印		特性
盾牌手印		Adhidaivikam 屏障自然力量之傷害
吉祥手印		Adhibhautikam 屏障他人或環境的 負面能量之傷害
祕密手印		Adhyatmikam 屏障自身限制性思想、 情緒及信念之傷害
象神手印		Parirakshanam 因為信賴神而產生的 無上庇護力

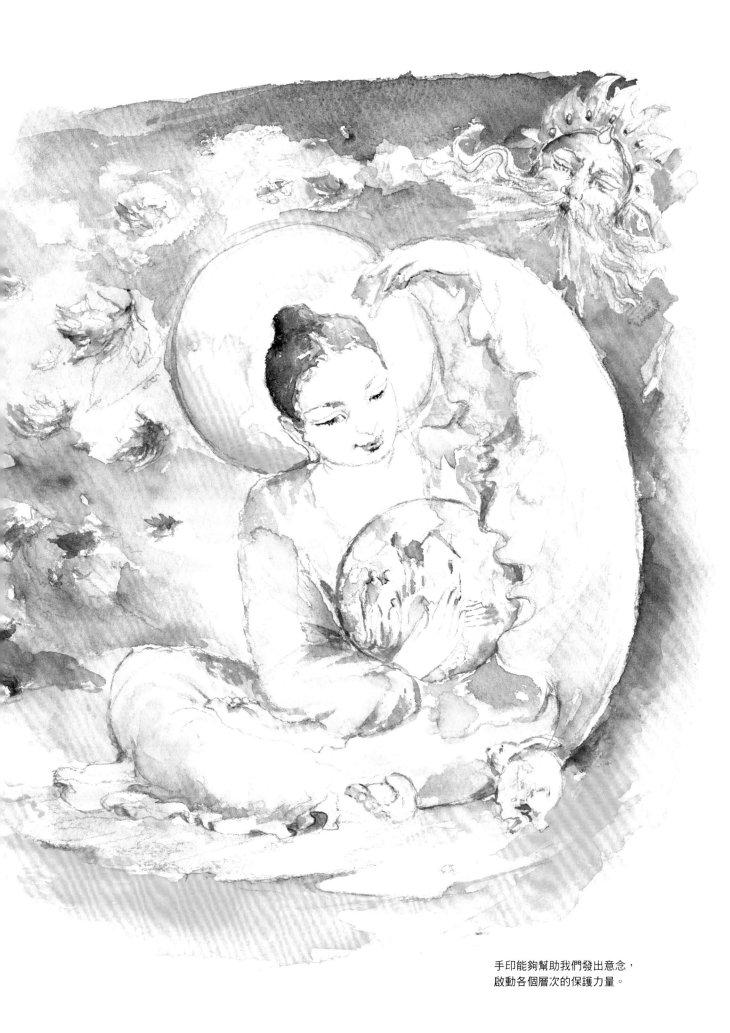

手印能夠幫助我們發出意念，
啟動各個層次的保護力量。

66

盾牌手印
VAIKHARA MUDRA
屏障自然力量之傷害

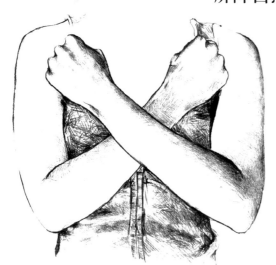

我與萬物本體合一
處於全然的安心狀態

核心品質

屏障自然力量之傷害

主要功效

- 讓構成我們身體的五種元素保持均衡調和。
- 區辨安全環境與潛在的有害環境。
- 紓解上背部肌肉緊繃。
- 維護免疫系統健康。
- 提升內在力量。

相近效果手印

信心手印、濕婆林伽手印、鑽石手印

注意事項與禁忌

無

持印步驟

1. 雙手握拳，拇指在外，置於無名指的第二指節上。
2. 兩隻手臂交叉置於胸前，右手臂貼近身體，右拳置於左胸的肩關節下方。
3. 肩膀往後及往下鬆垂，脊椎保持自然正直。

Vaikhara（瓦伊卡拉）的意思是「結實且具有保護力」，像一件盔甲。盾牌手印能夠在我們面對艱難挑戰時帶給我們堅實的保護感，尤其是來自大自然的干擾力量。這個姿勢能將呼吸、覺知意識和能量引導到胸腔，特別是胸腺所在的上胸骨，維護免疫系統的健康。盾牌手印也能延長吸氣時間，提升我們的警覺力，讓我們在處理緊急狀況時，有足夠的能量可以做出快速有效的回應。

由於盾牌手印能提升我們的警覺性，因此我們對周遭環境的覺知力也會隨之提高，包括對五種元素所變現出的各種自然力量。這個姿勢能夠讓我們與組成萬物的五大元素之保護特質相調和，因此我們會變得比較敏銳，可以辨別出哪些環境是安全的，哪些環境可能是有害的。在最深的層次上，盾牌手印能夠讓我們與自然界產生一體感。當我們認識到，我們其實也同樣是由構成萬物的五大元素所組成，我們就能夠接受我們與大自然原本就是一體，因此能夠去敬重它所發出的訊息，將大自然視為我們自身生命體的延伸，而不是一種對於我們生命安全的威脅。

平衡生理系統：

滋養五種生命風息：

活化五元素：

平衡七脈輪：

調和三督夏：

能量活力指數：從平靜到振奮

4	5	6	7	8	9	10

引導式冥想：五大元素的保護力

- 手持盾牌手印，做幾次自然調息，讓你整個人與這個手印所喚醒的感知覺受相調和。

- 注意你的呼吸如何被自然引導到你的胸腔，為你帶來一種保護的安全感。

- 感覺你的兩隻手臂是力量強大的能量屏障，能夠保護生命體的每一個層面，特別是來自大自然的力量，以及五大元素在你環境中所變現的自然現象。

- 當你與五大元素的保護力特性更加調和一致，你的安全感就會加深，因為五大元素是構成萬物的根本要素，包括你的身體。

- 首先我們要體現的是土元素保護力，感覺你身體的根深深扎入到地底下，帶給你穩定紮實的感覺。

- 當你與土元素特性有了更深的連結，做幾次呼吸調息，感覺你周圍有一層保護的氣場，你感到非常安全。

- 現在，讓水元素的保護力來浸潤你，你因此變得更加有彈性，更能順應外在變化，以及生命的四季輪轉。

- 將水元素的特質全部吸收進來，你現在更有能力根據自然節奏去調整自己的計畫，你身體四周的保護氣場也更加強大。

- 當你更能隨順生命而流動，你很自然就啟動了火元素的保護力，這是屬於清明度和生命能量的特質。

- 當你與火元素的特質相互融合，請做幾次呼吸調息，讓這個清明度更加穩固，它能讓你看清所有處境的風險，同時擁有力量可以有效處理眼前的狀況。

- 隨著火元素帶來的清明與能量，風元素開始為你注入它的保護力，也就是輕盈與敏銳度。

- 當你的敏銳度提升，你就能快速回應環境的變化，同時，當你變得更加輕盈，你的安全感也會跟著提升。

- 當你的生命變得愈來愈輕盈，你很自然就能與空元素相呼應，直覺與內在聽覺就是它所帶來的保護力。

- 當你能夠以直覺去傾聽，你就更有能力去辨識你的周遭環境與情境是否安全，也知道是不是應該避開危險。

- 現在，做幾次呼吸調息，將這些元素的保護力全部統合起來，讓你身體周圍的保護氣場更加有力。

- 當所有元素的特質都被統合，你就會經驗到，你與自然界原本就是一體，這讓你在人生旅途上感覺很安心。

- 當你清楚感受到自己受到五元素的保護，對自己說三次這句肯定語（出不出聲都可以）：**「我與所有元素的保護力調和一致，我在人生旅途上感到非常安心。」**

- 現在，慢慢把手印放掉，做幾次深呼吸，安住在這安全的屏障中休息。

- 準備好之後，張開眼睛，讓意識慢慢回到當下，帶著安心感繼續你的人生旅程。

食物鞘
（物質層身）

- 將呼吸和覺知意識引導到胸腔，促進胸腺區域的循環。

- 擴大上背部的呼吸效能，緩解左右肩胛骨之間的肌肉緊繃。

- 此手勢能溫和提振能量，打開肺部，有助於改善卡法失衡。

- 安全感的提升有助於改善瓦塔失衡。

生氣鞘
（生命之氣層身）

- 活絡向上流動的命根氣。

- 開啟與平衡主掌無私之愛的第四脈輪。

意思鞘
（心理情緒層身）

- 提升安心感與保護感。

- 提升情緒穩定度。

理智鞘
（智慧層身）

- 安全感的提升，使我們有機會瞥見真實本我的究極安心之境。

歡喜鞘
（至樂層身）

- 當我們感到安心，對於人生旅程的堅定信心就會自然升起。

67

吉祥手印
SVASTI MUDRA
屏障負面能量

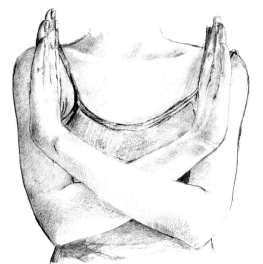

使各種形式的負面能量轉向
我經驗到全然的庇護與安全

核心品質
屏障負面能量

主要功效
- 形成一個保護氣場,使負面能量轉向和抵消。
- 鬆弛上背部,在肩胛骨之間創造出空間。
- 協助矯正脊椎。
- 維護內分泌和免疫系統的健康。
- 培養健康的人際邊界。
- 回歸中心、活在當下。

相近效果手印
信心手印、全心手印、 無懼和滿願手印

注意事項與禁忌
無

持印步驟
1. 雙手合十,置於胸前。
2. 兩手前臂相互交叉,右臂貼近胸部,左右手背相對,大概距離六吋(十五公分)。
3. 十根指頭皆朝上指向天空。
4. 肩膀往後及往下鬆垂,兩手手肘跟身體保持些微距離,脊椎保持自然正直。

Svasti(斯瓦斯提)的意思是「安樂、繁榮、成功、祝福」。吉祥手印能夠在我們的五種層身當中形成一個保護氣場,尤其是抵擋來自他人所投射出的負面能量。這個手勢也有助於消除環境中的負面能量。兩手前臂交叉,十指往上指天,這個動作能夠偏轉負面投射,包括有意傷害你,或是認為自己是為了你好,但其實並沒有理解到我們真正的需求的那些人。當我們讓這些負面能量轉向,我們就更能安住於自己的中心,進而啟動我們的內在智慧,提供我們人生旅程的正確方向。

吉祥手印能將呼吸、覺知意識和能量引導到胸部、側肋和上背部,擴大肺活量與呼吸效能。當整個胸腔被呼吸填滿,它會產生一種按摩效果,增進胸腺的血液循環。吉祥手印能夠帶給我們勇氣和信心,讓我們在面對負能量時保持定心狀態。這個姿勢一方面能夠讓我們保持開放心態,一方面又能幫我們建立健康的人際界線,使我們有能力去消解負面情緒。此外,這個手印能將呼吸帶到身體背面,在腎臟和腎上腺區域產生按摩效果,使我們有辦法迅速應對眼前的挑戰。由於這個手勢能將呼吸和覺知意識引導到身體背部,因此也能幫助我們矯正身體姿勢,紓解上背部(尤其是兩邊肩胛骨之間)的緊繃。

平衡生理系統:

活化五元素:

調和三督夏:

滋養五種生命風息:

平衡七脈輪:

能量活力指數:從平靜到振奮

						7			
			4	5	6	**7**	8	9	10

引導式冥想：建立防護氣場

- 手持吉祥手印，做幾次自然調息，讓你整個人與這個手印所喚醒的感知覺受相調和。
- 觀察你的呼吸如何被引導到你的胸腔、側肋以及上背部，為你創造出一個涵蓋五層身的能量保護氣場。
- 做幾次呼吸調息，感覺這個氣場隨著你的呼吸而逐漸擴大，讓你能夠不致受到各種形式的負面能量的干擾。
- 首先，它保護你不受其他人的負面能量影響，你認知到，大多數的人都只關心他們自己的期望和需要，致使他們有時會做出一些無意識的舉動。
- 吸氣，觀想你的防護氣場正在擴大，然後吐氣，所有來自他人的負面能量都自然轉向，離你而去。
- 做幾次吸吐，感覺你的保護氣場正在抵消別人傳過來的負面能量。
- 負面能量也可能來自一些人，他們認為自己是在為你好，因此很努力想要矯正你的看法，來符合他們的一些觀念。
- 吸氣，觀想你的防護氣場正在擴大，然後吐氣，所有這些不符合你真正福祉的意圖都會被轉向。
- 做幾次呼吸調息，感覺你的保護氣場將其他人傳遞過來的掌控能量全部消解。
- 某些城市或地方，因為他們的業力歷史的緣故，也可能因此帶有負面能量。
- 當你進入這些地方，你可能會感覺到你的能量被削弱或偏轉，你會開始去吸收它們的能量振動。
- 吸氣，觀想你的防護氣場正在擴大，然後吐氣，所有來自這個環境的負面能量全部都被自然抵消。
- 做幾次呼吸調息，觀想你的保護氣場將目前你所在環境中的負面能量全部消解。
- 現在，花一點時間，觀想你的能量保護氣場將各種形式的負面能量全部消解，讓你在人生旅途上更加安心。
- 現在你生命體所有層面都已經受到庇護，對自己說三次這句肯定語（出不出聲都可以）：「**在我的能量保護氣場內，所有負面能量完全被消解。**」
- 現在，慢慢把手印放掉，做幾次深呼吸，感覺自己得到全面的保護。
- 準備好之後，張開眼睛，讓意識慢慢回到當下，在你的能量保護場中，你感到很安全、很安心。

食物鞘
（物質層身）

- 將呼吸和覺知意識引導到整個肋骨部位，擴大呼吸效能。
- 促進胸腺區域的循環。
- 藉由強化上背部的肌耐力來矯正姿勢，同時達到延展胸椎的效果。
- 此手勢能提振能量、擴大肺活量，有助改善卡法失衡。
- 提升定心感與安全感，有助改善瓦塔失衡。

生氣鞘
（生命之氣層身）

- 活絡向上流動的命根氣。
- 疏通與平衡主掌無私之愛的第四脈輪。

意思鞘
（心理情緒層身）

- 促進情緒的平衡穩定。
- 帶來強大的力量感。
- 提升安心感。

理智鞘
（智慧層身）

- 健康的人際界線能幫助我們放鬆身心，讓我們獲得清明的心智，能夠認識到，安心與庇護就是我們真實本性。

歡喜鞘
（至樂層身）

- 當我們更能夠感受到周圍的保護氣場，內心就會自然處於寧靜狀態。

68

祕密手印
GUPTA MUDRA
屏障自身限制性信念之傷害

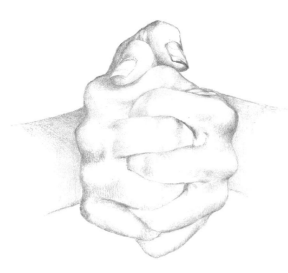

所有的限制性信念都被釋放
我安歇於內在真實本體的庇護所

核心品質
屏障自身限制性信念之傷害

主要功效
- 發掘和釋放所有使我們無法經驗內在真實本體之安心感的限制性信念。
- 協助維持消化系統與排泄系統的健康。
- 減輕壓力，有助維持免疫系統健康。
- 鬆弛肩膀、頸部、面部、頭部，可能有助於減輕頸部和顳顎關節功能障礙所引發的疼痛。
- 提升定力與安心感。

相近效果手印
海螺手印、寶盒手印、烏龜手印、造物主手印

注意事項與禁忌
無

持印步驟
1. 雙手十指鬆散地交握，右拇指在最上端。
2. 手掌底部輕輕相貼。
3. 手腕靠在腹部上。
4. 肩膀往後及往下鬆垂，兩手手肘跟身體保持些微距離，脊椎保持自然正直。

Gupta（古普塔）的意思是「祕密」或「隱藏」，祕密手印要帶給我們的是一種進入內在安全庇護所的感覺。在這個安全庇護所當中，我們能夠去探索、統合，以致最終將那些帶給我們限制的信念全部釋放掉，因為正是這些限制性信念讓我們與真實本我產生分離。祕密手印這個姿勢能帶給我們穩定感，讓我們在探索這些限制性信念時能夠保持冷靜，為自己創造一個改變的空間。由於祕密手印能讓我們內心平和寂靜，使我們與真實本我保持一致，因此能讓這座內在的庇護聖所更加穩固。

祕密手印是將呼吸、覺知意識和能量，引導到軀幹底部、骨盆以及太陽神經叢部位，擴大腹部的呼吸效能，並產生按摩作用，幫助消化和排泄。這個姿勢也可以鬆弛我們全身肌肉，特別是針對肩膀、頸部、面部和頭部的肌肉。面部和頭部的放鬆能讓下顎完全鬆柔，可能有助於減輕顳顎關節功能障礙所引發的疼痛。祕密手印能夠統合我們生命體的左與右、陽與陰兩極，讓我們身心保持在平衡狀態，更能夠安住於我們的內在庇護所。由於祕密手印能促進消化功能，讓身體更加放鬆與平衡，因此能夠幫助我們釋放所有限制性信念，安住於寧靜和安全的庇護聖所當中。

平衡生理系統：

活化五元素：
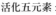

調和三督夏：
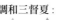

滋養五種生命風息：

平衡七脈輪：

能量活力指數：從平靜到振奮
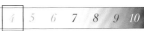

引導式冥想：內在的安全庇護所

- 手持祕密手印，做幾次自然調息，讓你整個人與這個手印所喚醒的感知覺受相調和。

- 注意你的呼吸如何被溫和引導到你的腹部，讓你感覺溫暖和舒適，像是進入內在的安全庇護所一樣。

- 做幾次呼吸調息，在這個庇護所中休息，深化你與內在本體的連結，它原本就是完整無缺，在這裡你可以感到安全與放心。

- 為了讓你能夠徹底安住於這個內在聖所當中，很重要的一件事情，必須先釋放掉那些造成你內外不和諧的限制性信念。

- 首先，反思你對於成功和成就的觀念。努力想要達到成就是正常而且健康的，但如果是把功成名就當成終點目標而不是一種手段，那麼你的內在平靜就會被犧牲，你會因此無法安住於你的內在庇護所。

- 做幾次呼吸調息，感受你內在本體的圓滿無缺，你知道，外在一切事物都無法增加或減損你內在本具的完整心性。

- 接下來，反思你對於這個世界，以及對於他人存有什麼樣的預設和期待。有期待是正常而且健康的，但如果因為這些期待而讓你變得僵硬刻薄，那麼你和他人就會產生衝突，無法維持和諧關係，這些都會讓你無法經驗到內在聖所的平靜感覺。

- 花一點時間去體認，所有的改變皆是從你的內在開始。當你自己本身先覺醒，你自然能夠給別人時間和空間去做改變。

- 最後，反思你對於自己的感覺，也就是你生命本體最重要的一部分。當你的「自我感」遍及一切處時，你就把自己跟別人分隔開來，這種孤立感和不和諧感會讓你很難安住於自己的內在庇護所。

- 做幾次呼吸調息，觀想你與所有眾生皆是一體，允許自己在生活上和工作上都與他人保持合作與和諧關係，很自然你的安全感和安心感就會提升。

- 當你將這些限制性信念逐步釋放，做幾次呼吸調息，觀想自己與真實本體和諧一致，你在自己的內在聖所當中感到非常安心。

- 對自己說三次這句肯定語（出不出聲都可以），來穩固這個內在平靜感：**「安住於我的內在聖所，我經驗到完全的保護和安心。」**

- 現在，慢慢把手印放掉，做幾次深呼吸，在你的真實本體中安心休息。

- 準備好之後，張開眼睛，讓意識慢慢回到當下，感受到自己得到內在庇護所的完全保護。

食物鞘
（物質層身）

- 將呼吸和覺知意識引導到骨盆、腹部，以及太陽神經叢，產生一種按摩效果，促進消化系統的循環。

- 鬆弛肩膀、頸部、面部以及下顎，可能有助改善顳顎關節功能障礙和頸部疼痛。

- 此手印帶來的定心效果，有助改善瓦塔失衡。

- 此手印帶來的鎮定效果，有助改善皮塔失衡。

生氣鞘
（生命之氣層身）

- 活絡向下流動的下行氣。
- 溫和活絡水平流動的平行氣。
- 疏通與平衡主掌安全感和個人滋養、個人力量的第一、第二、第三脈輪。

意思鞘
（心理情緒層身）

- 帶來庇護感與安全感。
- 提升回歸中心的定心能力。
- 有助於鎮定心神、保留能量。

理智鞘
（智慧層身）

- 當我們釋放所有的限制性信念，我們的真實本我就會顯現，因為它的本質就是安心自在。

歡喜鞘
（至樂層身）

- 安住於我們的內在庇護所，寂靜、平和、究竟保護的安心感就會自然升起。

69

象神手印
GANESHA MUDRA
庇佑生命的新起點

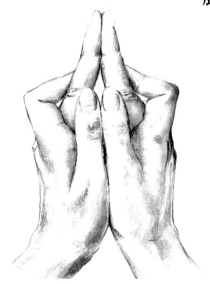

與象神甘尼薩的護佑能量相調和
生命所有的新起點都得到庇佑支持

核心品質
庇佑生命的新起點

主要功效
- 召喚宇宙的庇護力量,特別是要展開新計畫時。
- 促進消化與排泄系統的健康。
- 讓休息與活動取得平衡,有助於開展與實現我們的計畫和目標。

相近效果手印
鑽石手印、智慧女神手印、財神手印、太陽手印

注意事項與禁忌
手部感覺不舒服的人,可以用太陽手印來代替。

持印步驟
1. 十指交握,右拇指在最頂端。
2. 中指往前伸直,然後用食指把中指包起來。
3. 兩手拇指側緣相貼,然後按在中指上。
4. 將手腕靠在太陽神經叢部位。
5. 肩膀往後及往下鬆垂,兩手手肘跟身體保持些微距離,脊椎保持自然正直。

Ganesha(甘尼薩)是一尊印度神靈,人稱象頭神,擁有強大的庇護力量。象頭神身上的每一個特徵,都分別代表一種保護屬性。他龐大的身軀代表清除業障的能力。寬廣的眉頭代表明辨能力。大耳朵象徵傾聽能力,能夠讓我們在困難變得不可收拾之前察覺到它的存在。他的大肚子代表充分消化生命經驗的能力,可以帶給我們能量與活力,去面對人生一切障礙。單支象牙代表單點專注力以及一次專注於一件事情的重要性。他的長鼻子既結實又敏銳,能夠讓我們有辦法同時掌握一件事情可見與不可見的細節。象神甘尼薩經常以一隻腳紮實踩住地面,另一隻高舉在半空中的形象出現,這象徵著一種能力,既能完全活在當下的物質世界,同時又能夠保有靈魂本體。

象神手印能將呼吸、覺知意識和能量,引導到軀幹底部、腹部以及太陽神經叢,產生一種按摩效果,幫助消化和排泄。這個姿勢能提振我們的精神活力,讓我們更容易去達成計畫和目標。象神手印也能活絡水平流動的平行氣,促進消化系統的健康與活力。此外,這個姿勢也能延長吐氣時間,活化下行氣,維護排泄系統的健康。在心理情緒層面,象神手印能為我們帶來清晰的方向感,幫助我們謹慎選擇計畫,然後以智慧和清明的洞見將它實現。這個姿勢也能提升我們的平衡感,讓我們踩在堅實客觀的基礎上,去展現我們最高的價值與正直氣節。

平衡生理系統:

活化五元素:

調和三督夏:

滋養五種生命風息:

平衡七脈輪:

能量活力指數:從平靜到振奮

				5	6	7	8	9	10

引導式冥想：庇佑生命的新開端

- 手持象神手印，做幾次自然調息，讓你整個人與這個手印所喚醒的感知覺受相調和。

- 注意你的呼吸如何被自然引導到你的身體底部、腹部以及太陽神經叢，帶給你一種穩定紮實的接地感，同時為你帶來精神活力。

- 穩定的接地感與精神活力，這兩者的結合能夠讓你更容易去實現你的生命計畫。

- 當你要展開一項新的計畫，或是開啟一個新的人生階段時，這個手印都能幫你召喚象神甘尼薩的庇護力，幫你去除路途上的一切障礙。

- 為了喚醒象神的保護力量，請觀想一件你打算去進行，或已經在進行的一項計畫。

- 象神甘尼薩身上的每一個特徵，都代表他要幫你開展的一項特質。

- 首先，觀想象神的大耳朵，做幾次呼吸調息，將仔細聆聽的特質整合進來，你有能力可以接收到別人的建議，同時也有辦法聆聽你自己內在的指引。

- 現在，觀想象神的龐大身軀，把他的力量全部吸收進來，幫助你克服路途上一切障礙，穩定前進。

- 接下來，觀想象神寬廣的眉頭，透過吸氣吐氣，將靈性辨識力吸收進來，讓你能夠看清楚，是該繼續原來的道路，還是要看看是否有其他可能性。

- 當你的辨識力提升，你就能夠接收象神的長鼻子所代表的力量，既堅強又能屈能伸，讓你既能夠與人合作愉快，同時能展現你自身的價值觀與氣節。

- 接下來，觀想象神的單支象牙，它代表專注力與正念，讓你能夠把精神專一放在你的計畫上，直到將它實現。

- 現在，將你的注意力帶到象神的腿，他一腳紮實踩在地上，另一隻腳懸空入定，這提醒了你，既要保持現實感，同時要顧及你的最高願景。

- 當計畫持續進行，你的壓力可能也會隨之增加。象神的大肚子提醒你，要花時間慢慢將你的所有生命經驗充分消化，並從中吸收教訓，放掉你所不需要的東西，來保留你珍貴的能量。

- 最後，觀想象神甘尼薩的全身法相，將所有這些特質全部統合起來，讓他在你的人生路途上帶給你無上的庇護。

- 現在你已經得到象神的庇護，對自己說三次這句肯定語（出不出聲都可以）：「**象神的每一個特質一一顯化，我在人生道路上得到完全的庇護。**」

- 現在，慢慢把手印放掉，做幾次深呼吸，在象神的究竟保護中安住歇息。

- 準備好之後，張開眼睛，讓意識慢慢回到當下，此後你開展的一切新計畫與新目標，都會得到庇佑。

食物鞘
（物質層身）

- 將呼吸和覺知意識引導到軀幹底部、腹部以及太陽神經叢，產生一種按摩效果，促進消化和排泄系統的循環。

- 延長吐氣時間，有助減輕壓力。

- 調和左右鼻孔的呼吸，維持自律神經系統的平衡。

- 此手印能溫和提振精神能量，有助改善卡法失衡。

- 此手印能同時提升身體的接地感與精神上的穩定感，有助改善瓦塔失衡。

生氣鞘
（生命之氣層身）

- 活絡水平流動的平行氣和向下流動的下行氣。

- 疏通與平衡主掌安全感與自我滋養、個人力量的第一、第二、第三脈輪。

意思鞘
（心理情緒層身）

- 提升信賴感與決心。
- 帶來清明洞見與方向感。

理智鞘
（智慧層身）

- 提升辨識力與客觀看待事情的能力，讓我們能夠清楚知道哪些目標計畫有助於開顯我們的真實本性。

歡喜鞘
（至樂層身）

- 堅定不可動搖的信心與絕對的信賴。

身心修復手印

由於現代生活步調快速，感官刺激從無間斷，人類面臨了前所未見的緊張壓力。數位化的世界雖然讓生活更加輕鬆便利，但在某些方面也增加了感官的刺激度，讓生活壓力變得更大。 數位環境正是導致人們姿勢不良、久坐不動的重要因素之一，也讓人產生孤立感，這些都是壓力產生的重要原因。 壓力一直是人類生活的一部分，我們的身體原本就有很好的設計可以來應付危機和緊急狀況，但是在現代生活中，我們很少有充分的時間來休息和恢復體力。長久處在壓力狀態下，如果沒有足夠的時間來進行修復，與壓力有關的症狀就會一一出現。

慢性壓力反應的早期症狀包括：易怒、高血壓、頭痛、倦怠、失眠以及消化不良。這些症狀都是一種警告訊號，在告訴我們，需要改變態度和生活方式。由於有追求成就的壓力，再加上能夠暫時緩解症狀的非處方藥物並不難取得，因此許多人都會忽略掉這些早期的預警訊號。當這些警訊被忽略，壓力又持續存在，就會導致更嚴重的問題，比如焦慮和憂鬱，以及消化、血液循環、自體免疫的問題。要解決現代生活的壓力，身心的放鬆和修復就變得非常重要。以下四個步驟，就是幫助我們減輕壓力、恢復身心平衡的有效良方。

1. 深度放鬆的藝術：愈來愈多事實證明，放鬆是健康的重要基石，但是對很多人來說，練習深度放鬆，而且成為固定習慣，並不是一件容易的事。手印是幫助我們修復身心的重要工具，因為手印幾乎能夠在很短時間就讓全身肌肉組織完全放鬆。手印練習也能改變我們的呼吸模式，讓呼吸變得平緩下來，因此能夠引發放鬆反應。練習手印還可以創造念頭與念頭之間的停頓空間，提升正向心靈品質，比如信賴和自尊自信，有助於讓我們的心智頭腦和情緒處於輕鬆舒緩的狀態。本章要介紹的雙面手印（Dvimukham mudra）就是能夠有效促進深度放鬆的手印之一。

2. 減少感官負荷：如果我們不斷接收各種數位媒體和社交網路的感官刺激轟炸，要讓自己完全放鬆下來是很困難的。感官負荷超載也可能會以記憶、思想、感覺的形式累積在我們身體裡面，形成一種擔憂和焦慮交雜的惡性循環。手印能夠讓我們把注意力自然轉向內在，降低感官刺激的量，並創造出一個空間，讓我們可以去處理和釋放那些累積的感官印象。烏龜手印（Kurma mudra）就是一種很棒的手印，可以幫助我們平撫感官覺受、釋放累積的感官印象。

3. 學習放下：當我們打算付出一切去追求一樣東西時，不妨問問自己一個實際的問題：「這件事值得你如此賣命付出嗎？」當我們覺得自己愈是需要得到它，奮力追求的動力就愈強大，但相對也可能需要付出長期處於壓力狀態的代價。當我們開始學習放鬆，慢慢我們就會發現，努力追求自己想要得到的東西，它所帶來的壓力可能比能帶來的快樂還要大。如果我們能夠帶著一種更寬廣、更輕鬆的眼光，我們就有辦法以更客觀的角度去評估我們的需求，我們會開始想要去放下一些事情，讓自己變得單純一些。所謂的「放下」包括：放掉我們對於有形財物的依戀執著，還有我們對於情感關係以及生命的掌控欲。臣服手印（Pranidhana Mudra）能夠帶給我們一種深層的釋放感，幫助我們不再執著於那些對我們生命無益的東西。

4. 培養正向積極的態度：前面提到的三個步驟方法，主要都是為了減輕壓力，但如果是要鍛鍊長期面對壓力的能力，則需要改變我們的態度和信念，更正向積極地看待自己和生命。手印和正向肯定語對於培養積極的態度都非常有效。手印同時還能幫助我們釋放限制性的信念與制約，讓我們以嶄新的眼光來看待生命，將它當成一個潛能的試煉場。黎明手印（Ushas mudra）是最能夠幫助我們培養積極心態的一種手印。

手印	核心品質
雙面手印	深度放鬆
烏龜手印	減輕感官負荷
臣服手印	放下
黎明手印	培養正向積極的態度

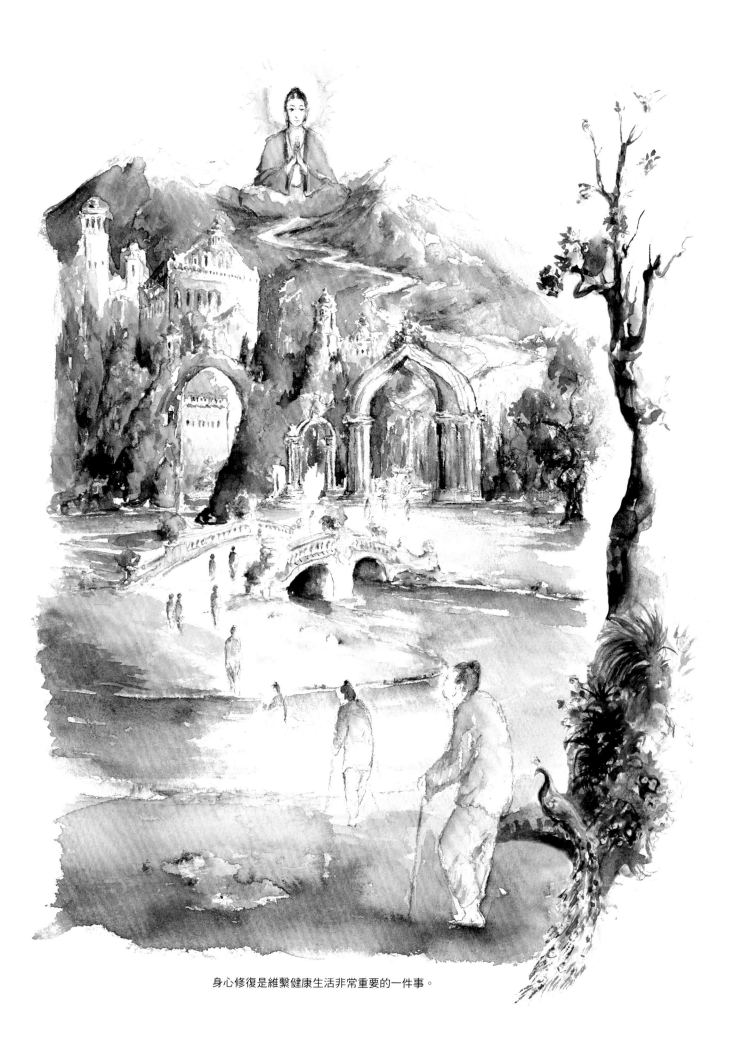

身心修復是維繫健康生活非常重要的一件事。

70

雙面手印
DVIMUKHAM MUDRA
促進深度放鬆

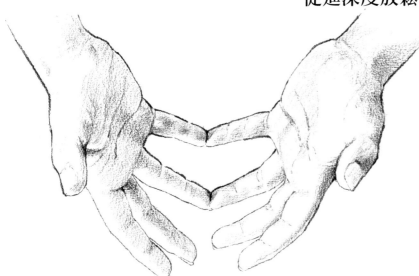

輕鬆自在的波浪流過我全身
我安歇於全然寧靜中

核心品質
深度放鬆

主要功效
• 促進深度放鬆。
• 維護生殖系統 泌尿和排泄系統的健康。
• 減輕壓力、降低血壓。
• 協助治療焦慮。
• 協助治療失眠。

相近效果手印
小指手印、顯化知識手印、內在居處手印

注意事項與禁忌
此手印帶來的深度放鬆效果，可能會使
血壓降低；低血壓患者請特別注意。

持印步驟
1. 兩手張開，掌心朝上，置於肚臍下方。
2. 左右兩手小指指尖相觸、無名指指尖
   相觸。
3. 雙手置於肚臍下方，前臂靠在腹部上
   或置於大腿膝部上。
4. 肩膀往後及往下鬆垂，脊椎保持自然
   正直。

Dvimukham（迪維穆喀姆）的意思是「兩面」，指的是在這個手印中兩組手指相互碰觸。從象徵意義上來說，dvimukham 代表我們的「兩張臉」，也就是我們存在體「受限的自我性格」與「不受限的真實本體」這兩個面向。為了讓自己達到深度徹底放鬆，我們必須釋放掉我們自我性格層面的擔心和憂慮（至少暫時需要放掉）。但這非常困難，因為我們的心智頭腦會不斷搜尋周遭環境存在的威脅和機會。如果我們能夠自覺地練習放鬆，並且讓它變成一種習慣，我們就能慢慢放下這種持續的警戒狀態，讓修復、休息成為我們日常活動的重要部分。當我們學會深度放鬆，慢慢我們就能領悟生命本體原有的自在輕鬆，放鬆的本身，就是回到我們生命的本家。

雙面手印能夠大大減緩呼吸速度，將呼吸引導到骨盆和下腹部，自然引發放鬆反應。這個姿勢也能延長吐氣時間，加深我們的放鬆程度，進而減輕壓力、降低血壓。練習雙面手印時會啟動腹式呼吸，在我們的下腹部產生一種按摩效果，促進生殖、泌尿和排泄系統的循環，使其發揮最佳功能。這個手印帶來的深層放鬆效果，也有助於治療焦慮症，以及所有因為壓力而導致的疾病。用這個手勢來進行引導式冥想，對治療失眠特別有幫助。

平衡生理系統：

滋養五種生命風息：

活化五元素：

平衡七脈輪：

調和三督夏：

能量活力指數：從平靜到振奮

			5	6	7	8	9	10

引導式冥想：寧靜的波浪

- 手持雙面手印，做幾次自然調息，讓你整個人與這個手印所喚醒的感知覺受相調和。
- 注意你的呼吸如何被溫和引導到你的骨盆與下腹部，呼吸因而變得平緩而寧靜，讓你整個人感到非常放鬆。
- 為了進入更深的放鬆狀態，請觀想自己來到平靜的海邊，波浪平緩流動，撫慰人心的海浪聲與你的呼吸節奏同步起伏。
- 現在，放鬆的波浪從海面升起，輕輕撫摸你身體的每一個部位，從你的下肢開始。
- 吸氣，觀想這道放鬆的波浪輕輕沐浴著你的雙腳和雙腿，吐氣，讓這些部位的緊繃感全部被紓解，整個放鬆下來。
- 做幾次呼吸調息，感覺你的下肢沐浴在這片寧靜大海之中，非常舒服。
- 接下來吸氣，放鬆的波浪輕輕沐浴著你的骨盆、腹部，以及下背部和中背部。吐氣，所有的緊繃感都向下釋放，從你的腳心流進地底下。
- 做幾次呼吸調息，感覺你的下部軀幹完全放鬆，在這放鬆當中休息。
- 輕鬆自在的波浪現在隨著你的吸氣輕柔向上流到你的胸部和上背部。當你吐氣，所有的緊繃都跟著這道波浪向下釋放，流出你的身體。
- 做幾次呼吸調息，感覺這股寧靜海浪浸潤著你的身體，從你的胸腔到你的腳心。
- 接下來，吸氣，輕柔的海浪現在流進你的手指和手部，一路到達你的肩膀。當你吐氣，感覺你上肢所有的緊繃都被釋放。
- 做幾次吸吐循環，感覺從你的肩膀到你的雙腳，全部都沐浴在寧靜之中。
- 現在，感覺你的頸部、頭部以及五官，全部都非常放鬆，讓你的額頭、雙眼、下顎、嘴巴，全部都鬆柔下來。
- 現在你全身都變得非常輕鬆、自在，花一點時間，讓你的頭腦在這片輕柔、溫暖、寧靜的大海中休息。
- 對自己說三次這句肯定語（出不出聲都可以），來穩固這個放鬆感：「**沐浴在溫和的波浪之中，我全身都感到非常放鬆。**」
- 現在，慢慢把手印放掉，做幾次深呼吸，在你的寧靜大海中徹底休息。
- 準備好之後，張開眼睛，讓意識慢慢回到當下，將這份寧靜感帶到你的所有活動中。

食物鞘
（物質層身）

- 將呼吸和覺知意識引導到骨盆、下腹部，產生一種按摩效果，促進生殖系統、泌尿系統以及排泄系統的健康。
- 促進腹式呼吸，同時延長吐氣時間，讓身體更加放鬆，減輕壓力感，進而降低血壓。
- 此手勢帶來的鎮定效果，有助改善焦慮症。
- 此手勢帶來的放鬆效果，有助改善皮塔和瓦塔失衡。

生氣鞘
（生命之氣層身）

- 活絡向下流動的下行氣。
- 開啟與平衡主掌安全感和自我滋養的第一與第二脈輪。

意思鞘
（心理情緒層身）

- 鎮定心神頭腦，帶來內在平靜。

理智鞘
（智慧層身）

- 當我們更加放鬆，我們就更容易瞥見內在真實本性的寧靜本質。

歡喜鞘
（至樂層身）

- 當我們達到更深的放鬆狀態，內在的寧靜、深層的平安與幸福感就會自然引起。

71

烏龜手印
KURMA MUDRA
感官修復

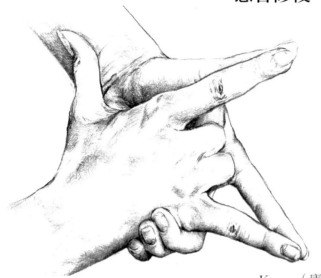

感官向內收攝、徹底休息
我帶著清明與活力過生活

核心品質
減輕感官負荷

主要功效
- 感官向內收攝，藉以減輕感官的過度負荷。
- 減輕壓力、降低血壓。

相近效果手印
海螺手印、內在居處手印、祕密手印、造物主手印

注意事項與禁忌
手部不適的人，可以改用造物主手印來代替。

持印步驟
1. 右手中指與無名指彎曲，塞入右掌心。
2. 右手掌心朝下，放在左手掌心上。
3. 右拇指伸直，貼在左手手腕中間部位。
4. 右食指指腹與左拇指指腹相貼。
5. 右小指指腹與左食指指腹相貼。
6. 左手中指、無名指、小指把右手外緣整個包住。
7. 將手腕靠在肚臍之下，或放在大腿膝部上，肩膀放鬆，脊椎保持正直。

Kurma（庫爾瑪）的意思是「烏龜」，烏龜手印就是要藉由烏龜的幾種特質來修復和療癒我們的身心。烏龜是能量保存大師，堪稱動物界中最長壽的物種之一。烏龜之所以長壽，一個很重要的原因是牠的呼吸速度非常緩慢。烏龜手印就是要讓我們可以跟烏龜一樣放慢呼吸速度，然後保存能量。當呼吸速率降低，我們的身體與心智頭腦就會自然進入深度休息狀態，幾乎像是冬眠一樣。烏龜會躲進自己的殼裡，通常有兩個原因：一是躲避危險，一是休息，烏龜手印則是藉由將感官自然向內收攝，來產生類似的效果。這種休息和修復對於始終處於刺激狀態下的大腦和神經系統尤為重要。當我們的感官得到休息，頭腦和情緒就會變得安詳寧靜，對於身心復原與療癒有非常大的幫助。

烏龜手印能將呼吸、意識和能量引導到骨盆和小腹，引發放鬆反應，降低心率和血壓。這個姿勢也能延長呼吸之間的停頓時間，讓氧氣和養分的吸收達到最佳功能，進而提升我們的修復能力。在精微能量層次，兩次呼吸之間的停頓時間加長，可以讓生命能量普拉納充分被吸收，幫助身體修復和療癒。呼吸停頓時間加長，也能為我們帶來內在寧靜感，讓我們更容易進入真實本心的寂靜狀態。烏龜手印除了能夠為我們帶來深度放鬆，也能幫助我們收攝感官，自然進入內在的庇護聖所，得到休息和療癒，之後，重新帶著充沛的精神活力回到我們的日常活動中。

平衡生理系統：

活化五元素：
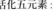

調和三督夏：
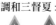

滋養五種生命風息：
↓

平衡七脈輪：

能量活力指數：從平靜到振奮

			4	5	6	7	8	9	10

引導式冥想：修復感官

- 手持烏龜手印，做幾次自然調息，讓你整個人與這個手印所喚醒的感知覺受相調和。
- 注意你的呼吸如何被溫和引導到你的骨盆、軀幹底部，變得愈來愈平順、深沉，讓你能夠徹底放鬆。
- 當你逐漸深沉放鬆，就可以開始邀請你的五種感官向內收攝，進入你內在的聖所來得到修復與療癒。
- 首先，從你的鼻子和鼻竇通道開始深度放鬆，做幾次呼吸調息，讓你的嗅覺完全得到休息。
- 現在，讓你的喉嚨、舌頭、嘴巴以及下顎全部鬆柔下來，邀請你的味覺進入內在的修復聖所，做幾次呼吸調息，品嘗你內在本體的滋養之味。
- 現在你的視覺開始向內收攝，做幾次呼吸調息，讓你的雙眼接受療癒能量的滋潤，讓它們充分得到修復。
- 現在，你的觸覺也進入到內在庇護所，做幾次呼吸調息，感覺你被內在的滋養能量所包圍。
- 最後，邀請你的聽覺向內收攝，做幾次呼吸調息，讓你的外在和內在聽覺都變得鬆柔下來，在你寂靜的內在庇護所中充分休息。
- 當你在內在庇護聖所之中深沉休息，你的思緒也會跟著變慢、變輕、而且更加安靜，你生命體的五個層身因此徹底得到修復和療癒。
- 對自己說三次這句肯定語（出不出聲都可以），來穩固你的內在療癒：
  「在我的內在聖所安靜休息，我經驗到徹底的修復和療癒。」
- 現在，慢慢把手印放掉，做幾次深呼吸，讓你的所有感官徹底休息。
- 準備好之後，張開眼睛，讓意識慢慢回到當下，你已經在內在聖所當中得到完全修復。

食物鞘
（物質層身）

- 將呼吸和覺知意識引導到骨盆和小腹，產生一種按摩效果，促進生殖、泌尿、排泄以及消化系統的循環。
- 延長吐氣時間，當神經系統和感官得到深度休息，血壓自然降低。
- 此手勢帶來的修復效果，有助改善皮塔和瓦塔失衡。

生氣鞘
（生命之氣層身）

- 活絡向下流動的下行氣。
- 疏通與平衡主掌安全感和自我滋養的第一與第二脈輪。

意思鞘
（心理情緒層身）

- 提升內在寧靜與安詳感。

理智鞘
（智慧層身）

- 幫助釋放過去的沉重以及對於未來的期待，讓我們全然活在當下。

歡喜鞘
（至樂層身）

- 當我們進入內在本體的深層平靜，自然會體驗到內在的寂靜無聲與不受時間限制的永恆。

72

臣服手印
PRANIDHANA MUDRA
學習放下

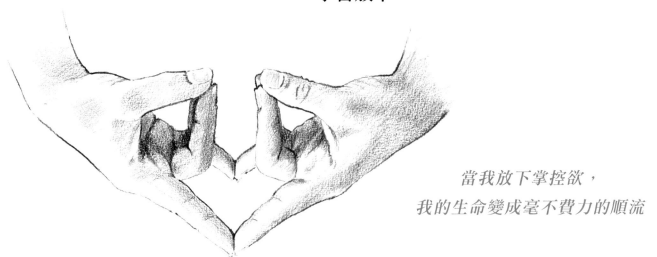

當我放下掌控欲，
我的生命變成毫不費力的順流

核心品質
放下

主要功效
- 放下依戀執著。
- 紓解身體緊繃。
- 維護排泄系統、泌尿系統、生殖系統的健康。
- 減輕壓力、降低血壓。

相近效果手印
下行氣手印、消解手印、般若清淨手印

注意事項與禁忌
此手印帶來的深度放鬆效果可能會使血壓降低；有低血壓症狀者請特別注意。

持印步驟
1. 拇指指尖和中指及無名指指尖相觸，兩手均同。
2. 食指與小指往外伸直。
3. 讓伸直的左右小指指尖相連、食指指尖相連。
4. 保持這個手勢，置於肚臍下方，或是將手腕靠在大腿上。
5. 肩膀往後及往下鬆垂，兩手手肘跟身體保持些微距離,脊椎保持自然正直。

Pranidhana（普拉尼達納）的意思是「臣服」，意思是放下束縛我們，使我們活得不輕鬆自在的一切依戀執著和信念。臣服是一個漸進式的過程，一開始，我們必須學習去認識和釋放身體的緊繃壓力。當我們感覺自己的身體更加輕盈自在時，我們自然就能夠開始放下我們內在那些不再需要的東西，包括我們的思想、感覺和信念。透過這個逐步放下的過程，我們最終會發現，雖然說是放下，但實際上我們並沒有失去任何東西，反而還獲得了內在平靜，以及更全面欣賞生命的能力。當我們內在更加平靜，我們內在真我的本質自然就會展露，我們原本就完整無缺，不需要去擁有或掌控任何東西。

臣服手印能將呼吸、覺知意識和能量引導到骨盆和軀幹底部，使我們的呼吸速度大幅度放慢，並使吐氣時間延長，讓我們進入深層釋放與放鬆的狀態。當我們更加放鬆，我們對於物質身體和精微能量體的感受力就會提升，當身體開始出現失衡徵兆、尚未轉化成疾病之前，我們很快就能察覺。臣服手印能夠在我們的骨盆和軀幹底部產生一種按摩作用，有助於維護排泄、泌尿和生殖系統的健康。這個手勢也能讓我們放下頭腦和情緒，紓解內心的擔憂和焦慮，讓我們更充分活在當下，欣賞生命的每一個片刻。

平衡生理系統：

活化五元素：
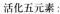

調和三督夏：

滋養五種生命風息：

平衡七脈輪：

能量活力指數：從平靜到振奮

| | 5 | 6 | 7 | 8 | 9 | 10 |

引導式冥想：學習放下

- 手持臣服手印，做幾次自然調息，讓你整個人與這個手印所喚醒的感知覺受相調和。

- 觀察你的吐氣慢慢變長，你呼吸進來的氣自然被引導到你的軀幹底部，讓你感覺更加放鬆，更能將一切放下。

- 做幾次呼吸調息，讓這種釋放的感覺愈來愈深，你可以輕鬆放下一切對你人生無益的東西。

- 為了深化這種釋放感，首先，感受你肉體上的緊繃，從頭部一直到雙腳，將全身肌肉繃緊。

- 現在，開始一步一步將這種緊繃釋放掉，從你的雙腳和雙腿開始，一個部位一個部位把緊繃的肌肉完全放鬆，體會你全身上下全部放鬆的感覺。

- 當你感覺更加輕鬆舒適，花一點時間去感受你的呼吸是否變得更加平緩、更加順暢。

- 現在你的身體和呼吸都非常輕鬆自在，觀想你生活中所有的活動，也一樣全部處在這種完全放鬆的狀態。

- 首先，觀想你放下內心不斷追求成就的需要，特別是當你忘記讓自己放鬆的那些時刻。

- 因為放下這個需要，你內在就多出了一個空間，做幾次呼吸調息，感覺自己能夠開始去欣賞一些單純的事物，生活的每一刻都非常充實、喜悅。

- 當你生活感覺更加自在，你很自然就能夠放下對於自己的嚴厲批判，你不會再苛責自己，因此你生命的每一個層面都能處在和諧共存的狀態。

- 當你更能夠擁抱自己，你就開始能夠放下對於別人的控制，也不再需要去批判他們，你能夠允許他們去過自己的人生，同時把焦點拉回自己身上，學習自我改變。

- 當你更能夠接受自己與他人，你內在的真實本我自然就會顯現，你隨順生命的流動，讓它本具的智慧來引導你人生方向。

- 你隨順生命內在河流的指引，無論它如何變化，都不會影響你內在的平靜，你的生命因此更加和諧。

- 對自己說三次這句肯定語（出不出聲都可以），確認自己有能力放下：**「當我愈學會放下，我的生命自然更加自在與和諧。」**

- 現在，慢慢把手印放掉，做幾次深呼吸，感覺徹底放下的輕盈和自在。

- 準備好之後，張開眼睛，讓意識慢慢回到當下，你感覺整個生命得到了更大的紓解。

食物鞘
（物質層身）

- 將呼吸和覺知意識引導到骨盆和軀幹底部，產生一種按摩效果，促進排泄、泌尿以及生殖系統的循環。

- 減緩腹部呼吸的速度，同時延長吐氣時間，減輕壓力、降低血壓。

- 此姿勢能讓人進入深度平靜，有助於緩解焦慮。

- 此手勢帶來的定心效果，有助改善瓦塔失衡。

- 此手印的鎮定效果有助於改善皮塔失衡。

生氣鞘
（生命之氣層身）

- 活絡向下流動的下行氣。

- 疏通與平衡主掌安全感和自我滋養的第一與第二脈輪。

意思鞘
（心理情緒層身）

- 提升深度平靜感與釋放感。

理智鞘
（智慧層身）

- 當我們愈來愈學會放下，就自然能夠釋放限制性信念，順應我們的內在智慧，而不會受到個人習慣模式的制約。

歡喜鞘
（至樂層身）

- 當我們愈能放手，內心自然會升起感恩、圓滿無缺，以及深層的內在平靜。

73

黎明手印
USHAS MUDRA
迎接新的可能性

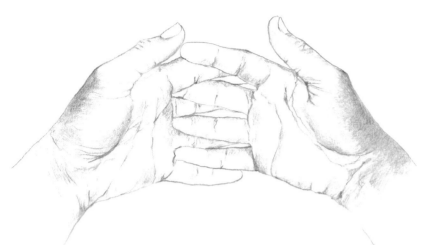

我帶著好奇心
迎接每一個嶄新的日子
生命充實又喜悅

核心品質
迎接新的可能性

主要功效
- 提升正向積極的心態，讓我們能夠實現所有的可能性。
- 讓我們能夠帶著好奇心和神祕感活在當下。

相近效果手印
蓮花手印、內在微笑手印、信心手印、鑽石手印、老鷹手印

注意事項與禁忌
無

持印步驟
1. 雙手指頭鬆鬆交握，放在大腿膝部，掌心朝上。
2. 兩手拇指指尖可相互輕輕碰觸。
3. 肩膀往後及往下鬆垂，兩手手肘跟身體保持些微距離，脊椎保持自然正直。

Ushas（悠夏斯）的意思是「黎明」，黎明手印能夠幫助我們帶著熱切的心情迎接每一天，把它視為一個充滿無限可能的場域。當我們能夠以更開放的心去放擁抱每一個日子，我們對事情的預設期望就會愈來愈少，壓力和緊繃感也會自然減輕。以正向積極的態度迎接每一天，能夠讓我們放下對自己和他人的評斷，歡欣接受生命原本的樣貌，不會一直抱怨它沒有符合你的期待。當我們能夠擁抱新的一天，把它當作一個欣賞和學習的場域，我們就能夠更徹底的活在當下。帶著活在當下和感謝的心，我們所有的才能與潛能就會自然展露，形成一個充滿幸福、活力和創造力的正向循環。

黎明手印能將呼吸、意識和能量引導到整個軀幹，促進瑜伽式完滿呼吸，讓我們自然處在和諧之中。這個手勢能使吸氣和吐氣保持平衡，呼吸氣息均勻通過兩個鼻孔，讓我們整個人更加寧靜，並以更積極的態度去迎接生活。均勻調和的呼吸以及更深的寧靜感，能夠幫助我們在日常一切活動中建立起一種意志力和臣服共存的平衡。這種平衡使我們能夠充分投入生命，同時認識到，一切行動的最終結果往往並不是我們個人所能掌控。黎明手印能夠幫助我們清理頭腦思緒，減少負面想法，以開放的態度和好奇心來面對新的目標計畫。因為生活更和諧、更熱情，心思更清晰，我們的潛能自然就能夠展現出來，同時對於生活的每一刻都心存感激。

平衡生理系統：

滋養五種生命風息：
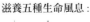

活化五元素：

平衡七脈輪：

調和三督夏：

能量活力指數：從平靜到振奮

| | | 1 | 5 | 6 | 7 | 8 | 9 | 10 |

引導式冥想：嶄新的黎明

- 手持黎明手印，做幾次自然調息，讓你整個人與這個手印所喚醒的感知覺受相調和。

- 注意你的呼吸氣息如何平緩流過你的整個軀幹，從底部一路往上到達胸腔。

- 每一次吸氣，你都覺得充滿熱情與能量，每一次吐氣，你都感覺更加平靜，徹底放鬆。

- 熱情與寧靜的平衡，讓你能夠將每一天當作獨一無二的機會，去展現你所有的才能與潛力。

- 為了更加打開你的視野，請觀想每天黎明之前，你都準備好帶著清新的眼睛去擁抱新的一天，每一天的生活都彷如初見。

- 觀想太陽射出第一道光，然後做幾次呼吸調息，看著天空慢慢變成一張橘色與金色混合的水彩，像是一張畫布，你可以在上面盡情揮灑你所有的潛能。

- 這張水彩畫的背景是澄淨的藍色天空，反射出你的開放性與接受性，鼓勵你帶著創意在這張生命畫布上盡情彩繪。

- 太陽緩緩升起，柔和的光慢慢浸潤你全身每一個部位，讓自己將這嶄新黎明的燦爛光明全部吸收進來。

- 首先，做幾次呼吸調息，感覺太陽光線柔柔地照亮你的臉，讓你可以用全新的視野來看待生命。

- 現在，太陽光溫暖著你的喉嚨與頸部，你停在這裡，慢慢感受這道明光的照耀，讓你能夠更積極正向，更真誠與人溝通。

- 你帶著澄澈的眼光，現在感受黎明的光線灑在你的肩膀和胸部，做幾次吸吐，讓你的心臟充滿能量，讓你的肺臟充滿活力。

- 你的雙手雙臂現在接受黎明之光的照耀，你的敏銳度提高了，你能夠去觸動別人，也同時被其他眾生觸動，這是施與受的自然平衡。

- 太陽愈來愈高，它的光線溫暖了你的太陽神經叢，喚醒你內在本具的自信和自尊，讓你有能力面對人生一切挑戰。

- 燦爛的陽光現在照耀著你的骨盆、雙腿和雙腳，你調整呼吸，感受來自大地的支撐，讓你能夠帶著自信踏步向前。

- 現在，太陽發出最耀眼的光芒，驅散清晨的迷霧，反射出你的敞開與清明，讓你對這嶄新與奇蹟的一天充滿感激。

- 帶著這樣的敞開與清明，重複三次這句肯定語（出不出聲都可以）：「**我已敞開和熱情迎接每一個嶄新的日子，將它當成充滿無限可能的場域。**」

- 現在，慢慢把手印放掉，做幾次深呼吸，感覺你全身充滿無限可能。

- 準備好之後，張開眼睛，讓意識慢慢回到當下，把每一個新的日子都看作一個不可思議的奧祕，敞開心去迎接它。

食物鞘
（物質層身）

- 將呼吸和覺知意識引導到整個軀幹正面，產生一種按摩效果，促進全身系統的循環。

- 讓放鬆與警覺保持平衡，有助維護神經系統的最佳功能。

- 此手勢帶來的和諧效果，有助改善瓦塔失衡。

- 此手勢帶來的舒緩效果，有助改善皮塔失衡。

- 此手印能培養我們看待事物的新眼光，有助改善卡法失衡。

生氣鞘
（生命之氣層身）

- 平衡向上與向下流動的上行氣和下行氣。

- 疏通與平衡第一到第五脈輪。

意思鞘
（心理情緒層身）

- 鎮定心神、提升心理清明度、保持專注定心，幫助我們更積極去看待生命。

理智鞘
（智慧層身）

- 當心智頭腦變得更平靜清澈，我們自然就能展露自己的真實本我，打開生命的無限可能。

歡喜鞘
（至樂層身）

- 以更開放的心去迎接每一天，我們自然經驗到真實本我的解脫自在。

第十四章

喚醒永恆智慧

八肢手印

大約兩千年前，印度古哲派坦迦利（Patanjali）將瑜伽基本原理加以彙整編纂，成為一百九十六段簡短經句，也就是《瑜伽經》（Yoga Sutra）。《瑜伽經》概述了瑜伽的觀點，它的修練方法和技巧，以及我們在瑜伽修練路途中所能獲得的體驗，最終抵達精神上的自由，也就是「究竟解脫」（kaivalya）之境。通常被認為是《瑜伽經》核心的「八肢瑜伽」（The Eight Limbs of Yoga），或稱阿斯坦加瑜伽（Ashtanga Yoga），就是瑜伽修習和修練的基礎。瑜伽八肢概述了一條完整的精神轉化之道，以道德準則與價值觀的培育為起點，接下來是身體與呼吸的融合，讓我們做好準備，可以進一步深入禪定狀態，最後抵達合一體驗，也就是所謂的「三摩地」（Samadhi）。

八肢也被稱為「瑜伽之樹」。道德準則（Yamas，持戒）是它的根，內在價值（Niyamas，精進遵行）是樹幹，提供穩固支撐之力量。穩定舒適的瑜伽體式（Asana / 阿桑納）是強壯的枝幹；呼吸法（Pranayama / 普拉納亞瑪）是葉片，它始終保持敞開來吸收生命能量；攝心（Pratyahara / 普拉恰哈拉）是花苞，保護著這棵樹的活力能量，最後才能開花；凝念（Dharana / 達拉納）是將這棵樹的能量全部集中，為開花做準備；禪定（Dhyana / 禪那）是這棵樹開出的芬芳花朵；三摩地（Samadhi）代表瑜伽的最終果實，也就是合一體驗。

持戒 ： 道德準則

手印	持戒 Yamas
鴿子手印	Ahimsa 非暴力
寶盒手印	Satya 真實正直
開掌手印	Asteya 不竊取
財神手印	Brahmacharya 不過度
獻花手印	Aparigraha 不執取

遵行 ： 修持奉行

手印	遵行 Niyamas
淨化手印	Shaucha 清淨
四面手印	Santosha 知足
拳頭手印	Tapas 靈性紀律
內觀手印	Svadhyaya 自我探究
意識手印	Ishvara Pranidhana 臣服

其餘六肢以三摩地為終點

手印	六肢
身體手印	Asana 體位法 穩固舒鬆的體態
擴展呼吸手印	Pranayama 呼吸法 擴張生命能量
造物主手印	Pratyahara 攝心 感官收攝
灌頂手印	Dharana 凝念 心靈集中
淨念手印	Dhyana 禪定 靜心冥想
曼陀羅手印	Samadhi 三摩地 合一體驗

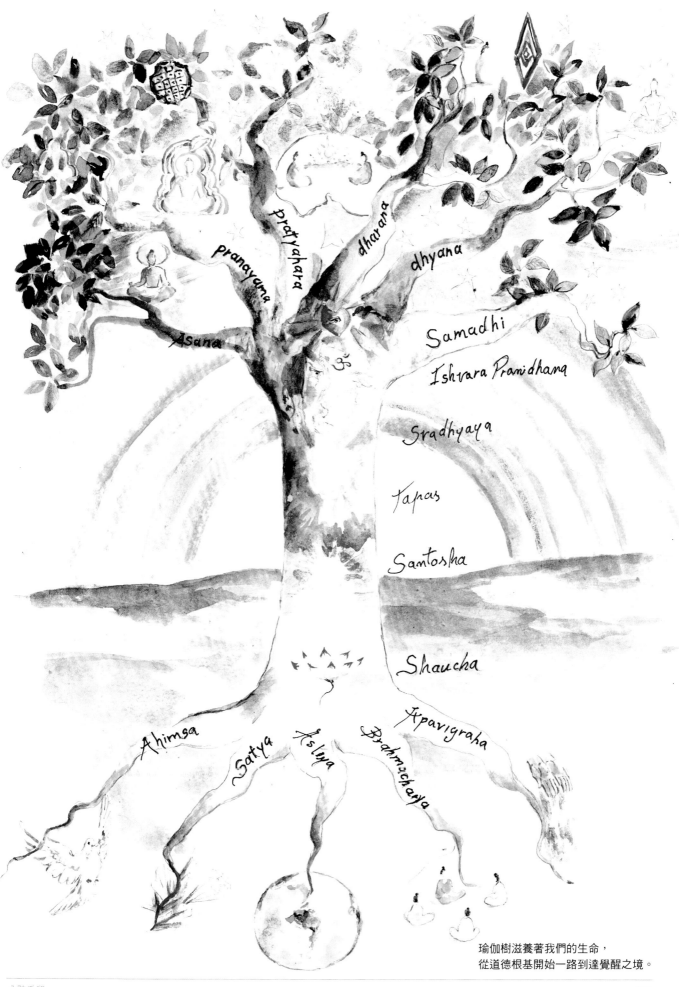

瑜伽樹滋養著我們的生命，
從道德根基開始一路到達覺醒之境。

74

鴿子手印
KAPOTA MUDRA
修持非暴力之德

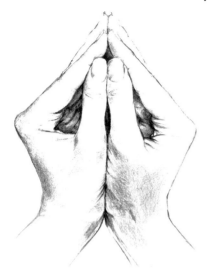

在生命各個層面實踐非暴力
我內心感到全然和平

核心品質
非暴力

主要功效
- 在生命每一個層面都培養非暴力與內在和平之心性。
- 維護免疫系統健康。
- 提升自我照護與自我療癒的能力。
- 提升內省與內在聽覺能力。

相近效果手印
心臟手印、蓮花手印、全心手印、慈悲手印

注意事項與禁忌
無

持印步驟
1. 雙手合十，置於心臟前方，手部和身體稍微保持一點距離。
2. 兩手手指相接觸，手掌底部也相接觸，但是指關節的部分分開，讓兩手掌心之間形成一個空間，像白鴿敞開的胸部。
3. 肩膀往後及往下鬆垂，兩手手肘跟身體保持些微距離，脊椎保持自然正直。

Ahimsa（阿希姆薩）的意思是「非暴力」，是瑜伽五種持戒（普行的道德準則）的基礎之行。非暴力的實踐修練涵蓋我們生命體的各個層面，從我們自己的身體開始，除了要採行健康的飲食和生活方式，還要做適當的休息和壓力管控。當我們以更大的關懷和仁慈之心來擁抱自己的身體，我們的非暴力之心自然會擴及到思想和情緒層面，我們不會再嚴厲批判自己。當我們的身體與心智頭腦確實實踐了非暴力，我們的內心就會更加感受生命本體的完滿無缺與平靜，我們的掌控欲和競較之心就會減少，這時我們就在其他眾生身上實踐了非暴力。當我們的非暴力誓約擴及到一切眾生，我們就會發現，一切眾生本是一體，我們的人際互動和所有日常活動就能處在這種平靜的氛圍中。

Kapota（卡波塔）的意思是「鴿子」，鴿子是和平的象徵，因此鴿子手印要喚醒的是我們內在本具的和平心性。這個手勢能將呼吸、意識和能量引導到胸部中央，為我們帶來一種進入內在庇護聖所般的舒適與安全感。在這個庇護所裡面，我們可以更自在擁抱與尊重我們自己的感覺，帶著悲憫之心來面對它們，而不是無意識地對它們做出反應。鴿子手印也能提升我們與外物的連結感，增強我們與萬物一體的感受，讓我們更能接納、更能與人交流，以此作為修練非暴力的基礎。由於這個姿勢能將意識和呼吸引導到位於胸部上端的胸腺區域，因此可促進免疫系統的健康。

平衡生理系統：

活化五元素：

調和三督夏：

滋養五種生命風息：

平衡七脈輪：

能量活力指數：從平靜到振奮

			4	5	6	7	8	9	10

引導式冥想：和平誓約

- 手持鴿子手印，做幾次自然調息，讓你整個人與這個手印所喚醒的感知覺受相調和。
- 注意你的呼吸如何被溫和引導到你的胸部，為你帶來內在平靜的感覺，讓你得到深度的休息。
- 停留在你的心輪之內，做幾次呼吸調息，觀想一隻展開雙翼的白鴿，牠象徵你生命體各個層面皆達到非暴力的狀態。
- 首先，祈求你身體層面的平和，發出一個意念，你願意仔細去聆聽身體的訊息，讓這個意願引導你去實踐自我照護與自我療癒。
- 仔細感應你心中的這隻白鴿，對牠許下一個誓願，願牠帶給你身體的和平，默默吟誦這句經文：「唵香堤、香堤、香堤；和平、和平、和平。」
- 接下來，將你的和平誓約擴及到你的思想與情感，發出一個意念，你願意接納它，不要嚴厲批判自己。
- 你衷心接納自己的一切念頭與感受，帶有批判性的想法與感覺慢慢柔軟下來，得到釋放，讓你更能夠自我接納，內在也更加平靜。
- 再次感受你心中的這隻白鴿，把你的和平誓願擴大到你的心理情緒層面，默默吟誦這句經文：「唵香堤、香堤、香堤。」
- 現在你的頭腦和身體都沉浸在和平氛圍之中，將你的非暴力誓約擴大到你的家人、朋友、社群，發出一個意念，祈求自己能夠實踐慈悲與慷慨。
- 觀想自己身在一個相互合作與和諧的圈子裡面，你和所有人手牽手，知道所有人都是一體，所有人都和諧共處。
- 再次感應你心中的白鴿，將你的和平誓約擴大到你人生旅途中遇到的所有人，默默吟唱經文：「唵香堤、香堤、香堤。」
- 現在，讓你的和平誓約涵蓋所有人類，在和諧的精神中，擁抱所有文化、宗教、教義信條。
- 做幾次呼吸調息，觀想自己身在一片廣闊無邊的平靜圈子裡，所有的人類都在這圈子當中，手牽手，知道彼此是一體，沒有分別。
- 再次感應你心中的白鴿，將你的和平誓約擴大到全人類，默默吟唱經文：「唵香堤、香堤、香堤。」
- 你已經建立起穩固的和平誓約，跟你自己，也跟全人類，現在將你的非暴力誓約擴及到整個自然界和一切有情眾生。
- 觀想所有眾生皆是一體，彼此沒有任何分別，你帶著清醒的意識而行動，以尊敬和關懷之心去面對自然環境，因為你們乃是一體。
- 再次感應你心中的白鴿，將你的和平誓約擴大到萬物眾生，默默吟唱經文：「唵香堤、香堤、香堤。」
- 現在，做幾次呼吸調息，安住在你內在本心的和平，這是你與萬物眾生合一的反射。
- 對自己說三次這句肯定語（出不出聲都可以），來穩固這道和平之光：**「我發願一切眾生和平，我的內外世界皆非常和諧。」**
- 現在，慢慢把手印放掉，做幾次深呼吸，安住在這全然的平靜中。
- 準備好之後，張開眼睛，讓意識慢慢回到當下，讓你的非暴力誓約在你生命各個層面穩固不動搖。

食物鞘
（物質層身）

- 將呼吸和覺知意識引導到胸腔部位，產生一種按摩效果，促進胸腺區域的循環。
- 將呼吸引導到中背部和上背部，按摩腎臟和腎上腺區域，同時讓胸椎得到延展。
- 此手勢帶來的心輪開啟效果，有助改善皮塔失衡。
- 此手勢能夠溫和提振能量，有助改善卡法失衡。
- 此手勢所帶來的內在平靜效果，有助改善瓦塔失衡。

生氣鞘
（生命之氣層身）

- 溫和活化向上流動的命根氣。
- 疏通與平衡主掌無私之愛的第四脈輪。

意思鞘
（心理情緒層身）

- 提升慈悲心與接納的能力。
- 帶來寧靜感，感覺有一隻和平之鴿停駐在我們的心上。

理智鞘
（智慧層身）

- 提升同理心，降低分別感，進入合一體驗。

歡喜鞘
（至樂層身）

- 喚醒我們心輪之中的合一與慈悲感受。

75

寶盒手印
SAMPUTA MUDRA
修持真實正直之德

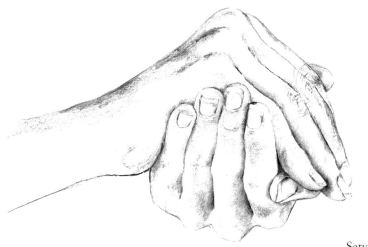

符應我的真實本性
我的思維、言語、行為
體現正直誠信之德

核心品質
真實正直

主要功效
- 連結我們內在真實的聲音，帶著正直之心做出清晰的溝通。
- 維護喉嚨與聲帶的健康。
- 維護甲狀腺功能健全，保持新陳代謝平衡。
- 接收人生指引。

相近效果手印
老鷹手印、淨化手印、空無手印、至上菩提手印

注意事項與禁忌
無

持印步驟
1. 左手掌心朝上，微呈杯狀，置於肚臍高度。
2. 右手也微微做出杯狀，覆蓋在左手上，右手四指包在左手拇指外側，兩手掌心之間保持中空。
3. 肩膀往後及往下鬆垂，前臂靠在腹部兩側，脊椎保持自然正直。

Satya（薩提亞）的意思是「真實、正直」，意指在我們所有的溝通交流中都能保持真實。為了修持真實，首先我們必須具備一種能力，能夠辨別什麼是「真實」。也就是說，我們必須能夠超越個人性格的制約，展露我們的真實本我。除非我們能夠去聆聽我們內在真我的聲音，否則我們說出的話只是我們個人信念的反射，但我們的信念通常只是反映出我們所受到的制約。當我們能夠與內在真我保持一致，減少個人私我好惡的主觀判斷，我們就能和別人進行更清晰與真實的溝通。當我們與他人溝通，也應遵守「非暴力」這個準則，不僅要講真話，而且說出的話千萬不要給自己和他人帶來傷害與痛苦。

Samputa（桑布塔）的意思是「寶匣、寶盒」，寶盒手印能夠喚醒我們內在的真實寶藏，帶給我們正直之氣，使我們能夠更清晰地傳達真實的自己。這個手勢能將呼吸、意識和能量引導到喉嚨，這裡也是我們精神淨化和清晰溝通的能量中心。寶盒手印能讓我們喉嚨和聲帶的肌肉放鬆，幫助我們輕鬆與他人交流。此手印也能讓我們轉向內在，與真實本我保持一致，進而獲得超越個人性格限制的智慧和指引。寶盒手印能在我們內心建立一種安全感，即使面對困難和挑戰，也能清楚將我們內在的真實自我表達出來。這個手勢能將呼吸和能量引導到甲狀腺區域，平衡新陳代謝。

平衡生理系統：

滋養五種生命風息：

活化五元素：

平衡七脈輪：

調和三督夏：

能量活力指數：從平靜到振奮

1	5	6	7	8	9	10

引導式冥想：符應內在的真實

- 手持寶盒手印，做幾次自然調息，讓你整個人與這個手印所喚醒的感知覺受相調和。
- 注意你的呼吸如何被溫和向上引導到你的喉嚨中心，讓這個部位的呼吸更加順暢。
- 當你感到呼吸更加順暢，花一點時間，慢慢讓自己去感受這條空氣通道發出的微妙聲音。
- 當你吸氣，你的喉嚨會自然發出「嗖」（SO）的音，吐氣時會發出「唅」（HAM）的共鳴聲。
- 做幾次呼吸調息，仔細聆聽這個神聖音聲「SO HAM」在你的喉輪部位迴盪。
- 徹底融入「嗖唅/SO HAM」這個聲音裡，反映這句經咒的最深意義：「我是（I AM）」，意思就是說，你的真實本體乃是超越個體小我的限制。
- 與你的真實本體保持一致，你自然能夠清楚聽見內在真實的聲音，讓它引導你走上轉化與覺醒的旅程。
- 更深地融入真實本體的聲音，用一點時間去觀想反思，你目前生活中面臨的某件困難。
- 讓這件事情停駐在你的喉輪，做幾次呼吸調息，觀想一下，如果依你的個人性格，你會怎麼解決。
- 現在，把注意力放在你喉輪裡面的「SO HAM」這個聲音，它創造出一個內在聽覺的深層空間，讓你生命本體的智慧可以在這裡浮現。
- 做幾次呼吸調息，仔細聆聽你從真實本我所收到的訊息，讓你能夠用更清明的智慧去看清你目前所面臨的這個難題。
- 現在，觀想你收到這份智慧，並且將它融入到你的所有日常活動與整個人生旅程中。
- 徹底與真實本我合一，並重複三次這句肯定語（出不出聲都可以）：「**我與內在本體的聲音合一，清楚且真心地與人溝通。**」
- 現在，慢慢把手印放掉，做幾次深呼吸，安住在這本真之中。
- 準備好之後，張開眼睛，讓意識慢慢回到當下，與你的真實本我保持一致。

食物鞘
（物質層身）

- 將呼吸和覺知意識引導到喉嚨和頸部，為甲狀腺區域帶來一種按摩效果。
- 將呼吸和覺知意識帶到聲帶，按摩該部位來舒緩緊繃，促進這個部位的循環。
- 此手勢能溫和提振能量，有助改善卡法失衡。
- 此手勢能提升我們內在的安全感，有助改善瓦塔失衡。
- 提升表達真實自我的能力，有助改善皮塔失衡。

生氣鞘
（生命之氣層身）

- 溫和活絡最上層流動的上行氣。
- 疏通與平衡主掌精神淨化的第五脈輪。

意思鞘
（心理情緒層身）

- 將覺知意識收攝於內，提升自我聆聽與自我探索能力。

理智鞘
（智慧層身）

- 當我們學會聆聽內在聲音，我們就能靠近超越言語的智慧，那是真實本我的語言。

歡喜鞘
（至樂層身）

- 當我們對於喉嚨區域的感受力提升，能夠讓它事實放鬆，喜悅與自由的感覺就會自然升起。

76

開掌手印
HASTAPHULA MUDRA
修持不竊取之德

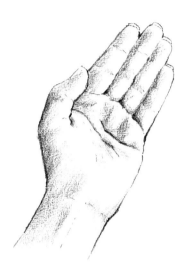

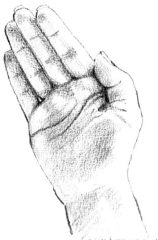

我的一切舉止活動
都光明正大
因此我的生命
非常和諧

核心品質
不竊取

主要功效
• 讓生活一切活動都能保持施與受的平衡。
• 維持消化、循環以及淋巴系統的最佳功能。
• 加深我們對於生命能量之展現的感受力。

相近效果手印
獻花手印、祈願手印、法輪手印、完全覺識手印

注意事項與禁忌
無

持印步驟
1. 雙手微呈杯狀，置於太陽神經叢前方，掌心朝上。
2. 前臂與地面保持平行。
3. 每一次吸氣，兩手脈搏處會稍微往外擴張，每一次吐氣，又自動向內收回原位。
4. 肩膀往後及往下鬆垂，脊椎保持自然正直。

Asteya（阿斯羯亞）的意思是「不竊取、不盜取」，也就是指在我們所有的交流互動和活動中保持施與受的自然平衡。在最基礎層次上，不竊取也包括物質交易上的公平公正，甚至連購買一件衣服這樣簡單的事情，也涵蓋在「不竊取」的範圍裡面，因為如果違反公平交易的原則，可能會為我們帶來很重的業力。在我們的人際關係與社群中，抱持「不竊取」的心態也很重要，具體的實踐方法是，當我們在進行有形物質、情感和能量的交換時，要保持施與受的平衡。不竊取也包括我們在地球生態留下的「足跡」，它提醒我們要有意識地使用自然資源，以維持整個地球的平衡與和諧。在最深層的意義上，「不竊取」代表了我們對於生命價值的體認，善加運用我們的一切天賦與潛能，來為自己、為家人朋友以及社群謀福利，也喚醒我們生命更深層的意義。

Hastaphula（哈斯塔普拉）的意思是「打開的雙手」，開掌手印能夠延長吸氣和吐氣時間，讓我們在日常所有活動中都能保持施與受的自然平衡。這個手勢能將呼吸引導到太陽神經叢，促進消化系統的循環，並且加強太陽神經叢部位的呼吸，同時促進橫隔膜的節奏運動，進而幫助靜脈血液回流，促進淋巴循環。在精微能量層次上，開掌手印能提高我們對於生命力能量的感受力，從手肘部位的脈搏起伏可以明顯感覺到。當我們與的精微能量體調和一致，我們就能超越私我性格的局限、超越個人喜惡、超越個人需求，讓我們在給予與接受之間建立起平衡。

平衡生理系統：

滋養五種生命風息：

活化五元素：

平衡七脈輪：

調和三督夏：

能量活力指數：從平靜到振奮

				4	5	6	7	8	9	10

引導式冥想：施與受的平衡

- 手持開掌手印，做幾次自然調息，讓你整個人與這個手印所喚醒的感知覺受相調和。
- 注意你的呼吸如何被溫和引導到你的太陽神經叢部位，讓你逐漸深入你個人的力量中心。
- 每一次吸氣，感覺你的太陽神經叢散發一股溫暖，每一次吐氣，讓這個部位逐漸向內鬆柔下來，得到休息。
- 做幾次呼吸調息，感覺一下你的吸氣和吐氣是否都均勻延長，反思你生命體的各個層面是否保持施與受的平衡。
- 首先，從你的財務狀況開始。問問自己，你給出去的、以及你接收進來的，是否符合公平與正直誠信。
- 每一次吸氣，觀想你收到一切你需要的東西，讓你的生旅途走得更順利，每一次吐氣，觀想你依據互惠原則，也公平慷慨地給出去你所擁有的東西。
- 接下來，做幾次呼吸調息，反思你的人際關係是否平衡。問問自己，你所投資的時間和情感能量是否都有保持施與受的平衡。
- 吸氣時，觀想你接受豐富的愛和支持，吐氣時，肯定自己有能力全心全意與人分享你的愛和友誼。
- 現在，做幾次呼吸調息，反思你與社群之間的施與受平衡狀態，感受你與這群帶給你幸福快樂的人之間，維持著什麼樣的自然公平關係。
- 吸氣時，保持敞開，接受你的社群友伴給你的支持，吐氣時，穩固你的意念，你願意伸出手、全心全意去服務別人，特別是那些最需要你的人。
- 現在，你與整個生命人際網絡都保持在施與受的平衡狀態，這種平衡也反映在你與自然環境的互動，你對於地球給予你的一切，保持著感恩之心。
- 吸氣，接受大自然的豐盛與美好，吐氣，觀想自己回饋出你的禮物，你願意貢獻己力，讓自然環境保持原本的和諧狀態。
- 現在，用一點時間，觀想你的呼吸平緩流動，你身體內在的一切互動和活動都保持著施與受的自然平衡。
- 對自己說三次這句肯定語（出不出聲都可以），來穩固你的正直之氣：**「藉由施與受的平衡，我帶著全然的正直之氣而生活。」**
- 現在，慢慢把手印放掉，做幾次深呼吸，讓這個平衡狀態更加穩固。
- 準備好之後，張開眼睛，讓意識慢慢回到當下，再次肯定自己，你有能力保持施與受的平衡。

食物鞘
（物質層身）

- 將呼吸和覺知意識引導到太陽神經叢，產生一種按摩效果，維持消化系統的最佳循環。
- 促進橫隔膜的運動，協助靜脈血液順利回流，增強淋巴系統的循環。
- 此手勢帶來的平衡效果，有助改善瓦塔、皮塔以及卡法的失衡。

生氣鞘
（生命之氣層身）

- 溫和活絡水平流動的平行氣。
- 溫和按摩和疏通主掌個人力量的第三脈輪。

意思鞘
（心理情緒層身）

- 提升我們人際互動與日常活動中施與受的自然平衡。

理智鞘
（智慧層身）

- 提高對於施與受狀態的察覺能力，與真實本我的正直之氣保持協調一致。

歡喜鞘
（至樂層身）

- 當我們的施與受更加平衡，內在的寧靜與安定感自然升起。

77

財神手印
KUBERA MUDRA
修持不過度之德

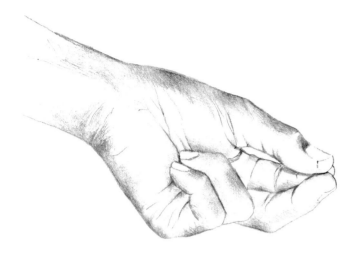

透過有意識地保存能量
我體驗到靈性旅途上
充沛的精神活力

核心品質
保留能量

主要功效
- 在生命各個層面修持不過度之德，保存生命力能量。
- 維持身體消化功能的最佳狀態。
- 促進中背部、腎臟以及腎上腺的循環。
- 減少憤恨和憂慮之心，使我們更容易消化生命經驗。

相近效果手印
繁榮之神手印、太陽手印、鑽石手印

注意事項與禁忌
無

持印步驟
1. 兩手握拳，指甲部分完全握入掌中，拇指露在外面。
2. 伸出食指與中指。
3. 同一隻手的拇指指尖與食指和中指指尖相觸。
4. 手心朝上，手背靠在大腿或膝蓋上，或是將兩手置於太陽神經叢的高度，前臂與地面保持平行。
5. 肩膀往後及往下鬆垂，脊椎保持自然正直。

Brahmacharya（婆羅瑪查亞）的意思是「不過度」、「保留精力」，以使我們能夠開展一切可能性，尤其是跟精神覺醒有關的潛能。透過休息和活動的平衡，好好照顧自己，我們就可以保留身體層面的能量。在思想和情緒層面上，能量的保存也非常重要，因為長久持續的壓力、憂慮和負面情緒，對於心理面和情緒面都是一種耗損，會限制我們的能力，讓我們無法展現自己的潛能。「不過度」這個行為準則，在親密關係中尤其重要，因為懷疑、擔憂、內疚、嫉妒，或是性行為不調和，都會大量消耗我們的精力。當我們在生命各個層面確實實踐「不過度」這個準則，我們就能夠擁有足夠的生命能量來持續我們的靈性旅程。

Kubera（庫貝拉）的意思是「財富之神」，財神手印能將呼吸、覺知意識和能量引導至太陽神經叢，也就是我們的個人力量中心，促進消化系統的循環，增強活力。這個手勢也將呼吸引導到腰部、腎臟和腎上腺區域，產生一種按摩作用，減輕這些部位的緊繃壓力。財神手印也能幫助我們消化心理情緒，充分從生活經驗中學習到功課，並釋放所有心理上積累的情緒和記憶。當我們對心理情緒消化更加完全，我們就能保有更大的精神活力來面對人生。財神手印也能提升我們的自尊、勇氣和決心，讓我們能夠順利克服人生旅程上的一切障礙，讓我們更能夠釋放掉會耗損我們能量的那些業力習慣和信念。

平衡生理系統：

滋養五種生命風息：

活化五元素：

平衡七脈輪：

調和三督夏：

能量活力指數：從平靜到振奮

4	5	6	7	8	9	10

引導式冥想：保留生命精力

- 手持財神手印，做幾次自然調息，讓你整個人與這個手印所喚醒的感知覺受相調和。
- 注意你的呼吸如何被溫和引導到你的太陽神經叢，讓你與你的生命能量中心更加調和一致。
- 當你吐氣，觀想生命能量集中在這個區域，當你吸氣，觀想生命能量自然向外擴散。
- 當你愈加感受到這個生命能量中心的存在，花一點時間來反思，保留精力能量對於你生命每一個層面有什麼重要影響。
- 首先，反思你在日常生活中對於能量的使用，問問自己，從你起床到晚上睡覺，你的休息與活動是否保持平衡？
- 接下來，吐氣，連結你的太陽神經叢，然後吸氣，讓平衡的能量往外輻射，為你的日常活動注入活力能量。
- 再來，反思你對生涯工作的態度，問問自己，當你努力追求功成名就，是不是同時也給自己帶來很大的壓力，榨乾了你的生命能量。
- 接下來，吐氣，進入你的生命力本源，然後吸氣，感覺整個人充滿自尊自信，讓你一方面能夠完全發揮天賦和潛能，一方面又能夠保留住你的精力。
- 現在，將覺知意識帶到你的思想和情緒層面，用一點時間去反思，你把多少生命精力花在批判、懷疑、怨恨以及擔憂上。
- 接下來，吐氣，連結你的太陽神經叢，然後吸氣，清明之光從你整個生命體放射出來，讓你能夠看見那些把你能量榨乾的限制性思想、情緒，以及信念。
- 接下來，反思你的人際關係，想一想，這些關係是不是你生命養分和活力的來源，或者，這些關係只會讓你把寶貴能量耗費在爭吵衝突、罪惡感以及嫉妒上。
- 接下來，吐氣，進入你的存在中心，然後吸氣，堅定告訴自己，你可以藉由培養健康的人際關係，讓人際相處成為你療癒和活力的來源，以此來保留你的能量。
- 當你逐漸深化自己的能力，能夠讓生命每一個層面都保留住寶貴的精力能量，做幾次呼吸調息，觀想你該如何將這些能量用在生命更深意義的覺醒之上。
- 對自己說三次這句肯定語（出不出聲都可以），來穩固保留生命能量之德：「**當我保留住寶貴的能量，生命更深的意義自然覺醒。**」
- 現在，慢慢把手印放掉，做幾次深呼吸，感受全身能量的平衡。
- 準備好之後，張開眼睛，讓意識慢慢回到當下，帶著更強大的意願，在日常生活中有意識地實踐保留生命能量這個道德準則。

食物鞘
（物質層身）

- 將呼吸和覺知意識引導到太陽神經叢，產生一種按摩效果，促進消化系統的循環。
- 促進橫隔膜運動，協助靜脈血液回流，促進淋巴循環。
- 橫隔膜部位的運動會帶來一種按摩效果，讓中背部、腎臟以及腎上腺區域，保持在最佳健康狀態。
- 此手勢帶來的能量提振效果，有助改善卡法失衡。
- 此手勢帶來的溫和暖化和定心效果，有助改善瓦塔失衡。

生氣鞘
（生命之氣層身）

- 活絡身體水平流動的平行氣。
- 疏通與平衡主掌個人力量的第三脈輪。

意思鞘
（心理情緒層身）

- 建立自信與自尊。
- 提高專注力。

理智鞘
（智慧層身）

- 這個手勢能夠讓我們連結內在真實的財富，也就是我們的生命能量，將它用在靈性覺醒之上。

歡喜鞘
（至樂層身）

- 當我們與內在能量中心調和一致，我們內在的溫暖、光明、自尊就會自然覺醒。

78

獻花手印
PUSHPANJALI MUDRA
修持不執取之德

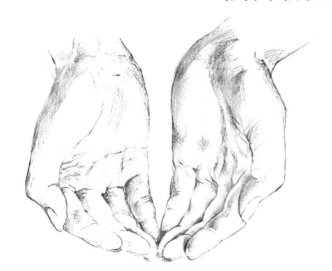

我的內在本體完滿無缺
生命因而輕鬆自在

核心品質

不執取

主要功效

• 釋放生命各個層面存在的依戀執著。
• 減輕壓力、降低血壓。
• 平衡消化與排泄。
• 帶來感恩與流暢自在之心。
• 培養慷慨大方的性格。

相近效果手印

下行氣手印、臣服手印、雙面手印、意
識手印

注意事項與禁忌

無

持印步驟

1. 雙手微呈杯狀，掌心朝上，放在肚臍
   前方。
2. 兩手小指與無名指外側相接觸，成為
   一個鬆鬆的缽碗形狀。
3. 手腕放鬆，保持分開。
4. 雙手微微往前伸，跟身體拉開一點距
   離，象徵獻花的動作。
5. 肩膀往後及往下鬆垂，脊椎保持自然
   正直。

　　Aparigraha（阿帕里葛拉哈）的意思是「不執取」，意思就是：沒有依戀和貪婪，尤其是對於超出我們基本需求的物質財產。不執取也可指我們對於人際情感關係以及個人過往歷史的不依戀。透過實踐「不執取」這個道德準則，我們對於自身信念的執著也會減少，包括對於靈修的執念，如果太過僵化，那就會變成我們邁向覺醒的障礙。為了能夠更輕鬆自在過生活，很重要的是，必須體悟我們內在真實本我的完滿無缺。當我們發現自己身上早已經擁有一切我們所需要的東西，我們就不會再拼命往外追求，認為必須那樣做生命才會完整。當我們放下執著，我們就會發現，生命原是一條不斷流動的感恩與學習之河，它的美，只會顯露給那些以輕鬆自在之心來過生活的人。

　　Pushpa（普西帕）是「花」，anjali（安迦利）是「雙手合掌表示崇敬」，兩個字合起來成為 Pushpanjali，就是「獻花」的意思。獻花手印能延長吐氣時間，將呼吸引導到腹部，帶給我們輕鬆自在的感覺，讓我們更容易放下生命中的一切執著。這個手勢也能帶給我們敞開的感覺，能夠去欣賞生命當下的每一個片刻，不需要去滿足我們想像中的無盡需求。獻花手印也可以培養我們的慷慨之心，而這正是對治執著的最佳解藥。這個手印能夠同時促進身體層面和精微能量層面的消化作用，帶給我們內在豐盛感，知道自己早已擁有我們所需的一切，因而能夠放下內心的欲求和執著。

平衡生理系統：

活化五元素：

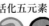

調和三督夏：

滋養五種生命風息：

平衡七脈輪：

能量活力指數：從平靜到振奮

				5	6	7	8	9	10

引導式冥想：輕輕握著生命

- 手持獻花手印，做幾次自然調息，讓你整個人與這個手印所喚醒的感知覺受相調和。

- 注意你的呼吸如何被溫和引導到你的骨盆和腹部，讓你變得平緩與寧靜，帶給你滿足與自在感。

- 因為感到更滿足和自在，你自然深化了你的能力，以更輕鬆、更慈愛的心情去面對生活，放下那些對你旅程無益事物。

- 為了深化這種輕鬆自在感，試著觀想你坐在一座清澈的溪流邊，你雙手捧著滿滿的鮮花，象徵你在人生旅程上接收到的所有東西。

- 首先，觀想這些鮮花是你的物質財產。做幾次自然調息，帶著愛輕輕地捧著這些花，尊敬它們作為工具的身分，但不要把它們當作人生的終極目的。

- 接下來，吐氣時，將你對物質財產的過度執著釋放到這條河流裡，你知道，你從來不會匱乏，你始終豐盛無缺。

- 現在，觀想你手中的花是你的朋友與家人，你知道，他們的愛必須輕輕被握著，要仔細去感受，因為唯有讓它自然盛開，它才會分享它全部的香氣。

- 接下來，吐氣時，將你對人際關係的過度執著釋放到這條河流裡，讓它們自由呼吸，這樣它們才能盡情展露它們的芬芳和美麗。

- 接下來，觀想你手中的花是你的人生歷史，代表你這一生到現在活過的日子和做過的事。

- 在這段旅程當中，每一個章節都有它獨特的意義，但如果你緊緊抓著過去不放，你就無法看到當下存在的無盡可能性。

- 接下來，吐氣時，將你對過去歷史的執著釋放到這條河流裡，讓它們不至於阻礙你前進。

- 最後，觀想你手中的花是你現在擁有的一切，包括你自己的頭腦和身體，它只是暫時託付給你照顧，並不永遠屬於你。

- 接下來，吐氣時，將你對所擁有之物的過度執著釋放到這條河流裡，讓自己以輕盈喜悅的心情活在當下。

- 現在你可以更輕鬆面對生活，對自己說三次這句肯定語（出不出聲都可以）：「**我輕輕握著生命的禮物，以更自由自在的心情行走人生。**」

- 現在，慢慢把手印放掉，做幾次深呼吸，感覺自己有能力放下那些對人生旅程無益的一切東西。

- 準備好之後，張開眼睛，讓意識慢慢回到當下，更輕、更慈愛地握著生命的禮物。

食物鞘
（物質層身）

- 將呼吸和覺知意識引導到骨盆和腹部，產生一種按摩效果，促進消化與排泄系統的循環。

- 促進放下自在感，可能有助於改善便祕和抽筋。

- 促進腹式呼吸，同時延長吐氣時間，有助減輕壓力、降低血壓。

- 這個手勢能讓我們放下執著，有助改善卡法失衡。

- 此手勢帶來的放鬆效果，有助改善皮塔失衡。

- 此手勢帶來的定心效果，有助改善瓦塔失衡。

生氣鞘
（生命之氣層身）

- 活絡向下流動的下行氣。

- 疏通與平衡主掌安全感與自我滋養的第一和第二脈輪。

意思鞘
（心理情緒層身）

- 提升平靜、放鬆、輕盈、自在感。

理智鞘
（智慧層身）

- 雙手打開代表我們認為，每一樣事物都是來自神的禮物，祂提供我們一切所需，讓我們自然放下，不再執著。

歡喜鞘
（至樂層身）

- 當我們以更輕鬆的心態來過生活，我們自然會體會到感激與寧靜。

79

淨化手印
VISHUDDHA MUDRA
奉行清淨

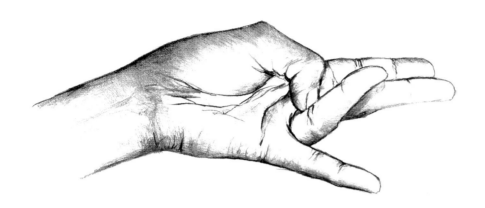

生命各個層面都得到淨化
讓我更清明、更單純
行走於人生旅途上

核心品質

淨化

主要功效

- 淨化我們存在體的各個層面。
- 舒緩頸部、喉嚨以及聲帶的緊繃。
- 矯正頸椎。
- 促進甲狀腺區域的循環。
- 提升心理清明度。
- 喚醒直覺力。

相近效果手印

老鷹手印、拇指手印、空無手印、迦梨女神手印

注意事項與禁忌

高血壓或甲狀腺功能亢進的患者，要謹慎監測此手印帶來的效應。可以用較不刺激的空無手印來代替。

持印步驟

1. 拇指指尖按在無名指最下端位置的內緣處。
2. 將無名指用力伸直。
3. 小指、中指、食指自然朝外伸直。
4. 將手背靠在大腿或膝蓋上。
5. 肩膀往後及往下鬆垂，脊椎保持自然正直。

Shaucha（消恰）的意思是「純淨、清淨」，也就是指我們生命各個層面的純淨狀態。在身體層面，是透過適當的飲食和生活方式來清淨我們的身體。此外，消洽也意指藉由創造一個清晰、開放的空間來淨化我們的周遭環境，鼓勵我們過簡單的生活，讓自己自然而然專注在靈性道途上。在心智頭腦層面，消洽是指一種心智開闊狀態，能夠以敞開的心態去面對各種嶄新的經驗，將人生視為學習、欣賞，以及覺醒的場域。當我們面對生活，如果能夠減少評斷和先入為主的態度，那麼我們的負面思考模式、情緒反應以及限制性信念，就會浮現出來讓我們看到，進而將它釋放。當我們能夠以更開闊和單純的心去面對生命，我們真實本心的清淨本性就得以自然顯露。

Vishuddha（毘修達）的意思是「淨化」，淨化手印能將呼吸、意識和能量引導到喉嚨，也就是我們靈性淨化的能量中心。這個手勢可促進聲帶的血液循環，紓解喉嚨部位的緊繃，讓我們說話和唱歌都更加輕鬆順暢。淨化手印也能促進甲狀腺的循環，平衡新陳代謝，帶給我們平靜，讓我們的靈修旅途更順利。在精微能量層次上，這個手勢能疏通與平衡喉輪，幫助我們釋放限制性的信念，顯露我們內在真實本我的清淨本質。淨化手印能在我們的念頭與念頭之間創造出停頓空間，讓我們更清明、更客觀，直覺力自然覺醒。

平衡生理系統：

活化五元素：

調和三督夏：

滋養五種生命風息：

平衡七脈輪：

能量活力指數：從平靜到振奮

				4	5	6	7	8	9	10

引導式冥想：全生命的通體淨化

- 手持淨化手印，做幾次自然調息，讓你整個人與這個手印所喚醒的感知覺受相調和。
- 注意你的呼吸如何被溫和引導到你的喉嚨和頸部，帶給你一種開闊感。
- 隨著每次吸氣，你的開闊感自然擴大，每一次吐氣，你喉嚨和頸部的緊繃感自然得到釋放。
- 當空間被創造出來，緊繃感被釋放，你生命各個層面的淨化就會自然發生。
- 首先是身體層面的純淨度。反思一下，你是否能夠帶著清醒的意識來進食，而且只攝取你需要的量，來幫助你的身體維持健康與活力。
- 做幾次自然呼吸調息，觀想一下，什麼樣的飲食習慣可以淨化和滋養你的身體。
- 接下來是周遭環境的清淨程度。你的環境是否能維持足夠的清淨和單純，只保留你真正需要的東西，讓環境維持在最單純狀態，來幫助你的靈性轉化與覺醒。
- 做幾次自然呼吸調息，觀想你能在環境中做出的改變，在這個環境中，你的能量能夠更順暢流動，讓你的靈性自然得到開展。
- 現在，反思你對於時間和能量之使用的純淨度。你要為你的靈修活動創造一個什麼樣清淨開放的空間，讓你可以擺脫生活中的各種角色，單純在那裡存在。
- 做幾次自然呼吸調息，觀想你為自己創造一個寂靜與平和的神聖空間，在那裡，你可以進入自己最深層的本真狀態。
- 最後，反思你對於靈修觀念的純淨度。你能否釋放掉你對於精神導師、教理哲學，以及方法技巧的過度認同，那些都是非常重要的工具，但並不是你靈修旅途的終點。
- 做幾次自然呼吸調息，進入自己最單純的本真狀態，它的純淨已超越一切靈修途徑、教條信念、方法技巧，它早就存在於那裡，等待被揭露。
- 對自己說三次這句肯定語（出不出聲都可以），來肯定你內在本真的純淨：「**藉由讓生命變得單純，內在真我的純淨本質就會自然顯露。**」
- 現在，慢慢把手印放掉，做幾次深呼吸，安歇在你最純淨的本真之中。
- 準備好之後，張開眼睛，讓意識慢慢回到當下，與你的真實本我的純淨合一無別。

食物鞘
（物質層身）

- 將呼吸和覺知意識引導到頸部和喉嚨，產生一種按摩效果，促進甲狀腺和聲帶部位的循環。
- 紓解頸部緊繃，同時矯正頸椎。
- 此手勢帶來的能量提振效果，有助改善卡法失衡。

生氣鞘
（生命之氣層身）

- 溫和活絡身體最上層流動的上行氣。
- 疏通與平衡主掌靈性淨化的第五脈輪。

意思鞘
（心理情緒層身）

- 增加念頭與念頭之間的停頓空間。
- 提升清明感，幫助淨化心理情緒層身。

理智鞘
（智慧層身）

- 擁有開闊清明的視野，讓我們更容易與自己內在真我的純淨本質調和一致。

歡喜鞘
（至樂層身）

- 當我們釋放喉輪部位的緊繃壓力，開闊與無拘無束感自然升起。

80

四面手印
CHATURMUKHAM MUDRA
奉行知足

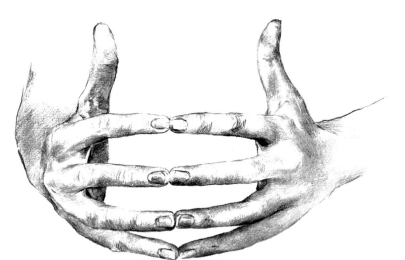

我與內在本體的
知足本質調和一致
內心感到非常平靜

核心品質
知足

主要功效
- 喚醒內在本體的知足本質。
- 幫助消化功能維持最佳狀態。
- 提升樂觀心境與正向態度。
- 幫助治療憂鬱。

相近效果手印
法輪手印、黎明手印、內在居處手印、內在微笑手印

注意事項與禁忌
無

持印步驟
1. 左右兩手從食指到小指指尖各自一一相觸。
2. 拇指往上伸直。
3. 手指與手指之間拉開，形成一個圓，像是抱著一顆球，兩手手腕也保持自然分開。
4. 保持這個手勢，與身體保持些微距離，或是將手腕輕鬆地靠在小腹上。
5. 肩膀往後及往下鬆垂，兩手手肘跟身體保持些微距離，脊椎保持自然正直。

Santosha（桑陀夏）的意思是「知足」，意指無論周遭環境如何變化，我們內心都能夠保持在定靜狀態的這種能力。藉由培養知足之心行，我們學會在充滿挑戰與機會的生活當中時時保持平衡，當事情沒有按計畫來發展，也不會變得太過沮喪，如果事情進展順利，也不會太過興奮。無論是相對意義或究竟意義來說，知足都非常重要。在相對意義上，知足是一種修行，在這種修練當中，我們盡可能用最積極的態度去接受一切生命經驗，接受生命帶來的學習和祝福。在究竟意義上，知足就是我們內在真實本我圓滿無缺的反射，因此不會受到生命無常變化的影響。當我們安住於本體的完滿知足狀態，儘管生活中的挑戰可能會擾亂海面的平靜，但我們不會賦予它力量，來干擾我們內在最深處的平靜。

Chaturmukham（恰圖姆坎）的意思是「四張臉」，也就是「四面手印」當中四組相連的手指，也代表創造之神梵天的四張面孔。梵天的四張臉代表四個主要方位，象徵他的無所不在。四面手印能讓我們在任何時候、任何情況下都保持鎮定和放鬆，以此來鍛鍊我們的知足心境。這個手勢能將呼吸、意識和能量引導到身體的整個正面部分，帶給我們舒適感和內在安全感，提升我們的知足感受。四面手印也能促進有節奏的呼吸，讓我們的心智頭腦和情緒保持平衡，在面對各式各樣的挑戰時，始終都能保持知足之心境。

平衡生理系統：

滋養五種生命風息：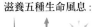

活化五元素：

平衡七脈輪：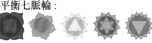

調和三督夏：

能量活力指數：從平靜到振奮
4　5　6　7　8　9　10

引導式冥想：知足的能量波動

- 手持四面手印，做幾次自然調息，讓你整個人與這個手印所喚醒的感知覺受相調和。
- 注意你的呼吸如何在你身體正面平緩流動，讓你整個人像是沐浴在知足的波浪之中。
- 首先，做幾次呼吸調息，感覺這道知足的波浪沖洗著你的身體，從你的頭頂到腳心，全身上下所有的緊繃感都得到紓解。
- 現在你的身體感到非常放舒服自在，這道知足的波浪自然注入到你的思想與情感之中。
- 做幾次呼吸調息，感覺所有的壓力和憂慮都逐漸得到釋放，讓你在人生旅程上時時刻刻都能保有情緒的平衡。
- 現在你的身體和心智頭腦都變得非常平靜安詳，知足的波浪開始幫你釋放掉所有的限制性信念，因為這些觀念讓你活得不快樂。
- 做幾次呼吸調息，觀想這道知足的波浪讓你的視野更加清明，能夠帶著單純與和諧而生活。
- 當你的身體、心靈、信念都瀰漫著知足之感，做幾次呼吸調息，安住於你內在本體的寧靜之中，儘管生命的海面可能不時狂風暴雨。
- 對自己說三次這句肯定語（出不出聲都可以），來穩固這個內在寧靜感：**「知足就是我內在生命的本質，我活在單純與喜悅之中。」**
- 現在，慢慢把手印放掉，做幾次深呼吸，安住於全然的知足感中。
- 準備好之後，張開眼睛，讓意識慢慢回到當下，將這份知足感帶到你所有日常活動中。

食物鞘
（物質層身）

- 將呼吸和覺知意識引導到整個軀幹正面，然後聚焦於腹部，促進全身系統的循環，特別是消化系統。
- 延長吸氣、吐氣，以及吸吐之間的停頓時間，促進呼吸效能。
- 有節奏的呼吸運動能舒緩壓力、鎮定神經系統。
- 此手勢帶來的平衡效果，可改善三種體質的失衡。

生氣鞘
（生命之氣層身）

- 平衡命根氣與下行氣，同時溫和活絡平行氣與上行氣。
- 疏通與平衡第一到第五脈輪。

意思鞘
（心理情緒層身）

- 促進情緒平衡，提升知足感和寧靜感。
- 帶來正向樂觀的態度。

理智鞘
（智慧層身）

- 修持知足之行，讓我們逐漸體認到，知足就是我們內在本體的自然反照。

歡喜鞘
（至樂層身）

- 當我們安住於知足，生命的完滿和諧感就會自然升起。

81

拳頭手印
MUSHTIKAM MUDRA
奉行靈性紀律

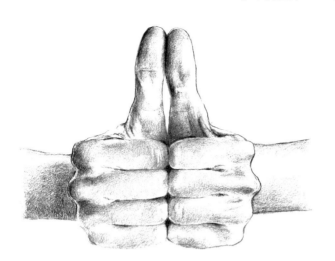

靈性紀律之火
淨化我的存在
讓我的真實本性
光芒閃耀

核心品質
靈性紀律

主要功效
- 在個人修行和日常生活中培養精神紀律。
- 促進消化力與養分的吸收。
- 維護腎臟和腎上腺的健康。
- 增強決心、提高能量。

相近效果手印
梵天手印、脊柱手印、濕婆林伽手印、鑽石手印

注意事項與禁忌
高血壓與消化機能亢進者，請勿練習此手印。可用鑽石手印來代替。

持印步驟
1. 雙手握拳，拇指露在外面。
2. 左右兩手從食指到小指的中間指節一一相接觸，左右手掌根部也相觸在一起。
3. 左右姆指並排相連，往上伸直。
4. 將前臂靠在腹部上。
5. 肩膀往後及往下鬆垂，兩手手肘跟身體保持些微距離，脊椎保持自然正直。

Tapas（踏帕斯）的意思是「火」，也就是指靈性紀律之火，它能燒掉我們生命各個層面的雜質，排除我們靈性旅程中的一切障礙。靈性紀律的實踐從身體的淨化開始，透過規律的瑜伽體式練習來鍛鍊身體，讓身體處於最佳健康狀態，作為靈性轉化的重要根基。當身體逐漸強化，接著就可以將靈性紀律之火導入我們的限制性思想、感覺和信念之中，藉由提升火的熱度，將它們帶到表層意識被我們看到，進而將它們一一釋放。當靈性紀律之火在我們內部產生熱度，我們很習慣會想要遠離它，退回表面性格上的「安全之地」。但是，當我們修持靈性紀律，我們會有意識地去接受這個熱度，將它導入來幫助加速靈性轉化的過程。在這個過程當中，靈性紀律之火的熱度就會逐漸轉化成引導我們靈性旅程的覺醒之光。

Mushtikam（穆休提坎）的意思就是「拳頭」，拳頭手印的手勢是兩個拳頭相碰在一起，象徵我們透過自律修行來獲得精神自由的決心。在這個手印中，兩手拇指筆直向上指的動作，能夠活化火元素，增加我們的內在熱度來促進靈性轉化的過程。拳頭手印能將呼吸和覺知意識引導到太陽神經叢，使我們身體的消化和營養吸收功能達到最佳狀態。這個手勢也能幫助我們消解那些阻礙我們精神覺醒的限制性思想、情感和信念。拳頭手印能夠協助打開第三脈輪，也就是我們的個人力量中心，增強我們的意志力，讓我們能夠始終維持對於靈性轉化的熱情，一路抵達覺醒之境。

平衡生理系統：

滋養五種生命風息：

活化五元素：

平衡七脈輪：

調和三督夏：

能量活力指數：從平靜到振奮

4	*5*	*6*	*7*	**8**	*9*	*10*

引導式冥想：**靈性紀律之火**

- 手持拳頭手印，做幾次自然調息，讓你整個人與這個手印所喚醒的感知覺受相調和。
- 注意你的呼吸如何被自然引導到你的太陽神經叢，也就是主掌個人力量的能量中心。
- 做幾次呼吸調息，更深入你的個人力量中心，觀想它的能量來源是一把火焰，能夠將你在靈性旅程上遭遇的所有障礙全部燒毀。
- 首先，反思你目前在修持靈性紀律時所碰到問題，包括疑惑、抗拒、無法專心，或是昏沉等等。
- 吸氣，觀想你的內在火焰發出明亮的光，然後吐氣，觀想，一切阻礙你精進修行的東西，全部都被燃燒殆盡。
- 接下來，反思你的思想和情緒對你修持靈性紀律時帶來的阻礙，你清楚看到，它們正在耗損你的能量，使你分心，讓你無法在覺醒的道路上專一前進。
- 吸氣，觀想你的內在火焰燦爛閃耀，然後吐氣，堅定告訴自己，你願意擁抱自己全部的情緒，一面單純地注視著它們，一面感覺它們的熱度，讓它慢慢轉化成澄澈的光。
- 帶著這樣的清明，現在反思你的限制性信念在你修持靈性紀律上帶來的阻礙。是什麼信念在拉扯你，讓你寧願退回到過去的生活方式，不願意繼續走靈修的道路？
- 吸氣，觀想你的內在火焰明亮閃耀，吐氣，堅定發出意念，你決定要釋放掉那些為你帶來限制的信念。
- 現在你生命各個層面的靈性紀律都得到提升，你的內在轉化之火自然而然照亮你的道路，引導你前往覺醒之境。
- 對自己說三次這句肯定語（出不出聲都可以），來穩固你的靈性戒律：**「我生命各個層面都能保持紀律，為我的靈性旅程扎下堅實的基礎。」**
- 現在，慢慢把手印放掉，做幾次深呼吸，感受靈性紀律穩固之後所帶來的效果。
- 準備好之後，張開眼睛，讓意識慢慢回到當下，你對你的靈性旅程有了更深的決心。

食物鞘
（物質層身）

- 將呼吸和覺知意識引導到太陽神經叢，產生一種按摩效果，改善消化系統的循環。
- 促進橫隔膜運動，擴大呼吸效能，特別是肺葉底部。
- 促進中背部（腰部）的運動，產生一種按摩效果，促進腎臟和腎上腺區域的循環。
- 此手勢帶來的能量提振效果，有助改善卡法失衡。

生氣鞘
（生命之氣層身）

- 活絡水平流動的平行氣。
- 疏通與平衡主掌個人力量的第三脈輪。

意思鞘
（心理情緒層身）

- 提升力量、決心、意願，以及紀律。

理智鞘
（智慧層身）

- 靈性紀律之火能夠燒毀一切你生命各個層面的雜質，讓智慧和清明洞見自然顯現，為你的靈性旅途提供指引。

歡喜鞘
（至樂層身）

- 當靈性紀律之火淨化我們的存在，內在的光明感自然從太陽神經叢升起。

82

內觀手印
SAKSHI MUDRA
奉行自我探究

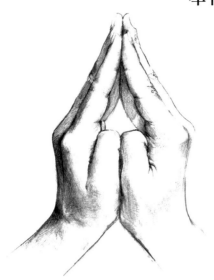

透過探究限制性信念
清明洞見與自知自覺自然升起

核心品質
自我探究

主要功效
- 協助自我探究的過程,以釋放限制性信念,展露真實本我。
- 培養寧靜與清明心智。
- 放鬆臉部肌肉,特別是下顎部位,有助改善顳顎關節功能障礙。

相近效果手印
智慧手印、三叉戟手印、禪定手印、知覺手印

注意事項與禁忌
在修持自我探究的手印之前,應先熟悉八肢手印家族的其他幾個手印。

持印步驟
1. 雙手合十置於胸前,指尖朝上。
2. 雙手指關節的地方往外分開,但指尖和手掌的根部(大、小魚際肌)保持相連。
3. 雙手拇指從中間部位往下彎,碰觸或靠近小指根部,當你從雙手開口這端看過去,它會形成一個三角形。
4. 肩膀往後及往下鬆垂,脊椎保持自然正直。

Svadhyaya(薩瓦迪亞亞)的意思是「自我探究」,也就是透過探索和釋放我們的限制性信念,來認識我們的內在真我。自我探究的進程是以我們的「內在觀照力」(Sakshi,撒克希)作為媒介,去觀看我們的身體、思想念頭、情緒以及信念,但又不完全與它們產生認同。當我們不帶任何判斷或反射回應,去探索內在本我所升起的一切,我們就能漸漸釋放我們對於那些制約觀念的認同。透由自我探究的過程,我們也能培養出慈悲心,我們會看到,這些限制性信念其實是為了滿足我們的基本需求,比如愛、信賴,或是安全感。當我們清楚認識到,這些信念對我們的人生並無助益,它們就會自然被釋放。因為放掉這些限制性信念,內在的清明空間就被創造出來,我們內在本具的正向品質就會自然顯露。自我探究的另一種修持方法是閱讀經典,包括《薄伽梵歌》(Bhagavad Gita)以及派坦迦利所作的《瑜伽經》(Yoga Sutras of Patanjali)。

內觀手印能創造一種三角形的呼吸模式,從兩鼻孔的外部開始往上走到第三眼的位置聚合。內觀手印所做出的三角形手勢,象徵的就是這個三角形的呼吸運動。當呼吸被引導到第三眼處,它會形成一個可以顯露清晰洞見的空間,有助於我們進行自我探究。這個手勢可以均等延長吸氣和吐氣時間,疏通左右兩邊鼻孔,讓我們在自我探究的過程仍能保持寧靜自若。靜坐冥想時同時持內觀手印,可幫助我們坐姿更加穩固,並矯正脊椎,為我們的自我探索進程打下穩定的基礎。

平衡生理系統:

活化五元素:

調和三督夏:
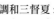

滋養五種生命風息:

平衡七脈輪:

能量活力指數:從平靜到振奮

4	5	6	7	8	9	10

引導式冥想：自我探究的旅程

- 手持內觀手印，做幾次自然調息，讓你整個人與這個手印所喚醒的感知覺受相調和。
- 注意你的呼吸如何均勻通過你的兩邊鼻孔，為你帶來平衡與和諧感。
- 花一點時間，慢慢讓呼吸變得平緩均勻，注意它如何為你創造出一個自我探究的清明空間。
- 首先，修持自我探究的第一步是探索你身體的感受力。做幾次呼吸調息，掃描你的全身，從頭部到腳部，仔細察覺你身體每個部位現在的感覺。
- 擁抱你身體現在所有的感受，所有的抗拒就會自然卸下，讓你更能以自己的身體為家。
- 當你對自己的物質身體更自在，花一點時間去探索你的心理情緒層身，讓思想和感受自然升起、自然消逝，只要單純觀照它們就好，不需要對它們產生認同、評斷或是抗拒。
- 現在，繼續深入自我探究，將注意力聚焦在你向來覺得很難接受的某個感覺上。
- 注意你如何透過平和的呼吸來接受這個感覺，做幾次呼吸調息，感覺它在你身體的哪個部位，以及它的顏色、形狀和大小。
- 當你挖掘到這個感覺，請讓它單純存在於那裡，注意自己的抗拒是否慢慢在化解，你的心理情緒層身現在感到更加自在了。
- 以更敞開的態度去擁抱這個感覺，你的自我探究進程會走得更深入。
- 現在，依然觀想著這個你難以面對的感覺，做幾次呼吸調息，讓所有跟這個感覺有關的限制性信念浮出。
- 帶著敞開的心去探索這個信念，回想一下，它是否一直重複出現在你的生活中，或許情境角色不同，但它的核心主題模式是一樣的。
- 花一點時間，慢慢看清這個不斷重複的主題，給它一個名字，同時你注意到，你之所以接受這個信念，是為了滿足你的基本需求，你需要愛、信任以及安全感。
- 當你看清這個信念，請單純看著它，而不與它產生認同，沉重濃密的感覺自然就會慢慢被釋放。
- 當你感覺得到紓解，你自然會與和諧的呼吸重新連結，花一點時間，盡情讓自己瀰漫在這種輕盈自在的感覺中。
- 當你的身體、思想、情感、信念全部都瀰漫這種輕盈自在感，你內在本我之內的一個空間就被創造出來了，那個超越一切制約的空間自然顯露。
- 對自己說三次這句肯定語（出不出聲都可以），來穩固這個自我探究的過程：**「透由自我探究與清明觀照，我自然與我的內在本真合一無別。」**
- 現在，慢慢把手印放掉，做幾次深呼吸，感覺你的真實本我更加清明澄澈。
- 準備好之後，張開眼睛，讓意識慢慢回到當下，透過自我探究，你感到更加解脫自在了。

食物鞘
（物質層身）

- 將呼吸和覺知意識引導到頸部和頭部，產生一種按摩效果，促進腦下垂體區域的循環。
- 協助矯正頸椎。
- 放鬆臉部肌肉，特別是下顎部位，有助改善顳顎關節功能障礙。
- 自我探究的修持過程對於三種體質傾向的人都非常有用，但是在練習這個手印之前，要先確認自己主要是哪一種體質失衡。

生氣鞘
（生命之氣層身）

- 調和向上流動的命根氣與向下流動的下行氣。
- 溫和活絡身體最上層流動的上行氣。
- 疏通與平衡主掌安全感與智慧的第一和第六脈輪。

意思鞘
（心理情緒層身）

- 在念頭與念頭之間創造出停頓空間，讓感覺和信念更容易浮現出來。
- 提升自我探究所需要的定力與寧靜狀態。

理智鞘
（智慧層身）

- 透過自我探究釋放限制性信念，讓我們無限真實本我的內在空間得以自然顯現。

歡喜鞘
（至樂層身）

- 透過自我探究將限制性信念釋放，輕盈自在的感覺自然升起。

83

意識手印
CHIN MUDRA
奉行臣服

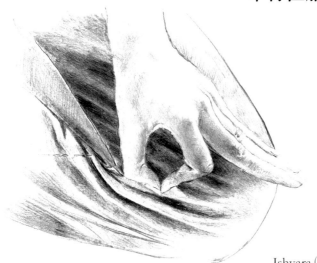

在萬物之中看到神性
我對生活充滿深深感激

核心品質
臣服於神

主要功效
- 認識與崇敬，存在於萬物之內的神聖秩序。
- 培養寂靜之心。

相近效果手印
獻花手印、祈願手印、臣服手印

注意事項與禁忌
無

持印步驟
1. 拇指指尖與食指指尖相連在一起，形成一個小圓圈，兩手皆同。
2. 其餘三指自然往外伸直。
3. 掌心朝下，放在大腿或膝蓋上。
4. 肩膀往後及往下鬆垂，脊椎保持自然正直。

Ishvara（伊希瓦拉）的意思是「造物主」，Pranidhana（普蘭尼達納）的意思是「臣服」。要了解「臣服於造物主」的真正涵意，我們必須先釐清「造物主 / 伊希瓦拉」的本質，伊希瓦拉不是一個與祂所創造的萬物分離獨立的造物神，而是遍存於一切萬物之中的神性智慧。伊希瓦拉就是宇宙神聖秩序，是涵蓋有形物質的、心理的，以及精神三層面的運行法則，宇宙的創生、維持以及轉化，都是因這個宇宙秩序而有。由於伊希瓦拉神性智慧無處不在，因此，「臣服於神」代表的是一種能夠帶著崇敬與感謝之心去擁抱一切萬物的能力。當我們發自內心對萬物保有一種敬重之心，我們自然會在一切事物之中看到神性，包括我們自己的身體、思想和感覺。在萬物之中看到神聖秩序，讓我們能夠時時刻刻隨順生命、臣服生命，將它視為一份禮物和祝福，即使在面對艱難挑戰的時刻。

Chin（欽）的意思是「覺知意識」，意識手印能夠幫助我們時時刻刻在萬物之中看到神性的存在。這個手勢能夠促進瑜伽式完滿呼吸，擴展整個軀幹正面的呼吸效能，提升覺知意識和能量。由於意識手印能夠平緩延長吐氣時間，因而能帶給我們一種平衡與和諧的感覺，使我們的意識更容易向內收攝。當我們能夠安住於內在真實本體之中，一個寂靜的空間就會被創造出來，讓我們更深刻體驗到神性的存在。當我們整個生命都洋溢在這種神性存在之中，我們自然會深深禮敬一切萬物中無處不在的智慧。意識手印能夠平衡第一到第六脈輪，但主要聚焦於第三眼眉心輪，喚醒我們內在的清明洞見，使我們在人生每一個階段都能在萬物之中看見神性。

平衡生理系統：

滋養五種生命風息：

活化五元素：

平衡七脈輪：

調和三督夏：

能量活力指數：從平靜到振奮

| 4 | 5 | 6 | 7 | 8 | 9 | 10 |

引導式冥想：在萬物之中看見神性

- 手持意識手印，做幾次自然調息，讓你整個人與這個手印所喚醒的感知覺受相調和。

- 注意你的呼吸如何在你整個身體平緩且平均地流動，讓你進入更深的放鬆狀態。

- 因為整個人更加放鬆，你開始對於存在於萬物（包括你自己）之中的神性智慧與能量更加敏銳。

- 做幾次呼吸調息，融入這個無所不在的神聖能量之中，感知它就是萬事萬物的本源和本質。

- 首先，察覺存在於自然法則當中的神性能量，它始終維持著大自然的動態平衡與和諧，從最遙遠的恆星，到最微小的種子，它們內部都擁有長成雄偉大樹的潛能。

- 做幾次呼吸調息，肯定告訴自己，你對一切萬物的奧祕保持深深的敬畏和感激，因為一切事物都是神聖之光的映射。

- 現在，察覺你自己身體裡面的神聖本質，它讓你的身體充滿活力能量，以神奇的效率在執行你的整個生理功能。

- 做幾次呼吸調息，向你全身的每一個系統、器官、組織、細胞表達深深的崇敬與感謝，它們像一輛珍貴的車輛載著你行走在人生道路上。

- 接下來，察覺你五種感官當中的神性之光，感謝你的聽覺、觸覺、視覺、味覺以及嗅覺，它們是你滿足基本需求和探索萬物無盡之美的重要工具。

- 做幾次呼吸調息，對你的所有感官覺受表達深深的崇敬與感激，是它們讓你能夠感知存在於一切事物當中的神性本源。

- 現在，你認知到你的心智頭腦就是神的反射映照，感謝它能夠去處理你過去、現在以及未來的所有思緒和情感，將它們編織成一張充滿無限可能性的壁毯，指引你走向靈性覺醒之境。

- 做幾次呼吸調息，對你的思想和感受表達深深的敬意和感激，特別是那些你難以接受的部分，因為它們提供你學習的功課，讓你最終得以在一切事物中見到神性。

- 在萬事萬物之中見到神，你了解到你生命的最深意義，那就是：與萬物尚未開顯的奧祕合而為一。

- 對自己說三次這句肯定語（出不出聲都可以），來穩固本源能量：「**在一切事物中看見神，我體認到，生命本身就是一份禮物與祝福。**」

- 現在，慢慢把手印放掉，做幾次深呼吸，安住在感謝與崇敬之中。

- 準備好之後，張開眼睛，讓意識慢慢回到當下，現在你已經可以看見存在於一切萬物之中的神聖本性。

食物鞘
（物質層身）

- 促進全身正面的完全呼吸，協助維護身體所有系統的健康。
- 溫和延長吐氣時間，鎮定神經系統。
- 協助矯正脊椎位置，讓坐姿冥想更加輕鬆穩定。
- 這個手勢能夠促進瑜伽式完全呼吸，有助改善卡法失衡。
- 這個手勢能提升專注力，有助改善瓦塔失衡。
- 臣服於靈性本源，有助於改善皮塔失衡。

生氣鞘
（生命之氣層身）

- 能調和身體五種能量風息，但對於上行氣的活絡特別有幫助。
- 疏通與平衡前六個脈輪，但對於智慧中心眉心輪特別有幫助。

意思鞘
（心理情緒層身）

- 使心神鎮定、集中、專注。
- 在念頭之間創造停頓空間，幫助排除靜坐冥想的障礙。

理智鞘
（智慧層身）

- 在一切事物中看到神聖秩序，讓我們與自己的內在本體保持一致，成為神性的反射映照。

歡喜鞘
（至樂層身）

- 當我們臣服於存在於萬物之中的神性智慧，我們就能體認到，真我的本質就是深沉的寂靜與歡喜。

84

身體手印
MURTI MUDRA
穩固舒鬆的體態：體位法

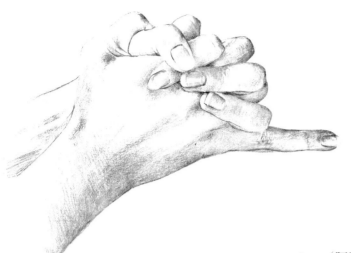

生命各個層面的
穩固與舒適
為我們的靈性旅程
提供了堅實的基礎

核心品質
既穩固又舒鬆的體態

主要功效
- 讓我們的靜坐冥想與日常生活都維持穩固與舒鬆的平衡。
- 協助矯正脊椎。
- 紓解壓力、降低血壓。
- 協助治療焦慮。
- 提升身體覺察力。

相近效果手印
顯化知識手印、庇護所手印、般若清淨手印、形手印

注意事項與禁忌
無

持印步驟
1. 兩手手指正面交握，右手拇指壓在左拇指上，掌心稍微出力輕壓在一起。
2. 兩手小指往外伸直，兩指貼合輕輕壓在一起。
3. 保持這個姿勢，將手置於肚臍下方，或是放在大腿膝部上。
4. 肩膀往後及往下鬆垂，兩手手肘跟身體保持些微距離，脊椎保持自然正直。

Asana（阿桑納）的意思是「座席」，在派坦迦利的「八肢瑜伽」中，它指的是一種既穩固（sthira）又舒鬆（sukha）的瑜伽體位姿勢。穩固和舒鬆的平衡，是冥想時的坐姿保持在最佳狀態的基礎。找到平衡的姿勢，就像在幫樂器上弦調音一樣。如果弦太鬆，聲音就會變鈍；弦太緊，聲音就會變得很緊而且尖銳。琴弦鬆緊適中，聲音就會和諧悅耳。如果我們的身體姿勢能夠在穩固與舒鬆之間達到平衡，我們的呼吸自然就會變得順暢而有節奏。當身體與呼吸維持在和諧狀態，心智頭腦和情緒自然就會變得平靜而且安寧，也就更容易進入冥想。我們打坐冥想時，如果能夠達到這種身體、呼吸以及心智頭腦的和諧狀態，之後它會自然內化，融入到我們所有的日常互動與活動中，讓我們能夠以既穩定又輕鬆的態度，去面對一切外境。

Murti（末堤）的意思是「身體、色身、形象」。身體手印能將呼吸、意識和能量引導到軀幹底部，讓我們生命體各個層身都能維持在穩固與舒鬆的平衡狀態。這個手勢能夠增強我們的接地感以及與大地的連結，提升我們的穩定性。同時也能延展和矯正脊椎，增強我們身體的支撐力。當我們感覺身體得到支撐，我們自然會更加安住在我們的身體中。另一方面，身體手印能延長吐氣時間，促進緩慢而深沉的腹部呼吸，讓身體自然感到舒適和放鬆。這種既穩固又舒鬆的平衡，讓我們能夠輕鬆自在地全然活在當下，無論是在冥想打坐時，或是在日常生活中。

平衡生理系統：

滋養五種生命風息：

活化五元素：

平衡七脈輪：

調和三督夏：

能量活力指數：從平靜到振奮

	4	*5*	*6*	*7*	*8*	*9*	10

引導式冥想：穩固與舒鬆自在的平衡

- 手持身體手印，做幾次自然調息，讓你整個人與這個手印所喚醒的感知覺受相調和。

- 注意你的呼吸如何被溫和向下引導到你的軀幹底部，帶給你穩定和接地感。

- 感覺你的吐氣是否自然延長，變得緩慢而平靜，讓你身體感到更舒適自在。

- 當這種穩固與舒適感充滿你身體各個部位，你打坐時坐姿自然毫不費力。

- 首先，感覺你軀幹底部、雙腿、雙腳部位都達到穩固與舒鬆的平衡，感覺這些區域深深地扎根到地底之下，同時又非常舒服放鬆。

- 現在，你的骨盆、骶骨以及臀部都處在穩固與舒鬆的平衡狀態，讓你整個人非常穩定而且又舒服放鬆。

- 現在，讓這個平衡感滲透到你的腹部、太陽神經叢、下背部、腰部，讓你身體的中間軀幹部位完全得到支撐而且放鬆。

- 現在，你的胸部和上背部也處在穩固與舒鬆的平衡狀態，你的整個肋骨區域非常堅實而且舒適。

- 當你的軀幹都處在穩固與舒鬆的平衡中，現在做幾次呼吸調息，感覺這種平衡感完全滲透到你的脊柱。

- 每一次吸氣，你的脊椎就自然延展開來，變得正直而且穩固，每一次吐氣，你的脊椎就自然彎曲，變得鬆柔下來，非常柔韌而且有彈性。

- 當你的軀幹和脊柱都得到平衡，你的肩膀、手臂、雙手也自然反映出這種和諧，跟你整個身體同步變得穩固且放鬆。

- 穩固與舒鬆的平衡現在涵蓋你的頸部和頭部，延展你的頸椎，同時讓你的下顎往內收回，讓你的頭部平均地安住在你的身體上。

- 花一點時間去感受，你的身體處在穩固與舒鬆的完美平衡，它也自然反映在你的呼吸上。

- 現在你的身體和呼吸都處在完美的和諧狀態，這種平衡穿透你的思想與情緒層面，讓你心神完全集中，同時又感到非常放鬆。

- 現在，做幾次呼吸調息，感覺你全身上下都處在穩固與舒鬆的完美平衡，你安住於和諧之中。

- 對自己說三次這句肯定語（出不出聲都可以），來穩固你的平衡體態：
「穩固與舒鬆的平衡，讓我安住於全然的和諧之中。」

- 現在，慢慢把手印放掉，做幾次深呼吸，安住在這個狀態中。

- 準備好之後，張開眼睛，讓意識慢慢回到當下，將這種平衡感帶入你的所有活動中。

食物鞘
（物質層身）

- 將呼吸和覺知意識引導到軀幹底部，產生一種按摩效果，促進排泄系統的循環。

- 延長吐氣時間，活化放鬆反映，減輕壓力、降低血壓。

- 提升身體的覺察力，有助肌肉骨骼系統的健康。

- 此手勢帶來的穩定扎根效果，有助改善瓦塔失衡。

- 此手勢帶來的鎮定效果，有助改善皮塔失衡。

生氣鞘
（生命之氣層身）

- 活絡向下流動的下行氣。

- 開啟與平衡主掌安全感的第一脈輪。

意思鞘
（心理情緒層身）

- 讓心神處於深度平靜與安寧狀態，同時提升專注力，因此對於治療焦慮症功效極佳。

理智鞘
（智慧層身）

- 穩固與舒適的平衡能幫助我們認識內在真實本我的寧靜本質。

歡喜鞘
（至樂層身）

- 當我們的體態變得穩定而舒適，深度的內在平靜感自然升起。

85

擴展呼吸手印
DIRGHA SVARA MUDRA
擴張生命能量 ： 呼吸法

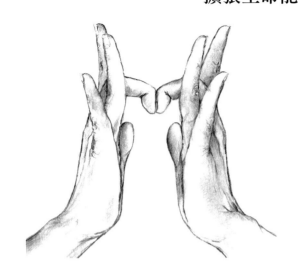

我的呼吸與我的存在深深融合
整個生命體充滿力量

核心品質
擴張生命能量

主要功效
- 提升呼吸效能，擴大生命能量的自由流動。
- 紓解肋骨的緊張收縮。
- 矯正脊椎。
- 提升熱情與活力。

相近效果手印
中軀幹手印、上脊柱手印、精神活力手印

注意事項與禁忌
氣喘發作時，請勿持此手印。

持印步驟
1. 兩手掌心相對，置於胸前，手指指尖朝上。
2. 兩手中指向下彎曲，讓指甲相貼在一起。
3. 其餘手指朝上伸直，左右手掌保持平行。
4. 肩膀往後及往下鬆垂，兩手手肘跟身體保持些微距離，脊椎保持自然正直。

Pranayama（普拉納亞瑪）這個字是由兩個梵文字根所組成：prana 是「生命力能量、生命之氣」，yama 是「擴大」，兩個字合起來成為 pranayama，意思就是藉由瑜伽呼吸法來擴大生命力能量。呼吸就是擴大和引導生命之氣的主要工具。藉由各種不同的呼吸法，我們就可以將呼吸氣息導向不同的身體部位，調整吸氣、吐氣以及呼吸停頓的時間，並且改變身體能量的活躍指數，讓人變得非常鎮定，也可以充滿活力。在物質身體層面，呼吸法可擴大肺活量，調和身體所有系統。在心理情感層面，呼吸法能提升和諧與安寧的感受，使我們更容易進入和維持在冥想定境之中。在精神靈性層面，呼吸法能帶來一種開闊感，讓我們超越個人性格的局限，為靈性覺醒提供助力。

Dirgha（德噶）的意思是「延展」，svara（斯瓦拉）的意思是「呼吸」。擴展呼吸手印能使我們整個肋骨區域得到延展、擴張，提升呼吸效能，同時提升我們對呼吸的四個階段（吸氣、自然停頓、吐氣、自然休息）的覺知意識。這個手勢能夠使肋骨產生有節奏的運動，讓長期處在緊縮狀態的呼吸器官肌肉得到舒緩。擴展呼吸手印也具有提振能量的作用，能讓人充滿活力，增加對於生命的熱情。這個手勢不僅能提升我們的生命之氣，還能將它引導到身體各個部位，協助身體健康和療癒，同時創造出一個開闊空間，讓覺醒自然發生。

平衡生理系統：

滋養五種生命風息：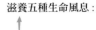

活化五元素：

平衡七脈輪：

調和三督夏：

能量活力指數：從平靜到振奮

4	5	6	7	8	9	10

引導式冥想：擴張生命力能量

- 手持擴展呼吸手印，做幾次自然調息，讓你整個人與這個手印所喚醒的感知覺受相調和。
- 注意你的呼吸氣息如何平緩流入你的胸腔、側肋以及上背部，提升你對呼吸的四個階段的覺知。
- 當你更加與波浪般的呼吸節奏相調和，你對呼吸四個階段的覺知意識就會自然擴大。
- 每一次吸氣，你的肋骨會完全擴張，接收生命能量，接著短暫停頓，讓你的肺臟將生命能量完全吸收。
- 每一次吐氣，你都感到更加鬆弛、釋放，接著短暫停頓，讓你能夠得到完全的休息。
- 感覺這個如同波浪般的運動，讓呼吸的每一個階段都自然延長，讓你的呼吸效能和吸收生命能量的能力都得到擴大。
- 當你更加順應於這個擴展生命能量的波浪運動，你就能夠將它引導到你身體每一個部位，讓全身所有部位都充滿活力。
- 首先，吸氣，讓你的肺部完全擴張，然後吐氣，將生命能量向下導入你的骨盆、雙腿和雙腳。
- 做幾次呼吸調息，感覺這些部位隨著你的呼吸波動同步擴張又放鬆。
- 當下部軀幹的氣更加充足，觀想這個區域得到生命能量的完全滋養。
- 現在吸氣，讓你的肺部擴張、充滿生命能量，然後吐氣，將呼吸導入你的腹部、太陽神經叢、下背部、腰部。
- 做幾次呼吸調息，觀想這些區域隨著你的呼吸波動同步擴張又放鬆。
- 當你的生命氣息流動更加順暢，讓你的中央軀幹部位得到生命能量的浸潤。
- 接下來，吸氣，讓你的肺部充滿生命能量，然後吐氣，將氣息導入你的胸腔、上背部、肩膀、手臂以及手部。
- 做幾次呼吸調息，感覺這些部位與你的呼吸波動同步得到擴張和放鬆。
- 當你的呼吸波浪滋養了你的胸部和上肢，感覺這些部位現在充滿了活力。
- 接下來，吸氣，讓肺部完全充滿空氣，然後吐氣，將呼吸向上導入你的頸部和頭部，滋養你的大腦和感官，讓它們更加澄澈清明，現在你的臉部表情看起來非常平靜，
- 現在，感覺你整個身體都隨著呼吸波動同步得到擴張和放鬆，你的身體現在充滿活力。
- 對自己說三次這句肯定語（出不出聲都可以），來穩固這個生命活力：**「當生命力能量穿透我整個生命體，我感到活力充沛、精神十足。」**
- 現在，慢慢把手印放掉，做幾次深呼吸，感受你體內擴展的生命能量。
- 準備好之後，張開眼睛，讓意識慢慢回到當下，感覺生命力的提升為你的靈性旅程帶來巨大助益。

食物鞘
（物質層身）

- 將呼吸和覺知意識引導到整個肋骨，擴大呼吸效能。
- 促進肋骨的擴張運動，協助舒緩胸椎區域的肌肉緊繃。
- 矯正脊椎。
- 擴大呼吸效能可能有助於改善呼吸疾症，比如氣喘（但僅限於沒有氣喘發作時）。
- 此手勢能夠幫助清理和提振能量，並擴張肋骨，有助改善卡法失衡。

生氣鞘
（生命之氣層身）

- 活絡向上流動的命根氣。
- 疏通與平衡主掌無私之愛的第四脈輪。

意思鞘
（心理情緒層身）

- 提升自信。
- 培養施與受的平衡感。

理智鞘
（智慧層身）

- 當我們與生命力能量相調和，我們對於生命精微領域的感受力也會隨之提升。

歡喜鞘
（至樂層身）

- 生命力能量的順暢流動，自然產生一種開闊、無拘無束的解脫自由感。

86

造物主手印
ISHVARA MUDRA
感官收攝 - 攝心

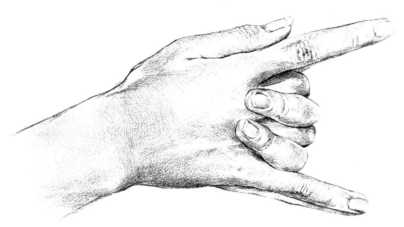

當感官得到深度休息
我感覺更加平靜與清明

核心品質

收攝感官

主要功效

- 減少過度感官刺激，清理累積的感官印象。
- 維護排泄系統與消化系統的健康。
- 促進腹部呼吸，減輕壓力，帶來深度放鬆和休息的感覺。

相近效果手印

祕密手印、烏龜手印、海螺手印、寶盒手印

注意事項與禁忌

無

持印步驟

1. 兩手十指交握，手掌根部相貼。
2. 小指與食指伸直。
3. 拇指並排，貼靠在食指上。
4. 前臂靠在腹部上，伸直的指頭朝向前方。
5. 肩膀往後及往下鬆垂，兩手手肘跟身體保持些微距離，脊椎保持自然正直。

Pratyahara 源自兩個梵文字：ahara（阿哈拉）的意思是「食物」，prati（普拉提）的意思是「遠離」。Pratyahara（普拉恰哈拉）就是「遠離所攝取的一切」。以瑜伽來說，Pratyahara 的意思是：收攝感官、避免過度感官刺激，讓心智頭腦休息並重新恢復本有的清明。當感官向內收攝，心智頭腦並不會立刻安靜下來，甚至可能變得更活躍。這是因為我們頭腦裡面累積了很多思想念頭、感覺情緒和記憶所致，要釋放這些東西，需要時間、耐心，以及純然觀照不與之產生認同的能力。當這些累積的感官印像被「消化」掉之後，因它們而有的那些壓力和緊繃感就會自然消解，我們的感官自然得到休息和復原。當感官和思想念頭變得安靜、清晰、平和，我們內在的寂靜就會自然升起，讓我們能夠更輕鬆保持在穩定的冥想狀態。

Ishvara（伊希瓦拉）的意思是是「造物主」，也就是遍一切處、無處不在的宇宙秩序與和諧。造物主手印能在我們身體內在中培養這種和諧感，為我們帶來深沉的平靜，使感官自然向內收攝。這個手勢能將呼吸、覺知意識和能量引導到腹部和軀幹底部，幫助消化系統和排泄系統維持最佳功能。造物主手印能使呼吸速度變慢、延長吐氣時間，讓我們內心感覺平靜，進而消化存在於精微能量層次中的感官印象、思想、情緒以及記憶。這個手勢也讓我們的念頭與念頭之間產生停頓空間，提升我們的內在寧靜感。

平衡生理系統：

活化五元素：

調和三督夏：

滋養五種生命風息：

平衡七脈輪：

能量活力指數：從平靜到振奮

| | | | | | 4 | 5 | 6 | 7 | 8 | 9 | 10 |

- 手持造物主手印，做幾次自然調息，讓你整個人與這個手印所喚醒的感知覺受相調和。

- 注意你的呼吸如何被溫和引導到你的腹部和軀幹底部，帶來一種輕鬆舒適的感覺，讓你整個人更加放鬆。

- 當你更加深沉放鬆，你的五種感官會自然向內收攝，讓你與內在本體調和一致。

- 首先，將覺知放在你的聽覺，去聽你所能聽到的最遠的聲音，然後將你的覺知力慢慢拉近，越來越近，聽離你最近的聲音。

- 現在，讓你的聽覺向內收攝，做幾次呼吸調息，去探索你內在的細微聲音，包括你的呼吸聲和心跳聲。

- 接下來，將覺知放在你的觸覺，感受一下你的身體和你現在坐著的地方，兩者相互接觸的感覺，你的衣服貼在你皮膚上的觸感，還有你的眼皮所接觸到的那個平面。

- 現在，讓你的觸覺向內收攝，感覺空氣的氣流進入你的鼻孔，然後向下流動，輕撫著你的呼吸通道。

- 當聽覺和觸覺都向內收攝，你的視覺自然也會跟著轉向內在，用你的心靈眼睛去觀看你周圍的環境景色，從最遠的地方開始，然後慢慢拉近，一直到你看著自己的身體。

- 現在，讓你的視覺往內收攝，觀看你的內在世界，任何的顏色、形狀，或是影像，都讓它們自然顯現。

- 接下來，將覺知帶到你的味覺，想像一種味道，它讓你想起你最平靜的時光，深深去品嚐那個味道以及隨之而生的感受。

- 現在，你的味覺向內收攝，讓這種平靜舒適的感覺涵蓋你的全身，帶給你全然的寧靜。

- 當聽覺、觸覺、視覺、味覺都向內收攝，現在開始感知你的嗅覺，去嗅聞空氣中的任何氣味，比如隨風飄過來的花香。

- 現在，讓你的嗅覺向內收攝，想像一種你感到愉悅的香氣，讓它的氣味在你整個身體散播開來。

- 當你的五種感官都轉向內在，你的心靈自然變得平和寧靜，讓你可以安住在本我的寂靜之中。

- 讓感官深沉地休息，然後對自己說二次這句肯定語（出不出聲都可以）：**「當我的感官自然向內收攝，我安住在真實本體的寂靜之中。」**

- 現在，慢慢把手印放掉，做幾次深呼吸，感覺所有感官都進入休息狀態。

- 準備好之後，張開眼睛，讓意識慢慢回到當下，你依然與你的本體合一同在。

食物鞘
（物質層身）

- 將呼吸和覺知意識引導到腹部和軀幹底部，產生一種按摩效果，促進消化和排泄系統的循環。

- 鎮定神經系統和感官，使其維持最佳功能狀態。

- 此手勢帶來的鎮定效果，有助改善皮塔失衡。

- 降低感官刺激，有助改善瓦塔失衡。

生氣鞘
（生命之氣層身）

- 溫和刺激向下流動的下行氣。

- 開啟與平衡主掌安全感和自我滋養的第一與第二脈輪。

意思鞘
（心理情緒層身）

- 帶來深沉寧靜感，有助鍛鍊攝心。

- 協助「消化」精微能量層次中累積的思想和情感。

理智鞘
（智慧層身）

- 收攝感官所帶來的內在寧靜體驗，是通往內在清明本體的門戶。

歡喜鞘
（至樂層身）

- 當感官得到完全休息，喜悅、平和、幸福感自然覺醒。

87

灌頂手印
ABHISHEKA MUDRA
心靈集中 ： 凝念

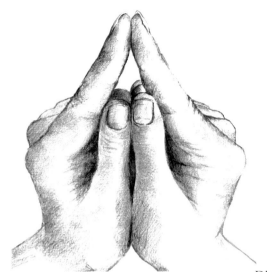

深沉集中心念
我毫不費力進入冥想定境

核心品質
心靈集中

主要功效
- 增進定點專注力，為靜心冥想做準備。
- 促進消化。
- 釐清人生目標和願景。

相近效果手印
鑽石手印、方向手印、智慧手印、三叉戟手印

注意事項與禁忌
無

持印步驟
1. 雙手置於太陽神經叢的前方，掌心相對。
2. 兩隻手都鬆鬆握拳，拇指在外。
3. 將兩個拳頭靠在一起，手掌根部也相貼。
4. 兩手食指伸直，指腹相貼。
5. 兩手拇指側緣相貼，放在左右食指當中的空間。
6. 肩膀往後及往下鬆垂，兩手手肘跟身體保些微距離，脊椎保持自然正直。

Dharana（達拉納）的意思是「凝念、專注」，是將心念穩固又輕鬆地聚焦在所選定的一件物體上的這種能力。這件物體可以是外在的，比如壇城（Yantra，冥想用的神聖幾何圖形），也可以是內在的，比如在第三眼處觀想唵（Om）字符號。當我們有辦法長時間集中心念，我們的頭腦就會變得更穩定、更寧靜，使我們更容易進入冥想定境。心靈集中力的提升是一個漸進的過程，因為我們日常念頭的本質就是「變動」，必須在環境中不斷搜尋可能的機會和威脅。這種警醒狀態對於求生存以及滿足生命基本需求是必要的，但是當我們走上靈修之路，就必須去訓練向內收攝心念的能力，並放下對於外境的執著。在我們開始鍛鍊達拉納（凝念能力）之初，念頭會不斷從那件物體上溜走，這是正常的。透過不斷練習，慢慢將念頭帶回來，人就會變得愈來愈穩定、寧靜，也愈來愈不費力就能保持在凝念狀態。

Abhisheka（阿比舍卡）的意思是「塗抹聖油或聖水」，也就是將牛奶、酸奶、酥油或蜂蜜塗倒在聖像上作為一種供養的意思，也就是灌頂。灌頂手印的手勢形狀就類似於用來進行灌頂的工具。這個手勢能將呼吸、覺知意識和能量導入太陽神經叢，活化消化力，同時提升我們身體的能量和頭腦的清晰度，讓我們更有能力集中心念。此外，灌頂手印也能喚醒眉心輪（也就是主掌智慧與清晰洞見的能量中心），因此有助於提升我們的凝念能力和清明度。

平衡生理系統：

活化五元素：

調和三督夏：

滋養五種生命風息：

平衡七脈輪：

能量活力指數：從平靜到振奮

4	5	6	7	8	9	10

引導式冥想：內在的凝念之火

- 手持灌頂手印，做幾次自然調息，讓你整個人與這個手印所喚醒的感知覺受相調和。
- 注意你的呼吸如何被自然引導到太陽神經叢部位，為你帶來溫暖光明的感覺。
- 做幾次呼吸調息，感覺這道光芒愈來愈深沉，現在，觀想它是位於太陽神經叢中央的一道小火焰，將它當成你集中心念的焦點。
- 花一點時間，注意這道火焰的細節，觀想它的底部是金色和橘色，焰尖則是亮藍色，以及曲線形狀的焰身。
- 剛開始，這道火焰可能明明滅滅，你的注意力很容易溜走，無法集中，如果是這樣，你可以平靜地邀請你的心念重新回到這道火焰上就好，不要批判自己。
- 做幾次呼吸調息，持續這個過程，每次當你發現你的念頭又溜走了，就再次把它拉回來，你的專注力自然會愈來愈提高。
- 當你的專注力提升，你的呼吸也會跟著緩慢下來，而且變得更寧靜，你也愈來愈不費力就能把心念集中在火焰上。
- 念頭還是會繼續升起，但你只要單純地讓它們自由來去，繼續溫柔而穩定地把覺知意識拉回到火焰上就可以了。
- 當你的覺知力逐漸能夠安住在你的內在火焰上，你的心念頭腦就會慢慢集中，而且安靜下來，你會感覺到整個人變得非常祥和。
- 因為更加祥和、和諧，你就能毫不費力進入冥想定境。
- 在這樣寧靜的心靈狀態下，對自己說三次這句肯定語（出不出聲都可以）：「**我凝念安住，感覺內在非常平靜和諧。**」
- 現在，慢慢把手印放掉，做幾次深呼吸，感受當下心念集中的狀態。
- 準備好之後，張開眼睛，讓意識慢慢回到當下，感覺自己的凝念能力已經提升。

食物鞘
（物質層身）

- 將呼吸和覺知意識引導到太陽神經叢，產生一種按摩效果，促進消化系統的循環。
- 擴大肋骨背面的呼吸效能，讓脊椎骨得到延展。
- 擴大中背部的呼吸效能，促進腎臟和腎上腺區域的循環。
- 專注力提升，有助降低壓力。
- 此手勢帶來的凝念效果，有助改善瓦塔失衡。
- 此手勢能夠溫和提振能量，有助改善卡法失衡。

生氣鞘
（生命之氣層身）

- 活絡水平流動的平行氣。
- 疏通與平衡主掌個人力量與智慧的第三和第六脈輪。

意思鞘
（心理情緒層身）

- 鎮定心念與情緒。
- 在念頭與念頭之間創造停頓空間，有助集中心念。

理智鞘
（智慧層身）

- 心靈集中帶來清明，讓我們更容易與真實本我調和一致。

歡喜鞘
（至樂層身）

- 當心念愈加集中，寧靜感與清晰洞見自然升起。

88

淨念手印
DHARMADHATU MUDRA
靜心冥想 ： 禪定

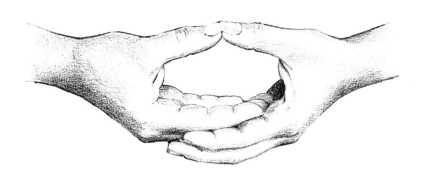

跟隨呼吸的起伏節奏
心念自然得到安歇之處

核心品質
靜心冥想

主要功效
- 幫助我們在冥想中能夠接納和觀照一切心念與情緒的起落。
- 降低壓力感，鎮定神經系統。
- 統合身體、呼吸、感官，以及心念。
- 體驗到念頭起落之間存在著寂靜空間。

相近效果手印
智慧手印、禪定手印、獠牙濕婆手印

注意事項與禁忌
無

持印步驟
1. 左手放在大腿膝部上，掌心朝上。
2. 右手手背疊放在左手掌心上。
3. 兩手拇指指尖輕輕相觸，形成一個橢圓形。
4. 肩膀往後及往下鬆垂，兩手手肘跟身體保持些微距離，脊椎保持自然正直。

Dhyana（禪那）的意思是「冥想、入定」，也就是穩固又清醒的純粹意識流動，透過訓練我們會逐漸認識到，那就是我們生命存在的自然狀態。瑜伽八肢的每一肢，都是在為我們進入禪定而做準備，每一肢都各有其重要地位。「基本道德準則」（持戒）與「修持奉行」（遵行）能減少我們內在和外在的衝突；「瑜伽體式」的鍛鍊能夠讓我們在打坐時保持穩固與舒鬆的平衡；「呼吸調息法」能擴充我們的生命之氣，讓我們有足夠的能量可以更不費力地保持在冥想定境之中；「攝心」是收攝感官，減少外部干擾。「凝念」讓我們心靈集中，心念頭腦變得更加平靜和安詳。「禪定」（靜心冥想）則是凝念的自然延伸，將所有的作意用力全部放下。在禪定中，我們的身體、呼吸、感官和心念會自然融合成為和諧的意識流動。要毫不費力進入禪定，關鍵就是接納、不排拒我們頭腦中升起的所有念頭，不對它們產生強烈認同。接納和單純觀照一切念頭起伏，放下所有抗拒，我們自然毫不費力就能進入禪定。

Dharmadhatu（達摩馱都）指的是已擺脫一切制約的「清淨心念」（淨念）；也就是透過靈性修行而顯露心念頭腦的清淨法性。淨念手印也稱為法界手印（Cosmic mudra），經常用於佛教禪宗的打坐修定。這個手勢能將呼吸、覺知意識和能量自然引導到整個身體的正面，使其順暢流動，讓呼吸成為頭腦心念的專注點，使我們整個人隨著呼吸節奏而自然變得穩定、平靜。淨念手印能提升我們內在的寧靜感，幫助我們接納和單純觀照心念的起伏。因為更寧靜，我們自然能夠體驗到內在真我本然的寂靜。

平衡生理系統：

滋養五種生命風息：

活化五元素：

平衡七脈輪：

調和三督夏：

能量活力指數：從平靜到振奮

		4	5	6	7	8	9	10

引導式冥想：迎納與觀照

- 手持淨念手印，做幾次自然調息，讓你整個人與這個手印所喚醒的感知覺受相調和。

- 注意你的呼吸如何在你全身上下平緩自然流動，讓你的心念自然安靜下來，帶給你寧靜的感覺。

- 因為更加平和寧靜，你就有能力迎接頭腦中升起的所有念頭，單純地觀照它們，讓你更容易進入冥想狀態。

- 首先，迎接、不要排拒你身體內部升起的一切感覺。做幾次呼吸調息，掃描你全身上下，從頭頂到腳底，探索每一個部位的感覺，完全擁抱一切感受。

- 現在，把這種迎納之心擴大到你的呼吸。花一點時間，跟隨你呼吸的自然起伏，從你的軀幹底部到你的頭頂。

- 讓你的呼吸氣息在你全身上下自由流動，感覺呼吸的起伏收受達到一種自然的平衡。

- 接下來，擴大到你的五種感官，不管來自外在或內在的任何聲音、任何氣味、任何味道、任何影像，都讓它們自然升起，不要排拒。

- 做幾次呼吸調息，接納所有感官刺激，將它們視為純粹的能量，讓它們與你的身體感官覺受和呼吸融合為一。

- 當身體、呼吸、感官都完全合一，沒有排拒，你自然就更容易接納一切的思想念頭和情緒感受。

- 做幾次呼吸調息，讓所有的思想念頭或情緒自然升起，將它們視為純粹的能量波動，讓它們自然起落、自由來去。

- 現在，納受你內在所升起的一切東西，讓身體、呼吸、感官、心念頭腦全部自然統合為一。

- 當你將內在所升起的一切全部統合，你自然毫不費力進入冥想之流。

- 安住於冥想之流，你感覺到和諧與清明就是你的真實本性。

- 安住於冥想之流中，對自己說三次這句肯定語（出不出聲都可以）：「**接納我內在升起的一切，我毫不費力安住於禪定之中。**」

- 現在，慢慢把手印放掉，做幾次深呼吸，安住於不費力的定境中。

- 準備好之後，張開眼睛，讓意識慢慢回到當下，將禪定的本質帶入你的一切日常活動中。

食物鞘
（物質層身）

- 將呼吸、覺知意識和能量引導到全身正面，讓警覺與放鬆維持平衡，有助全身系統功能的最佳運作。

- 此手勢帶來的平衡效果，對於改善三種體質的失衡都有幫助。

生氣鞘
（生命之氣層身）

- 平衡所有生命氣息。

- 疏通與平衡第一到第六脈輪，特別是智慧中心眉心輪。

意思鞘
（心理情緒層身）

- 帶來平靜與安寧感。

- 提升定力，讓我們能安住於冥想禪定狀態，同時維持足夠的能量避免昏沉。

理智鞘
（智慧層身）

- 透過接納和觀照，我們就不會與自己的念頭和情緒產生過度認同。

歡喜鞘
（至樂層身）

- 當我們能夠安住於當下的清醒意識狀態，寧靜、知足、完滿無缺的感覺自然升起。

89

曼陀羅手印
MANDALA MUDRA
合一體驗：三摩地

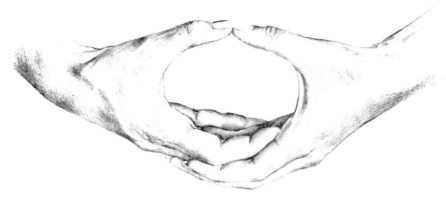

在真實本我的大圓滿中

我經驗到存在的本質乃是自由與合一

核心品質

精神合一

主要功效

- 瞥見超越個我的深沉冥想狀態，體驗到我們的存在本質就是合一。
- 協助全身系統維持在最佳功能狀態。

相近效果手印

獠牙濕婆手印

注意事項與禁忌

無

持印步驟

1. 左手放在大腿膝部上，掌心朝上。
2. 右手手背疊放在左手掌心上。
3. 兩手拇指指尖輕輕相觸，形成一個正圓形。
4. 肩膀往後及往下鬆垂，兩手手肘跟身體保持些微距離，脊椎保持自然正直。

Samadhi（三摩地）這個字是由三個梵文字根所組成：sam 的意思是「與……合一」，在這個語境之下，a 的意思是「朝向」，dha 的意思是「持守」。 Samadhi 就是指：心安住於它的自然合一狀態。人們通常是這樣在描述三摩地的體驗：沉浸於無盡幸福喜悅的大海中，與神完全合一，與一切萬物合一。在三摩地的境界中，所有的分離感都會消失，冥想者和他冥想的物體（對象）自然融合，成為沒有分別的整體。在此合一狀態中，我們會經驗到，我們的真實本性乃是超越一切制約的清淨意識。《瑜伽經》當中描述了三摩地的幾個層次，每一個層次分別代表禪修者對於心的運動能夠掌握到什麼程度（心的動亂程度），好讓修定者可以一步步循序漸進，深入禪定的最終合一狀態。

Mandala（曼陀羅）的意思是「圓」，曼陀羅手印能將呼吸、覺知意識和能量引導到整個身體，提升我們生命體每一個層面的圓滿合一體驗。當合一感日漸加深，我們就更容易瞥見我們的真實本性乃是合一。當我們處於這種合一狀態，我們的身體系統自然會反映出這種和諧。從象徵符號的層次來說，曼陀羅手印做出的正圓形就是代表萬物圓滿合一，我們與宇宙眾生乃是合一無別。當這種合一感愈來愈完整，再也沒有分離感，我們就會體驗到與萬物眾生完全合一。當我們的合一感愈來愈深化，位於我們頭部頂端的「頂輪」就會自然打開，讓我們瞥見，我們的真實本性就是解脫自由與合一。

平衡生理系統：

滋養五種生命風息：

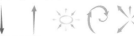

活化五元素：

平衡七脈輪：

調和三督夏：

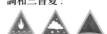

能量活力指數：從平靜到振奮

			4	5	6	7	8	9	10

引導式冥想：合一旅程

- 首先，將雙手舒服地放在你的大腿或膝蓋上，接下來，你將要進入體驗三摩地合一之境的旅程。

- 現在，手持「身體手印」。做幾次自然吸氣吐氣，來掃描你的全身，從腳部到頭頂，做一些細微的調整，讓你的身體完全處在穩定且舒鬆的狀態，這是瑜伽體式的精髓。

- 當你穩固而且放鬆地安住於你的身體，你生命體的所有層面會自然統合起來，形成你進入冥想旅程的基礎。

- 現在你非常穩固地坐著，雙手改持「擴展呼吸手印」。感覺你的呼吸氣息從胸腔中央流出，帶著生命能量注入你身體每一個部位，這是瑜伽呼吸法的精髓。

- 感覺你身體的外圍輪廓隨著呼吸同步擴大和放鬆，你的整個存在就是一座光芒四射的能量場。

- 當身體與呼吸達到統合，雙手改持「造物主手印」。讓你的所有感官自然向內收攝，從嗅覺開始，然後是味覺、觸覺、視覺、聽覺，引導你進入內在的無聲寂靜。

- 當感官全部收攝，你自然進入內在的庇護聖所，經驗到你真實本性的寂靜，這是攝心的精髓。

- 當身體、呼吸、感官自然統合，雙手改持「灌頂手印」。讓你的覺知意識安住在你太陽神經叢的一個小火焰，自然進入心靈集中狀態，這是凝念的精髓。

- 維持在這個凝念狀態，你感到輕鬆又穩固，如果需要的話，可將你的覺知意識隨時帶回到你的火焰，讓你的心念更容易安住在這個焦點上。

- 帶著集中的心念，雙手改持「淨念手印」。讓你所有的努力和作意全部放下，讓身體、呼吸、感官以及心念融攝為單一的意識流動，自然而然進入冥想定境。

- 保持在這個意識流動狀態，納受和觀照你內心升起的一切，讓自己安住在無作意的禪定之中。

- 當你安住於禪定之中，雙手改持「曼陀羅手印」。現在，做幾次呼吸調息，讓冥想者與冥想經驗完全融合，沒有分別。

- 做幾次吸氣吐氣，安住在這全然的合一體驗中，這是三摩地的精髓，也就是你瑜伽旅程的最高點。

- 對自己說三次這句肯定語（出不出聲都可以），來穩固你的合一體驗：
「八肢瑜伽的旅程現在全部融合，我經驗到真實自性的合一本質。」

- 慢慢將手印放掉，接下來我們要展開回程，首先將你的覺知焦點放在你的太陽神經叢部位，讓你的感官逐漸轉到外部世界。

- 接下來，將意識焦點放在呼吸氣息的流動，然後慢慢回到當下，回到你的身體。

- 準備好之後，慢慢地、輕輕地張開眼睛，你已經完成了八肢瑜伽的統合旅程。

食物鞘
（物質層身）

- 促進全身呼吸，協助全身系統保持最佳功能。
- 促進肺部所有區域的最佳呼吸效能。
- 此手勢帶來的平衡效果，對於改善三種體質失衡都有幫助。

生氣鞘
（生命之氣層身）

- 平衡所有生命氣息。
- 平衡與調和全部七脈輪，但特別聚焦於第六和第七脈輪，也就是主掌智慧與合一的能量中心。
- 調和三條主要經脈。

意思鞘
（心理情緒層身）

- 提升合一與完滿感。

理智鞘
（智慧層身）

- 當我們瞥見合一之境，我們自然會打開一扇門，認識到自己的真實自性。

歡喜鞘
（至樂層身）

- 當我們瞥見自性的圓滿與合一，歡喜與自在無拘的感受便會自然升起。

第十五章
邁向自由解脫的十個步驟

靈性覺醒手印

在靈修道路上，我們從對於受制約的小我的認同，到親身體會真實本我的無拘無束，從破碎邁向完整，從疑惑邁向清明，從受苦邁向解脫。大多數的靈修傳統都非常重視正向精神品質的培養鍛鍊，因為那是我們靈修道路上的重要助力。從有意識地培養這些特質開始，逐步將制約鬆綁，最後終於發現，這些正向精神品質就是我們真實本我的反射。

以下所舉出的幾項靈性品質，對於我們邁向療癒和覺醒的旅程特別有幫助。接下來我們就要來探討每一項品質所對應的手印，還有這些品質帶給我們的意義，以及如何透過引導式冥想和肯定語來鍛鍊這些靈性品質。

1. 專一修行（STHIRATA）：以靈修做為人生第一要務。

2. 敞開（VIPULACHETANA）：以更開闊寬廣的視野來看待自己、生命以及其他人。

3. 信賴（SHRADDHA）：相信內在的真實自性，讓它來引導我們的靈修之路。

4. 納受（KSHANTI）：真心納受我們生命中的一切境遇，將它視為學習與祝福。

5. 慈悲（KARUNA）：認識到我們的本性與萬物眾生沒有分別。

6. 辨識力（VIVEKA）：辨明受制約的有限小我與無限真實自性的差別。

7. 寂靜平等（SAMATVA）：安住於我們的內在核心，不輕易受到生命境遇起伏的動搖。

8. 靈性能量（SHAKTI）：提升精神力量，作為靈修道路上的助力。

9. 自主力（VASHITVAM）：放下對於受制約之小我的認同，成為自己命運的主宰。

10. 自在解脫（MOKSHA）：智慧與悲心的結合，讓我們經驗到，自由與合一乃是我們的真實本性。

靈性品質及其覺醒手印

手印		核心品質
濕婆林伽手印		專一修行 Sthirata
空無手印		敞開 Vipulachetana
庇護所手印		信賴 Shraddha
祈願手印		真心納受 Kshanti
慈悲手印		慈悲心 Karuna
完全覺識手印		辨識力 Viveka
公豬手印		寂靜 Samatva
夏克堤手印		喚醒靈性能量 Shakti
至上菩提手印		做自己的主人 Vashitvam
時神手印		精神的自在解脫 Moksha

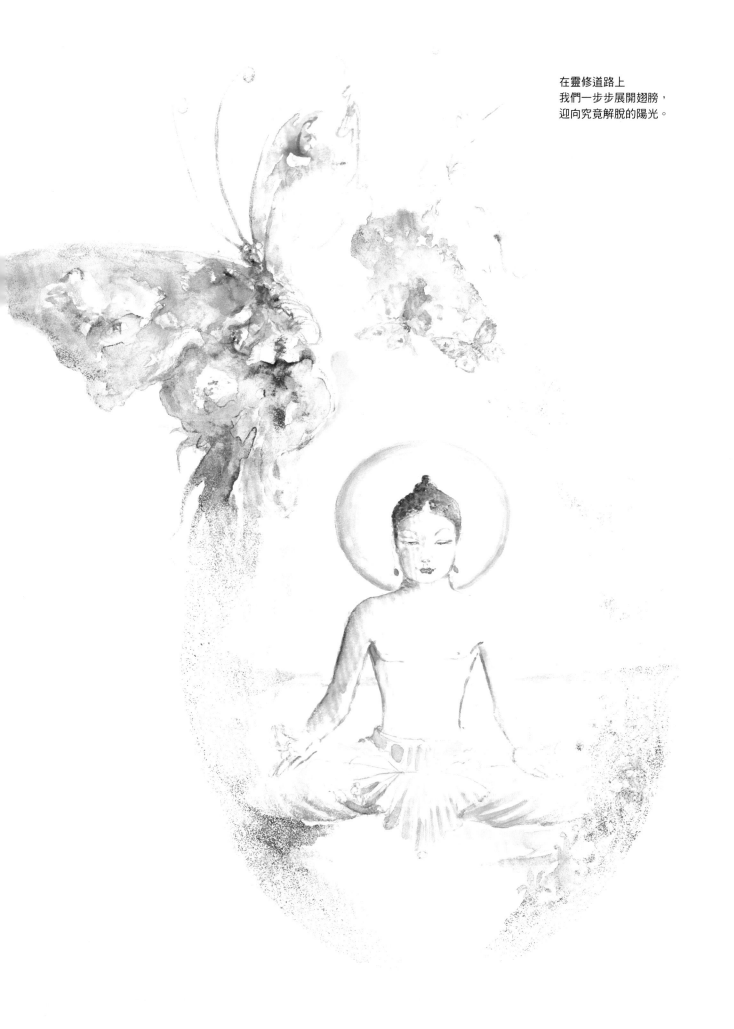

在靈修道路上
我們一步步展開翅膀，
迎向究竟解脫的陽光。

90

濕婆林伽手印
SHIVALINGAM MUDRA
專一修行

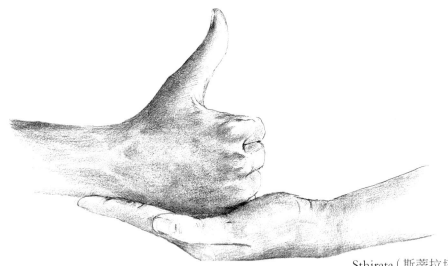

以靈修為首要之務
我堅定地走在我的道途上

核心品質
專一修行

主要功效
- 強化靈性修行的意願和意志。
- 矯正體態,有助冥想入定。
- 促進消化力。
- 提高決心和專注力。

相近效果手印
脊柱手印、拳頭手印、梵天手印、智慧女神手印、原初寂靜手印

注意事項與禁忌
高血壓患者請勿練習此手印。可用刺激性較低的原初寂靜手印來代替。

持印步驟
1. 左手掌心朝上,放在下腹部前方。
2. 右手握拳,拇指朝上伸直。
3. 將右手置於左手掌心正中央。
4. 肩膀往後及往下鬆垂,兩手手肘跟身體保持些微距離,脊椎保持自然正直。

Sthirata(斯蒂拉塔)的意思是專一致志、一心修行的意願,是我們靈修旅程的重要根基。生命存在著各種可能性和方向,使得我們不斷在外在世界中追求滿足。當我們決定踏上靈修之路,專心致志於探索自我、追求生命最深的意義時,非常重要的一件事情就是,必須將靈性轉化當做人生第一要務。在小我層次上,我們經常透過積累物質財富、地位、成就和安全感來滿足自身的渴望和需求。然而,靈修之路卻要求我們去認識這些渴望和需求的局限性,以喚醒我們內在的真實本性,知道它原本就完滿無缺。如果我們與小我認同,我們就會以文化與社會規範來作為行動準則。但是,對一個靈修者來說,我們的動機是從內在自發的,這需要一種巨大的決心和獻身的意志,才能支撐我們在覺醒路上不斷精進前行。

濕婆(Shiva)是庇佑修行者堅定靈修熱情的神,林伽(Linga)則是濕婆精神力量的象徵符號,因此,濕婆林伽手印是一種能夠幫助我們堅定靈修意願的手印。這個手勢能將呼吸、覺知意識和能量引導到我們的個人力量中心太陽神經叢,提升我們堅定修行的決心,超越修行路上的一切障礙。當這股能量被喚醒,而且完全內化,它會被向上引導到更高位置的能量中心,也就是主掌慈悲、淨化以及清明視野的脈輪,使我們的智慧得到提升,順利邁向覺醒之境。這個手印也能帶給我們穩定扎根的感覺,讓我們對生命產生信賴感,相信我們在靈修之路上一定會得到支持,為我們的覺醒之路奠定堅實的基礎。

平衡生理系統:

活化五元素:

調和三督夏:

滋養五種生命風息:

平衡七脈輪:

能量活力指數:從平靜到振奮

| | 4 | 5 | 6 | 7 | 8 | 9 | 10 |

引導式冥想：堅定一心修行的意願

- 手持濕婆林伽手印，做幾次自然調息，讓你整個人與這個手印所喚醒的感知覺受相調和。

- 注意你的呼吸如何從你的太陽神經叢被引導到胸部，帶給你充沛的精力，做為你修行路上的助力。

- 當你踏上這條靈修之路，堅定的意願是絕對必要的，它可以讓你克服一切艱難挑戰，堅定地邁向覺醒之境。

- 在靈性路上專一致志，第一件事情就是堅持不懈的實修。自我反思，你是否能夠在日常生活中依然堅持實修、做功課，特別是當你遇到困難挑戰的時候。

- 做幾次呼吸調息，觀想一下你的生活方式和日常作息，是否該做什麼調整改變，來幫助你將靈修實踐作為第一要務。

- 在靈性路上專一致志，第二件事情就是找到一個能夠符合你個人需求的靈修方法，來幫助你在生命各個層面帶來改變。

- 要找到一個屬於你個人的靈修法門，需要很深的意願，因為你所選擇的方法或技巧，一定會讓你去面對到你個人最大的挑戰。

- 做幾次呼吸調息，觀想一個靈修方法，能夠將你最困難的問題揭露出來，並且逐步將它化解。

- 在靈性路上專一致志，第三件事情就是，要對你的慣性模式和限制性信念保持覺知，因為這些東西會讓損耗你的能量，讓你離開修行之路。

- 即使你有了方法，也真心發願想要釋放你的限制性信念，但你還是會因為想要追求安全感、成就、人際關係或物質財產的需求，而被拉回舊有的模式當中。

- 做幾次呼吸調息，改變一下對你自己的看法，這個世界以及其他人一定會幫助你放掉這些受制約的模式。

- 將這三件事內化到你的生命中，感覺你的呼吸順暢流動到更上層的脈輪，帶給你覺醒和清明的視野。

- 對自己說三次這句肯定語（出不出聲都可以），讓專一修行的決心更為穩固：「**帶著堅定的修行意願，我穩定邁向覺醒之境。**」

- 現在，慢慢把手印放掉，做幾次深呼吸，穩固專一修行的決心。

- 準備好之後，張開眼睛，讓意識慢慢回到當下，你的靈修之路現在已更加堅定。

食物鞘
（物質層身）

- 將呼吸和覺知意識引導到腹部和太陽神經叢，產生一種按摩效果，改善消化系統的循環。

- 將呼吸和覺知意識向上引導到喉嚨、頸部、頭部，促進甲狀腺和腦下垂體區域的循環。

- 將呼吸和覺知意識帶到腎臟、腎上腺和腰部區域，改善這些部位的循環。

- 協助矯正脊椎。

- 此手勢帶來的能量提振效果，有助改善卡法失衡。

生氣鞘
（生命之氣層身）

- 活絡水平流動的平行氣、向上流動的命根氣，以及最上層流動的上行氣。

- 疏通與平衡第一到第六脈輪，但特別聚焦在主掌個人力量與智慧的第三脈輪和第六脈輪。

意思鞘
（心理情緒層身）

- 增強意願和決心。

- 提升信賴感與自尊。

- 提高專注力。

理智鞘
（智慧層身）

- 唯有堅定的意願，我們才能放掉自己的限制性信念，逐漸顯露真實本性。

歡喜鞘
（至樂層身）

- 帶來能量、清明，以及生命活力。

91

空無手印
SHUNYA MUDRA
敞開自己接受改變

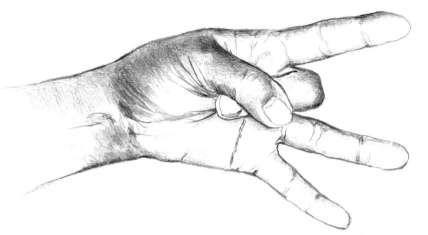

帶著開放的心
迎接嶄新的視野
你就會看到
覺醒的空間

核心品質

敞開自己接受改變

主要功效

- 保持敞開，以新的眼光和新的方式存在，讓改變更容易發生。
- 紓解肩膀、喉嚨、頸部，以及頭部的緊繃。
- 協助治療聽覺問題。
- 維護甲狀腺的健康。
- 在念頭與念頭之間創造出停頓空間，協助釋放限制性信念。
- 打開自己、迎接新的可能性。

相近效果手印

空手印、淨化手印、老鷹手印

注意事項與禁忌

無

持印步驟

1. 中指往下彎，輕輕按在拇指根部下方的拇指丘上。
2. 用拇指按住中指，將中指固定。
3. 兩手手背靠在大腿或膝蓋上。
4. 肩膀往後及往下鬆垂，脊椎保持自然正直。

當我們堅定靈修的志願，接下來就可以進入下一步：「敞開自己接受改變」。保持敞開，對於靈修之路非常重要，因為只有保持敞開，我們才能夠看見，並釋放掉使我們無法認識到自己真實本性之自由的那些制約模式。更加開放的視野和存在方式，也有助於我們放鬆身心、釋放緊繃，因為那些緊繃感會耗盡我們的能量，使我們無法精進向前。有一個禪師的故事可以說明保持開放之心對於修行的重要。一位飽讀詩書的學者不停對禪師談論禪的理論知識，禪師什麼話都沒說，一直往學者的杯子倒茶，茶都滿出來了還不停手。學者看到茶溢出來，就問禪師到底在幹嘛。禪師笑著說：「除非你頭腦中的知識完全空掉，像一個空的杯子，你才有可能理解禪的精髓。」

Shunya（迅亞）的意思就是「零」或「空」，空無手印能幫我們創造出一個開放的空間，在這個空間裡面，我們就能培養出一種能力，以更客觀和清晰的視野來觀照自己和生命。這個手勢能將呼吸、覺知意識和能量引導到喉嚨和頸部區域，幫助釋放這些部位的緊繃，創造一個開放空間，讓你看到自己過去所受的制約，進而將它釋放掉。此外，這個手勢也能紓解甲狀腺區域的緊繃，促進這個部位的血液循環與新陳代謝。空無手印能在我們的念頭與念頭之間創造出停頓空間，讓我們不至於與那些受到制約的信念產生過度認同。當制約得到鬆綁，我們的直覺就會被喚醒，讓我們能夠聽見內在的聲音，作為靈修道路上的指引。

平衡生理系統：

活化五元素：

調和三督夏：

滋養五種生命風息：

平衡七脈輪：

能量活力指數：從平靜到振奮

| | | 6 | 7 | 8 | 9 | 10 |

引導式冥想：保持開放、接受改變

- 手持空無手印，做幾次自然調息，讓你整個人與這個手印所喚醒的感知覺受相調和。

- 注意你的呼吸如何被溫和引導到你的喉嚨和頸部，帶給你一種敞開的感覺。

- 每次吸氣，這種開闊感就愈來愈擴大，每次吐氣，喉嚨和頸部的緊繃就慢慢被釋放。

- 當緊繃得到釋放，你看待事情和存在的方式自然就會打開，空間就被創造出來，靈性轉化就更容易發生。

- 為了深化你看見自己、看見別人、看見生命的能力，你可以回想一件目前遇到的困難。

- 做幾次呼吸調息，觀想這個問題，把它帶到你的喉輪部位，讓你的思想和感受在那裡自然浮現。

- 隨著呼吸節奏，讓自己愈來愈敞開，讓伴隨著這個問題而出現的緊繃，隨著你吸氣吐氣的節奏，慢慢得到釋放。

- 當緊繃感被釋放，做幾次呼吸調息，用輕鬆和開放的心接納這個問題，讓你能夠更加看清楚這個問題。

- 因為內心更清明，你的直覺自然被喚醒，你開始可以用更寬廣的角度去看到這個問題被解決的各種可能性。

- 觀想這些可能性，花一點時間去反思，如何把這些解決方法帶到現實情況中。

- 把這些可能性統合起來，你發現自己現在整個人也感覺更加輕盈自在，你經驗到自己內在的那份自由。

- 對自己說三次這句肯定語（出不出聲都可以），來穩固這個開放的感覺：**「我敞開自己，以新的方式去觀看世界、去生活，靈性轉化自然發生。」**

- 現在，慢慢把手印放掉，做幾次深呼吸，感覺自己完全敞開，接受改變。

- 準備好之後，張開眼睛，讓意識慢慢回到當下，在你的靈修道路上，你保持敞開，接受一切嶄新的可能。

食物鞘
（物質層身）

- 將呼吸和覺知意識引導到喉嚨和頸部，產生一種按摩效果，促進甲狀腺區域的循環。
- 擴大上胸部的呼吸效能，讓身體充滿活力。
- 可能有助於解決聽力問題。
- 這個手勢能溫和提振能量，有助改善卡法失衡。
- 以新的方式觀看世界，有助改善皮塔失衡。

生氣鞘
（生命之氣層身）

- 活絡身體最上層流動的上行氣。
- 疏通與平衡主掌靈性淨化的第五脈輪。

意思鞘
（心理情緒層身）

- 讓思想的列車慢下速度，營造出改變的空間。

理智鞘
（智慧層身）

- 在改變的空間當中，看見自己過去受到的制約，並逐步將它釋放，打開一扇通往真實本我的大門。

歡喜鞘
（至樂層身）

- 當喉嚨和頸部的緊繃感得到釋放，開闊與無拘無束感自然升起。

92

庇護所手印
PALLI MUDRA
信賴你的內在指引

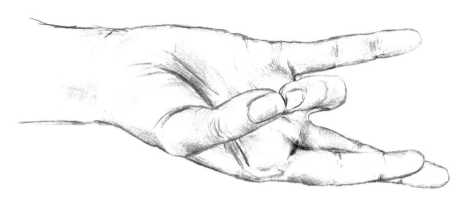

順應我的內在指引
我的內外身心調和一致
於靈性道路上精進前行

核心品質
信賴內在指引

主要功效
• 提升自信、樂觀和活力，於靈修路上得力精進。
• 協助矯正脊椎。
• 提升現實感。
• 平衡消化作用。

相近效果手印
鑽石手印、信心手印、無懼和滿願手印

注意事項與禁忌
無

持印步驟
1. 中指跨在食指上，將食指包住。
2. 拇指指尖與無名指指尖相觸，兩手均同。
3. 小指朝外伸直。
4. 將手背靠在大腿或膝蓋上。或者，將手印舉到與肩膀同高，掌心朝上。
5. 肩膀往後及往下鬆垂，脊椎保持自然正直。

Shraddha（什拉達）的意思是「相信」，但並不是對宗教或外部神靈的信仰，而是指當我們走在靈修道路上時，要相信自己內在的指引。師父、教誡、修行法門、教理哲學都是我們靈修道路上的助力，但唯有我們自己內在的指引，能引導我們抵達最終的覺醒之境。靈修之路的第一個果實，或許可以說是一種輕鬆的心境、清明的心智，或是物欲或憂慮的降低。這些最初的經驗成果，都能增強我們對靈修之路以及內在指引的信心。當我們看到自己的改變帶來正向利益，我們自然會更願意深入這條道路，釋放掉那些讓我們無法覺醒的限制性信念。信心愈強大，我們就愈有能力去面對道路上的艱難挑戰，因為它提醒我們，所有的經驗都能提供我們寶貴的學習。

Palli（帕里）的意思是「庇護所」，庇護所手印是藉由提升我們自身內在的信賴感、支持感與穩定感，來提供給自己一個安全的庇護所。這個手勢能夠促進瑜伽式完全呼吸，尤其是提升在身體背面流動的氣。在我們身體背部上下流動的呼吸氣息和能量，會讓我們的脊椎自然得到延展和矯正。在精微能量層次，這種矯正會讓我們的思想和言行都帶有一種正直之氣，成為我們靈修路上的一種護身符。由於這個手印能夠使我們保持正直和穩定，因此也能增強我們與現實的連結感。庇護所手印能延長我們的吸氣和吐氣時間，使呼吸變得有節奏，因而能夠鎮定心神，幫助我們在靈修路上保持穩定和專注。

平衡生理系統：

滋養五種生命風息：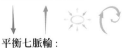

活化五元素：

平衡七脈輪：

調和三督夏：

能量活力指數：從平靜到振奮

| | | | 4 | 5 | 6 | 7 | 8 | 9 | 10 |

引導式冥想：信賴內在指引

- 手持庇護所手印，做幾次自然調息，讓你整個人與這個手印所喚醒的感知覺受相調和。

- 注意你的呼吸如何沿著你的脊柱輕輕流動。每一次吸氣，每一節脊骨之間的空間就被拉開，每一次吐氣，感覺你的脊椎自然得到矯正。

- 做幾次呼吸調息，感覺你身體中心軸的這個矯正為你帶來一種穩定感，讓你能夠完全信任你內在的指引。

- 信賴你的內在指引，是靈修道路上非常重要的助力，它讓你能夠順應你的內在智慧和清明，照亮你的覺醒之路。

- 現在，回想一下，過去一路來，你的內在指引為你照亮了多少不同的道路和方法，每一樣都在你靈修旅程上扮演著絕對必要的角色，幫助你學習和轉化。

- 做幾次呼吸調息，肯定你的內在指引在你覺醒的每一步所扮演的關鍵角色。

- 現在，回想一下，在你感到疑惑不確定時，你的內在指引帶給你什麼樣的支持，讓你最後可以將這些困境轉化成學習，從中得到覺醒。

- 做幾次呼吸調息，再次肯定你的內在指引在你遭遇困難挑戰時，為你照亮前進的步伐。

- 接下來，回想一下，你的內在指引如何忠實地為你服務，讓你知道何時需要改變方向，即使你原來走的道路或靈修方法是那麼的神聖。

- 做幾次呼吸調息，再次肯定你的內在指引，在你需要改變方向時，為你照亮前進的步伐。

- 最後，回想一下你的內在指引如何為你指出通往真實本我的道路，超越一切技巧和教理哲學、師父、教誡，引導你走向你生命最深的意義。

- 做幾次呼吸調息，肯定你的內在指引，超越一切教導和技巧，照亮你前進的步伐，一路上給予你支持。

- 對自己說三次這句肯定語（出不出聲都可以），來穩固你的內在指引：**「信賴我的內在指引，我帶著信心在靈修道路上前進。」**

- 現在，慢慢把手印放掉，做幾次深呼吸，穩固你對內在指引的信賴。

- 準備好之後，張開眼睛，讓意識慢慢回到當下，你真實感受到內在指引在你人生旅程上帶給你的幫助。

食物鞘
（物質層身）

- 促進瑜伽式完全呼吸，產生一種按摩效果，促進全身系統的健康。

- 將呼吸和覺知意識引導到整條脊柱，拉開每一節脊骨的空間，矯正脊椎。

- 此手勢帶來的穩定扎根效果，有助改善瓦塔失衡。

- 此手印能提振身體能量，有助改善卡法失衡。

生氣鞘
（生命之氣層身）

- 平衡向上流動的命根氣及向下流動的下行氣。

- 溫和活絡水平流動的平行氣及身體最上層流動的上行氣。

- 疏通與平衡第五脈輪。

意思鞘
（心理情緒層身）

- 帶來信賴感與自信感。

- 提升定力與專注力。

理智鞘
（智慧層身）

- 增強信心，願意釋放掉限制性信念，營造出空間來聆聽內在本真的指引，自然邁向覺醒。

歡喜鞘
（至樂層身）

- 感受到內外一致調和、和諧與安寧。

93

祈願手印
AVAHANA MUDRA
真心納受

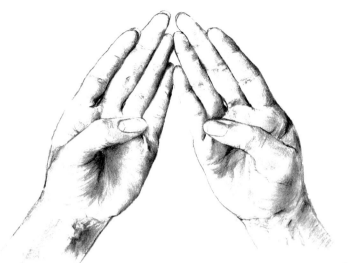

真心納受一切
我敞開自己
接受生命本身
就是一份學習與祝福

核心品質

真心納受

主要功效

- 打開心的邊界，接受生命一切際遇，將它視為一種學習和祝福。
- 學習歡欣迎接挑戰，將之視為一種機會。
- 促進消化與吸收。
- 協助維護免疫系統功能。帶來樂觀和活力。
- 保持樂觀的能量。

相近效果手印

全心手印、開掌手印、心臟手印、信心手印

注意事項與禁忌

無

持印步驟

1. 雙手掌心朝上，置於太陽神經叢前方，手指併攏。
2. 拇指指尖碰觸無名指根部，兩手均同。
3. 左右兩手無名指外緣相觸，小指外緣也相觸。
4. 左右手腕放鬆分開，前臂靠在腹部上。
5. 肩膀往後及往下鬆垂，脊椎保持自然正直。

Kshanti（喀香堤）的意思是，全心全意接受生命帶來的一切學習與祝福。當我們無條件擁抱生命，我們會發現，即使最困難的經驗，也是我們學習的重要部分。這些挑戰和困難透露的，正是我們邁向覺醒之路所必須釋放的限制性信念。當我們全心接受這些挑戰，我們就會發現，每一項經驗都是一個大計畫之下的一小部分，目的是要讓我們看見內在真我的無可拘限。這個大計畫是宇宙智慧的反射，它始終在我們的覺醒之路上為我們提供正確指引。當我們全心納受生命一切挑戰，我們心的疆界自然就會往外擴展，我們會更加具有同情心和悲憫心，能夠接受別人的觀念，也能接受我們過往的一切。接受並不意謂著在生活中採取被動，而是選擇積極地擁抱一切生活經驗，讓它成為通往覺醒的一扇門。

Avahana（阿瓦漢那）是一種「祈求、祈願」，意思是尋求神的祝福。祈願手印能將呼吸、覺知意識和能量從我們的個人力量中心太陽神經叢向上引導到胸部，也就是主掌無條件之愛與慈悲的能量中心。將能量從意志力中心導引到慈悲中心，這個能量的移動本身就反映了全心納受的過程。當我們能夠更全面接納生命，我們的焦點就會從關注個人需求轉變成一種更廣闊的視野，因而能將人生旅程的每一步都視為一種學習。祈願手印能帶給我們寧靜、樂觀和活力，使我們能夠更自信地接受挑戰，將它們視為一種學習的機會，因為那當中就存在著問題的解方和可能性。

平衡生理系統：

活化五元素：

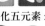

調和三督夏：

滋養五種生命風息：

平衡七脈輪：

能量活力指數：從平靜到振奮

| | | | 6 | 7 | 8 | 9 | 10 |

引導式冥想：真心納受

- 手持祈願手印，做幾次自然呼吸調息，讓你整個人與這個手印所喚醒的感知覺受相調和。

- 注意你的呼吸如何從你的太陽神經叢被溫和引導到胸腔，為你帶來舒適敞開的感覺。

- 當你感覺愈來愈敞開，你就自然能夠接納生命中發生的一切。

- 首先，做幾次呼吸調息，接納大自然環境的一切，擁抱四季變化，因為它反映出生命不斷流動變遷的本質。

- 當你學會接受自然風景的變化，你就能放下抗拒，學習擁抱生命每一片刻的獨特之美。

- 現在，做幾次呼吸調息，接納你人個性當中的不同面向，帶著幽默感和同理心接受你的所有生活習慣，不要太過嚴肅去批判自己。

- 用一點時間，感受你性格中的所有面向，給自己一個空間，讓它們可以在那裡自然轉化。

- 接下來，做幾次呼吸調息，將這份接納擴大到其他人身上，擁抱跟你不同觀點的人，尊敬他們，並向他們學習。

- 當你能夠打開自己的心去擁抱別人，你就釋放掉了批判和要求的習慣，你知道，你所有的人際互動，都在你學習過程中扮演著重要角色。

- 現在，敞開自己接受過去所有的經驗，將它們視為你生命旅程的一個篇章，而且是你覺醒與轉化過程不可或缺的一部分。

- 做幾次呼吸調息，歡迎你生命的每一個章節，即使是最艱難的挑戰，也能轉化成祝福。

- 最後，接納你的生命本身就是圓滿無缺，無論任何際遇，每一件事情都在你人生旅程上有其深意。

- 做幾次呼吸調息，把你的心的邊界打開，將生命中發生的一切當作一項學習和祝福，指引你堅定邁向覺醒。

- 對自己說三次這句肯定語（出不出聲都可以），讓全心接納更加穩固：
  「我全心全意擁抱生命，每一件事情都是我邁向覺醒的一道門。」

- 現在，慢慢把手印放掉，做幾次深呼吸，因為全心擁抱生命帶來的一切，讓你感覺到非常輕鬆自由。

- 準備好之後，張開眼睛，讓意識慢慢回到當下，你感覺現在的自己更加敞開、更能夠接納一切。

食物鞘
（物質層身）

- 將呼吸和覺知意識導入太陽神經叢和胸腔，產生一種按摩效果，促進消化系統和心血管系統的循環。

- 溫和促進胸腺區域的循環。

- 將呼吸引導到中背部和上背部，拉開兩邊肩胛骨之間，以及每一節胸椎脊骨之間的空間，協助矯正體態。

- 此手勢能夠溫和提振能量，有助改善卡法失衡。

- 提升全心納受力，有助改善皮塔失衡。

生氣鞘
（生命之氣層身）

- 活絡水平流動的平行氣，以及向上流動的命根氣。

- 疏通與平衡主掌個人力量與無條件之愛的第三與第四脈輪。

意思鞘
（心理情緒層身）

- 提升接納、感恩，以及臣服之心。

- 培養能夠將一切挑戰視為機會的意願。

理智鞘
（智慧層身）

- 將各種生命際遇視為學習的機會，藉以看見自己的限制性信念，進而將它逐步釋放，讓生命更加自由。

歡喜鞘
（至樂層身）

- 因為全心接納，希望與樂觀的心境自然從我們內在升起。

94

慈悲手印
KARUNA MUDRA
培養慈悲心

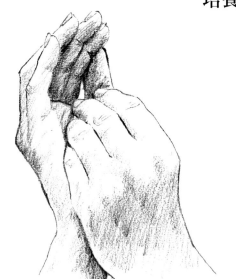

透過心的眼睛
我清楚看見萬物眾生
皆在追求離苦得樂與解脫自由

核心品質

慈悲心

主要功效

• 培養對自己和對所有眾生的慈悲心。
• 協助維護心血管和免疫系統的健康。
• 使胸部肌肉放鬆，有助降低壓力。
• 使臉部與下顎肌肉放鬆，有助改善顳顎關節功能障礙。

相近效果手印

心臟手印、全心手印、蓮花手印、鴿子手印

注意事項與禁忌

無

持印步驟

1. 左手手指微微彎曲做成杯狀，掌心朝向自己的心臟。
2. 右手也做成杯狀，將左手指尖放在右手手指的根部。
3. 左拇指的外緣靠在右拇指旁邊，左拇指最上端部位靠在右拇指的中段部位。
4. 肩膀往後及往下鬆垂，脊椎保持自然正直。

Karuna（卡魯納）的意思是「同情心」，它是一種能力，能夠看見一切眾生都跟我們自己一樣，都是在追求離苦得樂和解脫自由。通常，我們都會帶著自身小我的有色眼鏡來看世界，把焦點放在我們自己和自己的需求上。這種狹隘的視角往往會讓我們對別人生起分別心，由於別人也只關注他們自己的需要，因此經常導致人我的誤解、競爭以及衝突。透過同情慈悲的眼睛，我們學會把焦點放在人我的相似之處，而非差異分別。慈悲同情的本質就是理解，我們了解到，所有人都是在他們有限的理解範圍內在追求被愛和安全感。當我們的慈悲心愈來愈增長，我們就會看到，我們對於愛和安全的追求，終極而言就是對於我們內在真實本我的追尋。慈悲心的培養必須從我們自身開始，因為唯有我們真心接受自己內在的所有面貌，我們才有辦法更加敞開自己去接受他人和生命。

當我們手持慈悲手印，左手掌心是朝向我們自己的心臟，象徵我們對自己的慈悲，右手掌心向外朝著他人，則是象徵對於宇宙萬物眾生的悲憫。這個手勢能將呼吸、覺知意識和能量帶到胸腔中央，輕柔按摩心臟和胸腺。慈悲手印會讓呼吸氣息集中通過左鼻孔和胸腔左側，讓我們心神平靜，有助於敞開我們的心、培養慈悲心。這個手勢也能讓我們自然而然在生活中保持愉快與和諧的心境，以輕鬆的心情走在靈修道路上，與一切眾生和諧相處。

平衡生理系統：

活化五元素：

調和三督夏：

滋養五種生命風息：

平衡七脈輪：

能量活力指數：從平靜到振奮

1	2	3	4	5	6	7	8	9	10

- 手持慈悲手印，做幾次自然呼吸調息，讓你整個人與這個手印所喚醒的感知覺受相調和。

- 注意你的呼吸如何被溫和引導到你的胸腔，讓從你內心最深處自然升起一種寧靜感。

- 當你與你的心調和一致，你會逐漸發展出悲憫心，讓你能夠擁抱自己、擁抱生命，以及一切眾生。

- 做幾次呼吸調息，然後反思，當你了解到，你所有的作為最終都是為了追求被愛、被支持，以及為了獲得安全感，那麼你對自己是不是夠慈悲。

- 與你的心輪調和一致，試著對自己慈悲，真心敬重自己所走過的路，所有的自我批判、羞恥感、愧疚感自然得到化解。

- 當你能夠以悲憫心擁抱自己，你自然有能力以仁慈之心去對待你所在乎的人，包括他們的優點和缺點。

- 回想一個你深深在乎的人，放下對他們的期待，給他們一個空間讓它們自然改變。

- 當你能夠以悲憫心對待自己以及你深深在乎的人，你慢慢就有能力對那些跟你相處困難的人慈悲。

- 回想一個跟你相處困難的人，感受他的真實本性，而不是把焦點放在他的行為和觀念。

- 把這個人的影像放在你的心中，用你的悲憫心去感受，你清楚看到，他們的一切作為也全都是為了追求愛、支持以及安全感，即使他們用來表達需求的方式並不恰當。

- 以慈悲之心去看這個人，你的批判、憤怒、怨恨等等情緒，就會很容易化解，用更客觀的角度來看這個人和你自己，然後在你和他之間建立好安全而適當的界線。

- 現在，對所有眾生敞開你的慈悲之心，對每一個人的人生保持敬重，你知道，我們每一個人都是在自己有限的理解之內，一起走向合一的願景。

- 對自己說三次這句肯定語（出不出聲都可以），來穩固你的慈悲心：「**帶著悲憫之心，我清楚看到，我們所有人都在往合一的路上前進。**」

- 現在，慢慢把手印放掉，做幾次深呼吸，安住在這個慈悲心境中。

- 準備好之後，張開眼睛，讓意識慢慢回到當下，感覺你的慈悲心正在指引你旅途方向。

食物鞘
（物質層身）

- 將呼吸和覺知意識引導到胸腔，溫和按摩心臟和胸腺。

- 使胸部肌肉放鬆，有助降低壓力。

- 使臉部與下顎肌肉放鬆，有助改善顳顎關節功能障礙。

- 慈悲心的提升有助改善瓦塔和皮塔失衡。

- 促進胸部呼吸效能，有助改善卡法失衡。

生氣鞘
（生命之氣層身）

- 平衡向上流動的命根氣與向下流動的下行氣。

- 疏通與平衡主掌無條件之愛到第四脈輪。

意思鞘
（心理情緒層身）

- 鎮定心神，增進耐心、安全感，以及內在滋養的感覺，幫助我們放下對於自己和他人的評斷。

理智鞘
（智慧層身）

- 當心輪開啟，我們慢慢就會發現，慈悲心就是我們內在真實本我的反射。

歡喜鞘
（至樂層身）

- 當心量擴大，滋養和療癒的能量就會從我們的心輪自然流出。

95

完全覺識手印
PURNA JNANAM MUDRA
培養辨識力

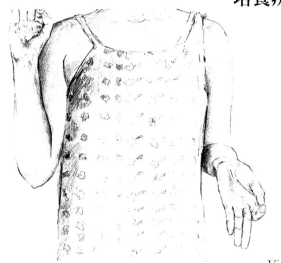

辨別力讓我清楚認識到
我的真實本我
遠遠超越受制約所限的人格小我

核心品質
靈性辨識力

主要功效

- 培養辨識力，能夠區辨真實本我與受制約的性格之差異。
- 統合生命的兩個極端，讓活動與休息達到平衡，協助維護全身系統的健康。
- 鍛鍊平靜、開闊的心，能夠敞開接受指引。

相近效果手印
法輪手印、智慧手印、禪定手印

注意事項與禁忌
無

持印步驟

1. 食指指尖與拇指指尖相觸，其餘手指併攏伸直，兩手均同。
2. 右手舉到右肩膀的高度，掌心朝向前方。
3. 左手前臂與地面保持平行，左手手部往下壓，讓掌心朝向前方，並與骨盆同高。
4. 肩膀往後及往下鬆垂，脊椎保持自然正直。

Viveka（維維卡）的意思是「靈性辨識力、洞察力」，也就是可以清楚區分有限的人格小我與無限的真實本我之差別的一種能力。人格小我的特徵是變化無常，而且總是覺得我們需要依靠「外在某些東西」才能變得快樂和完整。相反的，靈性的洞察力則是讓我們看到，我們與生俱來就是完整無缺。當我們逐漸認識到我們內在本性的完滿無缺，我們會感到更知足、更安心，無論外部環境如何變化，我們都能處於平和狀態。透過客觀看清我們的心理情緒模式和信念，而非在無意識狀態下採取行動，我們就能逐漸提升「靈性辨識力」。每一次我們意識到自己又開始受過去制約的影響而做反應，我們就能夠立即停下來，重新做出選擇，慢慢的，這些限制性信念、思想和情緒的影響力道就會被削弱。當我們慢慢放下對於這些信念的認同，我們的真實本性自然而然就會站到第一線，來主導我們的所有言語行為。

Purna（普爾納）的意思是「完全」或「完整」，Jnanam（迦南南無）的意思是「知識、覺識」，兩個字結合起來的意思就是：在一切人際互動和舉止行動中保有對於真實本我的完全覺識。當我們練習完全覺識手印時，呼吸氣息會從左肺的底端出發，然後沿著對角線向上流動到右肺頂端，將我們身體的陰極與陽極、女性陰柔面與男性陽剛面融合在一起，使我們全身內外感覺更加統合與和諧。在這種和諧的感覺中，我們的靈性辨識力就會自然覺醒。這個手勢也能延長吸氣和吐氣結束時的停頓時間，在我們內在營造出一個寧靜空間，讓清明視力在那裡自然甦醒。

平衡生理系統：

滋養五種生命風息：
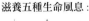

活化五元素：

平衡七脈輪：
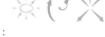

調和三督夏：
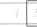

能量活力指數：從平靜到振奮

	5	6	7	8	9	10

引導式冥想：培養靈性辨識力

- 手持完全覺識手印，做幾次自然呼吸調息，讓你整個人與這個手印所喚醒的感知覺受相調和。
- 當你每一次吸氣，感覺你的軀幹正面、側面以及背面全部向外擴張，然後每一次吐氣，你的肋骨就完全鬆柔下來。
- 感覺一下，這個擴張與釋放的節奏運動，是否讓你的全身呼吸更加順暢。
- 當你感覺呼吸更加順暢，身體所有的緊繃都被釋放，請讓自己安住於內在的真實本我之中，慢慢鬆掉你對於人格小我的認同。
- 為了讓你更清楚辨識真實本我與人格小我的差別，請觀想你面前有一個架子，你可以將所有你用來作為自我認同的東西，都暫時放到那個架子上。
- 首先，把你的錢包放到架子上，裡面有你全部的個人資訊，包括你的名字、年齡、住址、外貌等等。
- 接下來，把你的財產放到架子上，包括金錢、房子、車子、銀行帳號，這些維繫你安全感的每一樣東西，你知道他們對你的人生很重要，但你也知道，這些東西最終都是短暫存在的。
- 現在，把你的各種證書、文憑、學位放在架子上，每一樣東西都代表你在人生旅途上的某段學習過程。
- 反思一下，這些學位所代表的職業，以及你在社會中的角色，也將它們放到架子上。
- 接下來，把你的朋友和家人放到架子上，讓自己短暫和他們分開，這會讓你對他們有更深的尊敬。
- 現在，把你所喜愛的和厭惡的東西也放到架子上，你的情緒感受、思想、判斷、信念等等，每一樣東西都定義了你的日常人格。
- 最後，把你自己的身體放到架子上，包括你的健康狀態，向它們表示敬意，因為它們是承載你走過這段人生旅途的工具，同時，你也清楚知道，它最終也是短暫存在的。
- 做幾次呼吸調息，仔細觀察架子上的每一樣東西，然後試著去覺知那個唯一剩下來的人——那個正在觀察這些東西的單純覺識。
- 現在，試著將這個覺識也放到架子上，你會發現，無論你怎麼努力，它始終都在，因為它就是你的真實本我。
- 花一點時間，讓自己暫時安住在這個真實本我當中，感覺自己愈來愈輕盈自在，彷彿所有的重量都從你肩膀拿開了，你感到非常輕鬆。
- 當你卸下人格小我的重量，你感受到你的真實本我事實上原本就完滿無缺，於是，你整個人進入更深的寂靜。
- 現在，你對於真實本我的辨識力已經提升，讓注意力回到架子上，把架子上所有東西慢慢拿回來，你知道，架子上的每一樣東西，都在你的感恩與覺醒旅途上扮演了重要角色。
- 徹底融入你的真實本我，然後對自己說三次這句肯定語（出不出聲都可以）：「**將所有外物暫時放到架子上，我的內在本真清楚顯現。**」
- 現在，慢慢把手印放掉，做幾次深呼吸，安住於內在真實本我之中。
- 準備好之後，張開眼睛，讓意識慢慢回到當下，你現在已經能夠清楚區辨真實本我與人格小我的差別。

食物鞘
（物質層身）

- 均勻延長吸氣、吐氣以及停頓時間，讓警覺與放鬆保持平衡，維持身體所有系統的最佳功能。
- 此手勢帶來的平衡效果，能夠整體改善瓦塔、皮塔，以及卡法失衡。

生氣鞘
（生命之氣層身）

- 平衡全身五種氣息的流動，特別是命根氣與下行氣。
- 開啟與平衡前六個脈輪。

意思鞘
（心理情緒層身）

- 改善專注力，穩定心智，幫助培養辨識力。
- 在念頭與念頭之間創造停頓空間。

理智鞘
（智慧層身）

- 在開闊平靜的環境中，我們會更容易區辨受制約的人格小我與無限制的真實本我之間的差別。

歡喜鞘
（至樂層身）

- 當我們卸下個性制約所帶來的壓力與緊繃，真實本我的完滿和喜悅感就會自然升起。

96

公豬手印
VARAHKAM MUDRA
培養寂靜之心

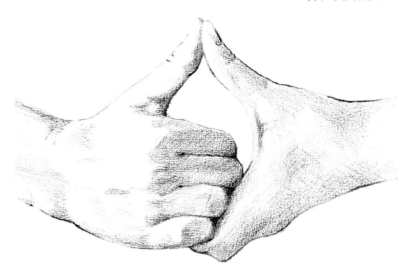

安住於真實本我之中
我以寂靜平等之心
面對生命一切挑戰

核心品質

寂靜

主要功效

- 培養寧靜平等心。
- 平衡所有身體系統。
- 紓解腰部和上背部的緊繃。
- 促進腎臟和腎上腺區域的循環。

相近效果手印

法輪手印、 無懼和滿願手印、三神手印、鑽石手印、吉祥手印

注意事項與禁忌

無

持印步驟

1. 左手置於太陽神經叢前方，掌心朝上，然後將右手覆蓋在左手上，掌心朝下。
2. 左手四指和右手四指相互扣在一起，然後兩隻手微微往外拉開。
3. 左右拇指指尖相貼在一起，然後兩手各朝相反方向旋轉，讓左右拇指同時指向上方。
4. 肩膀往後及往下鬆垂，兩手手肘跟身體保持些微距離，脊椎保持自然正直。

Samatva（薩瑪特瓦）的意思是「寧靜」，是我們與內在真實本我保持一致時，自然呈現的平衡與定心狀態。在人格小我層面，生命就像雲霄飛車上下起伏，讓我們身心失去平衡。如果我們在搭乘雲霄飛車時沒有帶著自覺，我們就會一下興高采烈、一下又痛苦不堪。如果我們時時與內在真我保持一致，經常回歸本心，我們就不至於受到外部環境變遷的影響，而能時時保持穩定和平靜。當寂靜平等心愈來愈深化，就算人生旅途當中偶爾遭遇艱難挑戰，我們也能夠很快回復到平衡狀態。當寂靜感逐漸增長，生活中的一切挑戰就會如同海面波浪起起落落，完全不會干擾到我們內在深處的平靜。

Varahka（瓦拉卡）的意思是「公豬」，瓦拉卡姆（Vahahkam）則是宇宙眾生保護神毗濕奴的其中一個化身，負責維持萬物眾生之循環與節奏的和諧及平衡。公豬手印能喚起我們內在宇宙的毗濕奴神力，使我們的身心維持在動態平衡狀態。當我們手持公豬手印，吸氣時，呼吸氣息會沿著身體正面往上流動，吐氣時，則從身體背面往下流動。在這個和諧的呼吸循環中，一種平靜和諧感便會油然而生，而且它會在我們體內產生一種按摩效果，幫我們維持身體所有系統的健康和療癒。這個手勢所帶動的呼吸和能量循環，也能增加我們的現實感，讓我們感覺穩定、扎根。穩定與和諧相結合，自然帶來深沉的寧靜。

平衡生理系統：

活化五元素：

調和三督夏：

滋養五種生命風息：

平衡七脈輪：

能量活力指數：從平靜到振奮

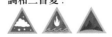

| | | 4 | 5 | 6 | 7 | 8 | 9 | 10 |

引導式冥想：寧靜的循環

- 手持公豬手印，做幾次自然呼吸調息，讓你整個人與這個手印所喚醒的感知覺受相調和。

- 每一次吸氣，你的呼吸氣息會沿著你的身體正面往上流動，每一次吐氣，它會從你的背部緩緩向下流，形成一個能量循環圈，讓你整個身體自然達到平衡狀態。

- 用一點時間感受這個與你呼吸同步的能量循環圈，為你的所有日常活動中注入平靜的感覺。

- 為了在你的日常生活中感受這種寧靜，你可以觀想，在一天的黎明時刻，發出一個意念，要在這一天當中任何時刻、任何地方、任何情境都保持這種寧靜平衡。

- 首先，花幾分鐘靜坐，敞開心迎接這一天可能發生的所有事情，因為你了解，你人生當中每一件事情的發生都有其目的和意義。

- 觀想你這一天可能遇到的人和事情。你知道，有些互動會很平順，有些則充滿挑戰，現在你發出一個意念，希望自己在面對所有情境時都能保持平靜。

- 當你時時記得，人生就是一個學習的場域，你就能隨時回到內心的寧靜之地。

- 當你為這新的一天做好準備，仔細檢查你的計畫和期望，敬重自己為了完成目標所做的一切努力。

- 同時，你也知道，事情的結果可能會跟你原先預想得不一樣。

- 安住在自己的寧靜循環圈當中，你可以允許這些事情的結果自然發生，不太需要執著或焦慮，因為你知道，每一件事情的發生，都是你人生旅途上的一小片風景。

- 當你為這新的一天做準備，你也知道，你並不會立即變得平靜。你還是會有失去輕鬆平衡的時候，因為生活當中確實充滿壓力。

- 真心發出一個意念，願自己與真實本我保持一致，只要稍有失衡徵兆，你就能夠即刻察覺，而不至於變得失去耐心、充滿批評和要求，你可以隨時與自己內心深處的寂靜重新連結。

- 現在，觀想你的這一天即將結束。你的平靜可能已經受到挑戰，你無法再保持沉著冷靜，情緒起伏不定，但你已經具備一種能力，可以隨時回到你的寧靜循環圈。

- 安住在寂靜之中，對自己說三次這句肯定語（出不出聲都可以）：「**我與內在本心的寧靜協調一致，擁抱人生的一切境遇。**」

- 現在，慢慢把手印放掉，做幾次深呼吸，在這寧靜的循環圈中徹底休息。

- 準備好之後，張開眼睛，讓意識慢慢回到當下，帶著更深的寧靜感繼續你的人生旅程。

食物鞘
（物質層身）

- 在全身軀幹創造一個呼吸循環圈，促進全身系統的循環與滋養。
- 將呼吸引導到身體背面，產生一種按摩效果，幫助釋放肌肉緊繃。
- 提升腰部的呼吸效能，促進腎臟和腎上腺區域的循環。
- 此手勢帶來的穩定扎根效果，有助改善瓦塔失衡。
- 此手印能使人寧靜沉著，有助改善皮塔失衡。
- 此手印帶來的呼吸擴張效果，有助改善卡法失衡。

生氣鞘
（生命之氣層身）

- 平衡向上流動的命根氣與向下流動的下行氣。
- 溫和活絡水平流動的平行氣。
- 疏通與平衡第一到第四脈輪，特別是主掌自我滋養的第二脈輪。

意思鞘
（心理情緒層身）

- 提升身體覺知。
- 促進情緒平衡。

理智鞘
（智慧層身）

- 當寧靜感愈來愈深，我們就會體驗到，它就是我們真實本心的反射。

歡喜鞘
（至樂層身）

- 當我們更加平靜，喜悅與合一感自然升起。

97

夏克堤手印
SHAKTI MUDRA
喚醒靈性能量

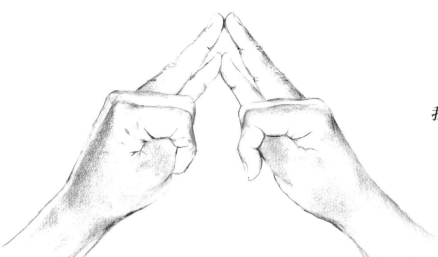

我與靈性能量之本源調和一致
帶著清明與活力行走人生

核心品質
喚醒靈性能量

主要功效
- 喚醒潛藏力量，鼓舞與引導我們邁向覺醒。
- 維護泌尿系統、生殖系統、排泄系統的健康。
- 增加支撐與穩定感，作為靈性旅程的基礎。

相近效果手印
內在居處手印、下脊柱手印、精氣手印

注意事項與禁忌
無

持印步驟
1. 將手掌置於肚臍下方，手指全部朝外。
2. 左右兩手的小指與無名指指尖相貼，手掌根部、拇指、食指、中指則保持分開。
3. 食指與中指往下折，將拇指輕鬆地包在裡面。
4. 兩手手腕靠在腹部上。
5. 肩膀往後及往下鬆垂，脊椎保持自然正直。

Shakti（夏克堤）是「潛在的靈性覺醒能量」，也是代表靈性覺醒能量的女神之名。當我們釋放掉人格小我層面的制約，內在潛藏的靈性覺醒能量就能發揮出來。這股能量愈強大，我們的靈性轉化就會愈快發生，通往精微能量領域的大門也會隨之開啟。在人生旅程初期，我們大部分的精力能量都會消耗在滿足我們的感官需求以及躲避可能出現的威脅。當我們踏上靈性旅程，我們的價值觀和對於事情優先順序的判斷會開始有所變化，精力能量就會自然轉向靈性覺醒。而這個靈性進化的旅程的象徵就是：我們的夏克堤靈性覺醒能量會透過脈輪往上層移動，最終達到精神的解脫自由。

夏克堤手印能夠協助我們喚醒生命體各個層身的靈性進化能量。這個手勢能將呼吸、覺知意識和能量從夏克堤能量的本居地，也就是軀幹底部，向上引導到第二脈輪，在這個地方將能量擴大和匯集，讓我們感覺這個區域就像一片廣大無邊的海洋，潛藏著巨大能量，並將它向上傳輸，通過各個脈輪能量中心，抵達位於頭頂的頂輪，在那裡，我們會體會到，純粹的意識就是我們的真實本性。這個手勢也能提升骨盆腔區域的呼吸效能與能量，讓排泄系統、泌尿系統，以及生殖系統的功能維持在最佳狀態。

平衡生理系統：

滋養五種生命風息：

活化五元素：
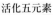

平衡七脈輪：

調和三督夏：

能量活力指數：從平靜到振奮

4 5 6 7 8 9 10

- 手持夏克堤手印，做幾次自然呼吸調息，讓你整個人與這個手印所喚醒的感知覺受相調和。

- 注意你的呼吸如何被溫和引導到你的下腹部和骨盆，讓你感覺這個區域就像一片廣大無邊的海洋，潛藏著巨大能量，然後將它往上輸送，清除你脈輪內的阻塞，增進你靈修的動力。

- 首先，觀想位於你軀幹底部的四片紅色花瓣。當你吸氣，與這片能量大海相融，當你吐氣，感覺你的海底輪充滿活力。

- 因為能量的注入，這些花瓣自然綻放，解開所有跟生存需求有關的煩惱死結，讓你帶著更大的安全感繼續前進。

- 現在，觀想位於你的骨盆腔內的六片橘色花瓣。當你吸氣，與這片能量大海相融，當你吐氣，感覺你的生殖輪充滿活力。

- 因為能量的注入，你的橘色蓮花自然綻放，釋放所有跟人際情感關係以及性欲有關的阻塞，讓你帶著更平衡的情緒和穩定感繼續前進。

- 現在，觀想位於你太陽神經叢之內的十片金色花瓣。當你吸氣，與這片能量大海相融，當你吐氣，感覺你的自尊能量中心綻放出金色的能量。

- 因為能量的注入，你的第三脈輪的花朵熱烈綻放，解開了所有跟自尊自信以及社會地位有關的煩惱死結，讓你能夠充滿自信地實現你的人生目標。

- 現在，觀想位於你的心輪當中的翠綠色花瓣。當你吸氣，與這片能量大海相融，當你吐氣，感覺這些花瓣充滿了活力能量。

- 因為能量的注入，你的翠綠色蓮花自然綻放開來，釋放了你內心所有的怨恨、愧疚以及孤單，讓你的心輪邊界往外擴大，充滿愛、慈悲以及慷慨心量。

- 接下來，觀想位於你喉輪部位的十六片天藍色花瓣。當你吸氣，與這片能量大海相融，當你吐氣，感覺你的喉輪自然打開。

- 感覺這朵蓮花完全綻放，釋放了所有讓你無法看見自己內在本真、無法說出真話的那些限制性信念。

- 現在，觀想在你兩眉之間的兩片紫色花瓣。當你吸氣，與這片能量大海相融，當你吐氣，感覺你的眉心輪第三眼充滿活力能量。

- 當這朵紫色蓮花完全綻放，所有疑惑不安的煩惱死結完全都被解開了，你帶著清明心智看到自己人生更深的生命意義。

- 現在，這股活潑的能量來到了你的頂輪，讓十片透明花瓣一一綻開，顯露出你的真實本性就是解脫自由與合一。

- 現在，你所有的脈輪已經完全打開，你感受到豐富的靈性能量支撐著你，一路通往最後的覺醒之境。

- 你感到全身充滿活力，對自己說三次這句肯定語（出不出聲都可以）：「**能量體當中所有的煩惱死結都被解開，我帶著輕鬆的心情邁向覺醒。**」

- 現在，慢慢把手印放掉，做幾次深呼吸，在純淨的能量中安住休息。

- 準備好之後，張開眼睛，讓意識慢慢回到當下，感覺整個人充滿能量與活力。

食物鞘
（物質層身）

- 將呼吸和覺知意識引導到軀幹底部以及骨盆，改善排泄、泌尿以及生殖系統的循環。

- 這個手勢能夠提振能量，有助改善卡法失衡。

- 提升我們對於精微能量的覺知，有助改善皮塔失衡。

- 提升我們的居中穩定感，有助改善瓦塔失衡。

生氣鞘
（生命之氣層身）

- 活絡向下流動的下行氣。

- 疏通與平衡第一和第二脈輪，將能量向上傳輸，喚醒其他能量中心。

意思鞘
（心理情緒層身）

- 促進情緒的平衡與寧靜。

理智鞘
（智慧層身）

- 當我們對於自己的精微能量身有更高的覺知力，我們就能放掉對於人格小我的認同，自然更容易展露自己的真實本性。

歡喜鞘
（至樂層身）

- 當夏克堤靈性能量一路往上穿過所有脈輪，我們內在的喜悅、自由、自在無拘感就會被喚醒。

98

至上菩提手印
UTTARABODHI MUDRA
做自己的主人

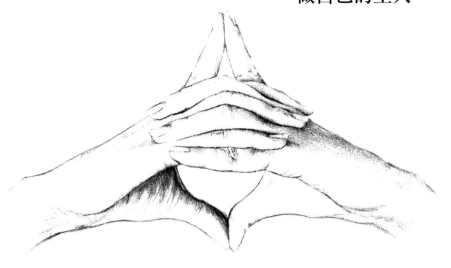

我擺脫人格小我的局限

成為自己的主人

核心品質
做自己的主人

主要功效
- 培養做自己的主人之能力。
- 擴大整個胸腔肋骨的呼吸效能，特別是在胸骨與側肋部位。
- 增強免疫力。
- 培養正直感與真實。

相近效果手印
智慧手印、知覺手印、內觀手印

注意事項與禁忌
無

持印步驟
1. 兩手十指交握，左手小指在最底部。
2. 兩手食指指腹相貼，拇指指腹也相貼。
3. 食指朝上伸直，拇指朝下伸直。
4. 將拇指和食指靠放在胸骨上，食指置於胸骨凹口位置。
5. 肩膀往後及往下鬆垂，兩手手肘跟身體保持些微距離，脊椎保持自然正直。

Vashitvam（瓦什塔姆）的意思是「自我掌控、做自己的主人」，象徵著靈修之路的轉戾點，從此，我們不再與人格小我層面的限制性信念產生認同。當我們能夠如實觀照這些限制性信念，因它們而產生的思想和感覺就會失去它們對我們的控制力。當我們更能自我掌控、能夠做自己的主人，我們的真實自性自然就會站到第一線，導引我們所有的言行舉止。如此一來，我們就能真實活在世間，全心全意投入，帶著客觀和悲憫心去應對所有的狀況。當難以接受的思想和情緒出現，我們也能客觀觀照它們，讓它們成為一種工具，幫我們看清和釋放內在仍然留存的限制性信念。

Uttara（烏塔拉）的意思是「至上、最高」，Bodhi（菩提）的意思是「智慧」，Uttarabodhi（至上菩提）就是指我們在一切人際互動和日常舉止活動中與真實本我保持一致的能力。至上菩提手印能將呼吸、覺知意識和能量引導至胸腔部位，促進胸腺區域的循環，進而協助維護免疫系統的健康。這個手勢能讓我們的呼吸、心智頭腦以及身體，都保持在穩定和疏鬆的平衡狀態，使我們能夠與自己的真實本我保持一致，尤其是遇到人生挑戰時。至上菩提手印能夠增強我們的自我掌控力，讓我們能夠做自己的主人，不再受人格小我的喜惡之掌控，使我們能夠輕鬆自在地活出真實本我。

平衡生理系統：

活化五元素：

調和三督夏：

滋養五種生命風息：

平衡七脈輪：

能量活力指數：從平靜到振奮

			4	5	6	7	8	9	10

引導式冥想：培養自我掌控力

- 手持至上菩提手印，做幾次自然呼吸調息，讓你整個人與這個手印所喚醒的感知覺受相調和。
- 注意你的呼吸如何被自然引導進入你的胸腔，創造一個安靜的內在空間，讓你可以更加融入你的真實本我。
- 當你與內在真實本我更加融合，你自然而然能夠接收到靈性指引，能夠做自己的主人。
- 要培養自我掌控力，首先從你的身體開始，一方面好好照顧它，同時認識到，它不是你人生的最終目標，而是覺醒的工具。
- 做幾次呼吸調息，反思一下你和身體的關係。你是否完全受到自己身體欲望的掌控？或者你能夠如實觀照這些欲望，藉此來鍛鍊自己的自我掌控力？
- 接下來，探索你在心理情緒方面的自我掌控力，你是否有辦法把你的思想和情緒當作學習和覺醒的工具。
- 做幾次呼吸調息，反思你和你的思想與情緒的關係。你是否被它們的起伏波動所掌控？或者你能夠讓它們單純存在，不與它們產生強烈認同，藉此來鍛鍊你的自我掌控力？
- 現在，做幾次呼吸調息，反思你和你內在最深的信念的關係。你是否不自覺被這些僵固的信念所控制，以致限制了你的視野和潛能？
- 當你有能力掌控你和你的深層信念的關係，你就有辦法客觀輕鬆地觀照它們，不堅持也不拘泥於這些觀念，然後你內在真實本我的清明洞見就會自然顯現。
- 當你更能夠自我掌控、做自己的主人，你就逐漸能夠放掉你對於受到制約的那個人格小我的認同，然後自由展現自己真實本我。
- 對自己說三次這句肯定語（出不出聲都可以），來穩固你的自我掌控力：**「在生命每一個層面，我都能夠當自己的主人，活出真實與自由。」**
- 現在，慢慢把手印放掉，做幾次深呼吸，安住於自己的真實本我中。
- 準備好之後，張開眼睛，讓意識慢慢回到當下，感覺自己已擁有更強的自我掌控力。

食物鞘
（物質層身）

- 將呼吸和覺知意識引導到整個胸腔肋骨區域，特別是胸骨和側肋，產生一種按摩效果，改善胸腺區域的循環。
- 此手勢帶來的能量提振效果，有助改善卡法失衡。

生氣鞘
（生命之氣層身）

- 活絡向上流動的命根氣。
- 疏通與平衡主掌無條件之愛的第四脈輪。

意思鞘
（心理情緒層身）

- 提升心智和情緒的穩定度。
- 提升自信與內在信賴感，讓我們更能做自己的主人。

理智鞘
（智慧層身）

- 由於能夠自我掌控，因而心智穩定，反映出我們真實本我的不動本性。

歡喜鞘
（至樂層身）

- 自我掌控力提升，我們就能夠自由自在地全心投入生活之中。

99

時神手印
KALESHVARA MUDRA
達成精神的自在解脫

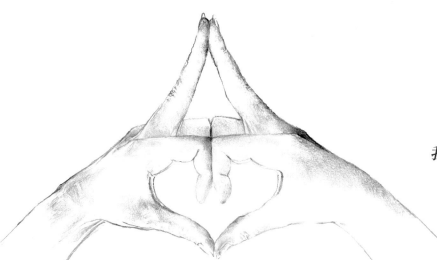

當智慧與慈悲結合
我體驗到真實本性的自在解脫

核心品質
精神的自在解脫

主要功效
- 結合智慧與慈悲心，以顯露我們真實自性的本質就是解脫自由與合一。
- 維護神經內分泌系統的健康。

相近效果手印
曼陀羅手印、光明手印、無限手印

注意事項與禁忌
無

持印步驟
1. 兩手掌心相對，置於心臟前方，中指指腹相貼在一起。
2. 兩手食指下彎，中間指節背面相貼。
3. 左右拇指指腹相貼，並往下壓，與食指形成一個心型。
4. 無名指與小指自然放鬆向內折。
5. 保持這個手印姿勢，放在距離心臟大約一個手掌寬的地方。
6. 肩膀往後及往下鬆垂，兩手手肘跟身體保持些微距離，脊椎保持自然正直。

Moksha（摩克夏）的意思是「精神的自在解脫」，也就是我們靈修之路的最終頂點，在這一刻，我們體驗到精神的解脫自由與合一圓滿。要達到自由解脫的境界，需要智慧和慈悲心兩者並存。智慧是擺脫一切制約局限，對於我們的真實本性有絕對清晰的洞見。當我們到達這個境界，我們會感覺自己回到老家，了然明白我們原本就是完整無缺。智慧的另一面就是悲心，因為體認到一切眾生與我們皆是一體，因此能夠看見，我們所有人都是走在邁向合一無別的單一旅程。當智慧和慈悲相融合，我們就能活出我們真實本性的自由，同時全心擁抱生命的一切。智慧與悲心的融合使我們能夠以歡喜之心接受生命，每一個片刻都是解脫自由與合一無別的開顯。

Kaleshvara（卡列什瓦拉）是「時間之神」，這裡指的是我們內在擺脫時空限制的那個真實本性。時神手印能將呼吸、覺知意識和能量從心輪處，也就是愛與悲憫的能量中心，向上引導到第三隻眼眉心輪處（也就是清晰洞見與智慧的能量中心）。持此手印時，拇指和食指會形成一顆心的形狀，代表慈悲；由中指朝上形成的正立三角形，代表透過清明眼力而產生的智慧洞見。這個手勢提醒我們，透過智慧和慈悲的結合，我們可以體驗到，內在真實本性既是解脫自在，同時也是萬物永恆之美的一部分。

平衡生理系統：

活化五元素：

調和三督夏：
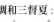

滋養五種生命風息：

平衡七脈輪：

能量活力指數：從平靜到振奮

	4	5	6	7	8	9	10

引導式冥想：智慧與慈悲的結合

- 手持時神手印，做幾次自然呼吸調息，讓你整個人與這個手印所喚醒的感知覺受相調和。

- 注意你的呼吸氣息，如何從你的心輪向上流動到第三眼眉心輪處，自然將你的慈悲與智慧結合起來。

- 當能量更順暢在這兩個脈輪中心之間流動，你自然會與你的真實本我協調一致，釋放掉讓你遠離解脫自在的那些限制性信念。

- 智慧與慈悲的融合，首先要從你的物質需要層面開始。

- 透過心的眼睛，你能夠帶著悲憫心去看待你對於物質財物的需要，你知道那是生存動力的自然延伸，是為了保障你的基本生存需求。

- 透過智慧的眼睛，你了然明白，任何外來事物都無法增加或減損你內在原有的圓滿與完整。

- 結合悲心與智慧，你能夠釋放掉多餘的欲望的束縛，敞開自己接收宇宙所提供的一切。

- 現在，將智慧與慈悲融合到你人際情感關係層面。

- 透過你心的眼睛，你帶著悲憫心歡喜接納一切情緒感受，你知道，愛、感情、信賴都是你邁向情緒成熟之路必經的過程。

- 透過智慧的眼睛，你了然明白，你所有的情感需要都是一種反射，反映出你與一切萬物在本質上原是一體。

- 結合悲心與智慧，你能夠客觀觀照你的所有情緒感受，不會有無意識的反應，同時在施與受的平衡中，歡喜接受愛和感情。

- 最後，將智慧與慈悲融合到你的靈性旅程中，包括所有能夠指引你到達覺醒之路的教導和法門。

- 透過心的眼睛，你敬重自己的靈性道路，包括靈修技巧、師父，以及過去一路以來真心跟隨過的教導。

- 透過智慧的眼睛，你洞然明白，究竟而言，並沒有所謂的靈性修行之路，只有純淨的意識存在之體驗，它透過你的轉化與覺醒過程而顯現。

- 結合慈悲與智慧，你敬重所有的靈性大師與他們的教導，同時讓自己時時刻刻安住於自己的本真之中，超越一切哲思和信念。

- 與你的真實本性保持一致，你的生命自由自在，同時又能帶著歡喜之心欣賞生命每一個片刻。

- 安住在你的真實本性，對自己說三次這句肯定語（出不出聲都可以）：**「慈悲與智慧在我本心合一，我的生命無限自在且歡喜。」**

- 現在，慢慢把手印放掉，做幾次深呼吸，安住這歡喜心之中。

- 準備好之後，張開眼睛，讓意識慢慢回到當下，你經驗到自己內在的真實本性。

食物鞘
（物質層身）

- 將呼吸和覺知意識引導到胸腔、頸部以及頭部，產生一種按摩效果，改善胸腺、甲狀腺，以及腦下垂體區域的循環。

- 提振精神能量，減輕憂鬱。

- 此手勢能夠溫和提振能量，有助改善卡法失衡。

- 此手印能使我們敞開心，有助改善皮塔失衡。

- 此手印能提升專注力，有助改善瓦塔失衡。

生氣鞘
（生命之氣層身）

- 活絡向上流動的命根氣以及最上層流動的上行氣。

- 疏通與平衡主掌無條件之愛、靈性淨化以及智慧開顯的第四、第五、第六脈輪。

意思鞘
（心理情緒層身）

- 集中心智，提升專注力。

- 提振精神能量，有助於改善憂鬱症狀。

理智鞘
（智慧層身）

- 智慧與悲心的融合，自然打開通往內在真實本真的大門。

歡喜鞘
（至樂層身）

- 當內在真我覺醒，它本具的品質，像是圓滿、喜悅、敞開、自在無拘，自然顯現。

靜心冥想手印

禪定冥想是一種純粹的意識流動狀態，在定境中，我們體驗到我們的真實本性是解脫自在與圓滿合一。我們真實本我始終都在，只是等待我們的肯認，而各式各樣的冥想技巧，就是為了協助我們進入這個轉化與覺醒的過程。一剛開始我們練習冥想，可能只是為了放鬆身心、釋放壓力，或是讓自己的內心更加平靜。起初這些經驗通常都能得到正面效果，我們因此受到鼓勵，願意繼續深入去實踐練習。想要在禪定冥想的過程繼續精進，我們先需要釋放掉使我們無法體驗自己內在真實本性的那些制約。當制約慢慢消解，導致壓力和分別意識的內外衝突減少，我們就更容易進入深度冥想定境。禪定冥想的過程所涉及的面向非常多，至少包括以下五個必經階段：

1. 穩定身體和呼吸

穩定的身體和呼吸，是禪定冥想的堅實基礎。當身體和呼吸平衡調和，我們的頭腦自然就會進入靜定狀態。頭腦的本質是變動，因為它必須不斷在環境中搜尋各種機會與可能的威脅。這種「向外的取向」對於滿足我們的基本需求非常重要，但是當我們追求的是向內認識自己時，這種頭腦的運動其實是愈少愈好。般若清淨手印能鎮靜和穩定身體及呼吸氣息，幫我們的頭腦做好準備，以利進入冥想狀態。

2. 允許一切念頭與感受

當身體和呼吸逐漸穩定，頭腦變得更加平靜，思想念頭和感受就會自然浮出表面，被我們察覺到，然後慢慢被釋放。若試圖去壓制，或是否認這些想法和感覺，反而會增強它們的力量。在冥想的這個階段，我們學習允許一切升起的思想念頭和感受，不去抵抗它。讓念頭和感受自由來去，它們就會慢慢失去力量，不再對意識流動產生干擾，我們自然進入冥想定境。精神活力手印能使我們更加敞開，以輕鬆自在的心歡迎一切思想念頭和情緒感受，使我們更容易進入深沉的冥想定境。

3. 喚醒清明覺照力

接下來的階段是在冥想中培養覺照力，純然觀照我們身體和頭腦所升起的一切。觀照力比接受更加殊勝，它能讓我們清楚辨識，受制約的人格小我與不受局限的真實本我之間的差別。在觀照過程中我們會發現，是哪些限制性信念讓我們無法脫離思想和情緒模式，並且認識到，它們是制約人格的一部分，並非我

們的真實本我。因為認清這個事實，所有的制約觀念、覺得自己不足，以及因為這些想法而產生的痛苦，就能慢慢被化解。智慧手印能提升我們的專注力和心智清明度，使我們與真我保持一致，消解所有制約。

4. 不作意的禪定

當我們不再對頭腦升起的思想念頭與感受產生認同，不再受限制性信念的干擾，我們生命體的各個層身就會慢慢統合起來。這種統合能夠產生一種和諧感，讓我們更容易不費力地安住於冥想定境之中。禪定手印能幫助我們安住於純然的冥想意識流動。

5. 進入合一境界

隨著禪定愈加深入，我們內在所有的分離感都會被消解，自然而然體驗到真實本性的自在解脫與萬物一體感。這種一體感最初只是偶爾出現，但慢慢會趨向穩定，展露在我們的所有舉止活動中。在此階段，禪定不再是一種靈修方法，而單純就是我們真實本我的返照。獠牙濕婆手印能幫助我們進入這種合一境界，體驗到超越時間的永恆存在感，在這定境之中，頭腦的所有動亂自然寂靜止息。

靜心冥想的步驟，對應手印與核心品質

手印	核心品質
般若清淨手印	穩定身體和呼吸
精神活力手印	允許一切念頭和感受
智慧手印	喚醒清明覺照力
禪定手印	不作意的禪定
獠牙濕婆手印	合一圓滿境界

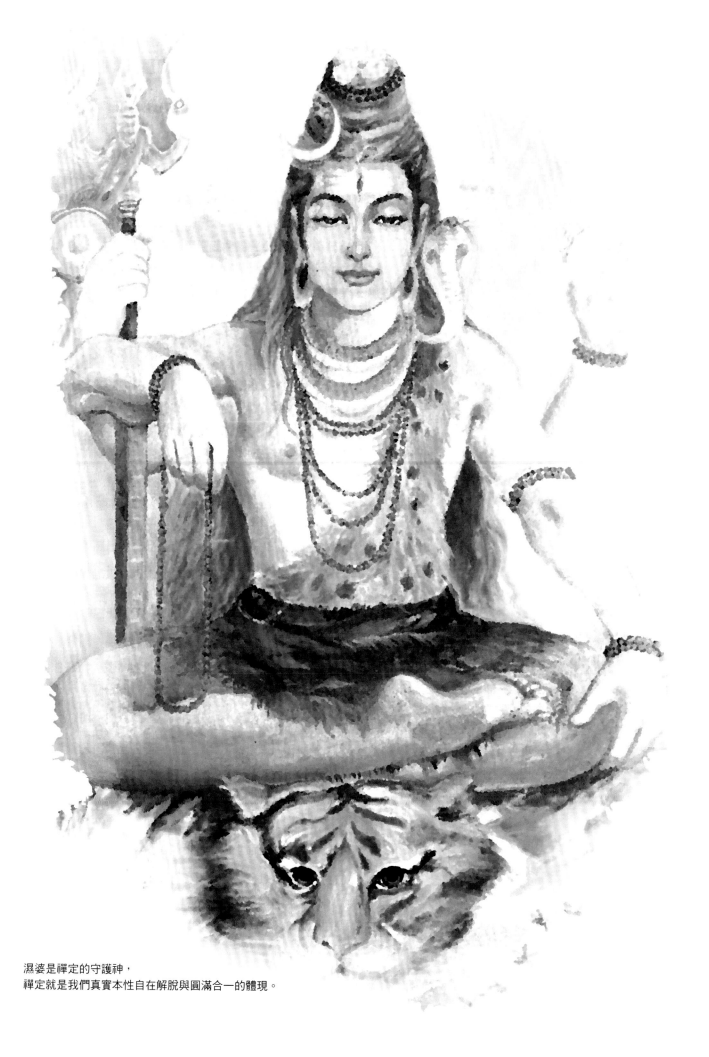

濕婆是禪定的守護神，
禪定就是我們真實本性自在解脫與圓滿合一的體現。

100

般若清淨手印
PRAJNA PRANA KRIYA MUDRA
穩定身體和呼吸

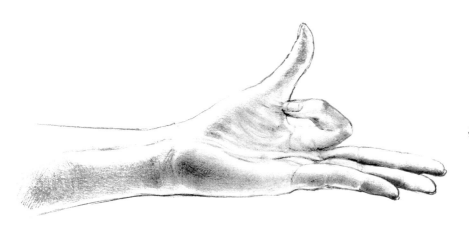

身體與呼吸安定
我們的頭腦心念自然止息

核心品質

穩定身體和呼吸

主要功效

- 讓身體內部與呼吸處於穩定舒適狀態，作為進入禪定的基礎。
- 維護肌肉骨骼系統的健康。
- 紓解壓力和焦慮。
- 維持生殖系統、排泄系統、泌尿系統的最佳功能。
- 有助減緩呼吸速率，鎮定神經系統。

相近效果手印

原初寂靜手印、地手印、顯化知識手印、消解手印

注意事項與禁忌

無

持印步驟

1. 食指指尖壓在拇指最下端指關節，形成一個小空心圓。
2. 拇指、小指、無名指和中指全部伸直。
3. 手背靠在大腿或膝蓋上。
4. 肩膀往後及往下鬆垂，脊椎保持自然正直。

穩定的身體和呼吸，是靜心冥想的重要基礎，因為當身體和呼吸處於和諧狀態，頭腦自然會跟著安定下來，讓我們更容易進入冥想定境。身體、呼吸和心智頭腦的慣性就是變動，這是為了應付外在威脅和回應外來機會，以保障我們的基本生存需求能得到滿足。任何一點小的刺激都會讓我們注意力拉到外部世界，導致我們呼吸加快，讓身體和頭腦能夠隨時採取應變。當我們踏上靈修之路，我們對幸福和滿足的追求開始轉向內在，而呼吸和身體的安定，就是這條走向內在旅程的基礎。

Prajna（般羅若）的意思是「般若智慧」，prana（普拉納）的意思是「生命力能量」，kriya（克里亞）的意思是「清淨、淨化作用」，三個字結合起來的意思就是：安定我們生命力能量的一個清淨動作，以利我們更容易進行冥想狀態。般若清淨手印能將呼吸、覺知意識和能量引導到骨盆和軀幹底部，提升我們身體和呼吸的穩定性。這個手勢能使我們的呼吸速度放慢，並延長吐氣時間，讓位於大腦下方、負責調節心跳和呼吸節律的中樞鎮定下來。般若清淨手印能將呼吸引導到肺部底端，帶來鎮靜效果，有效紓解壓力和焦慮感。這個手勢也能幫助矯正脊椎，使身體和呼吸更加安定，為禪定冥想奠定堅實的基礎。

平衡生理系統：

滋養五種生命風息：

活化五元素：

平衡七脈輪：

調和三督夏：

能量活力指數：從平靜到振奮

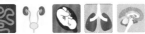

引導式冥想：**安定身體和呼吸**

- 手持般若清淨手印，做幾次自然呼吸調息，讓你整個人與這個手印所喚醒的感知覺受相調和。

- 注意你的呼吸如何被向下引導到你的軀幹底部，帶給你穩定以及扎根的感覺。

- 做幾次呼吸調息，讓身體和呼吸的穩定感瀰漫你的骨盆、雙腿和雙腳，形成你進入冥想旅程的基礎。

- 當你的下部軀幹變得更加穩定扎根，花一點時間去感受，你肺部底端的呼吸範圍是否有跟著擴大，你的呼吸氣息也隨之平穩下來。

- 當你的身體和呼吸都變得更加穩定，你的知覺意識會自然安住在你大腦的最底端，這裡就是你的頸椎與顱骨交接的地方。

- 做幾次呼吸調息，進入你大腦的這個區域，注意你的呼吸頻率是否開始降低而且更加規律，讓你整個人更加穩定和寧靜。

- 現在，感覺你的軀幹底部、肺部底端以及大腦底端，同時都變得安定和寧靜，你完全安住在這寂靜之中，這是你冥想旅程的基礎。

- 對自己說三次這句肯定語（出不出聲都可以），來穩固這種安定感：「**我的身體與呼吸完全安定下來，毫不費力進入冥想狀態。**」

- 現在，慢慢把手印放掉，做幾次深呼吸，感覺你的呼吸和身體變得更加安定。

- 準備好之後，張開眼睛，讓意識慢慢回到當下，現在你已經為接下來的冥想旅程打好了基礎。

食物鞘
（物質層身）

- 將呼吸和覺知意識引導到骨盆和軀幹底部，產生一種按摩效果，幫助改善排泄、泌尿以及生殖系統的循環。

- 降低心跳速率、延長吐氣時間，引發放鬆反應，有助於減輕壓力和焦慮。

- 擴大肺部底端的呼吸效能，有助紓解因為肺部淺層呼吸而產生的壓力反應。

- 此手勢帶來的穩定效果，有助改善瓦塔失衡。

- 此手印的鎮定效果，有助改善皮塔失衡。

生氣鞘
（生命之氣層身）

- 活絡向下流動的下行氣。

- 疏通與平衡主掌安全感和自我滋養的第一與第二脈輪。

意思鞘
（心理情緒層身）

- 提升平靜感與內在安全感。

理智鞘
（智慧層身）

- 穩定的身體和呼吸，能鎮靜我們的生存驅力，讓真實本性的智慧能夠自然顯露。

歡喜鞘
（至樂層身）

- 當我們整個人更加安定，內在安全、安心感自然升起。

101

精神活力手印
MEDHA PRANA KRIYA MUDRA
允許一切念頭和感受

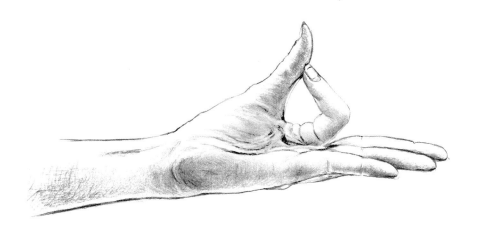

允許念頭和感受
自由起落
禪定障礙自然解除

核心品質
允許一切念頭和感受

主要功效
- 允許思想念頭和感受自然起落,不抗拒,也不對它們起反應。
- 讓呼吸系統和心血管系統變得活躍。
- 維護免疫系統健康。

相近效果手印
上脊柱手印、信心手印、擴展呼吸手印

注意事項與禁忌
無

持印步驟
1. 食指指尖輕輕壓住拇指中間骨節,兩手均同。
2. 拇指、小指、無名指、中指朝外伸直。
3. 將手背靠在大腿或膝蓋上。
4. 肩膀往後及往下鬆垂,脊椎保持自然正直。

當身體和呼吸處於穩定狀態,為禪定打好堅實基礎之後,下一步要培養的態度就是:不要抗拒頭腦升起的一切。在冥想過程中,不管是正向的、負面的,或是中立的想法和情緒都會自然浮現。我們的慣性是對於正向的念頭情緒積極擁抱,但是對於負面的念頭和情緒卻是採取拒絕和壓制的態度。事實上,我們愈抗拒,念頭和情緒就會愈多,因為這樣它們才能吸引我們注意。對於自然升起的思想念頭和情緒感受(尤其是負面的),最有效的面對方法是允許它們發生,讓它們隨著我們的呼吸節奏同步升起,然後自由離去,這樣做,我們的定力就會加深,無論頭腦中或周遭環境發生什麼事,我們都能如如不動,繼續靜坐。

Medha(梅得哈)的意思是「精神活力」,prana 是「生命力能量」,kriya 是「淨化作用」,三個字結合起來的意思就是:為了能夠提升精神活力而採取的一個淨化生命能量的動作。精神活力手印能將呼吸、覺知意識和能量引導到整個肋骨區域,增強呼吸效能,尤其是肺臟中央部分。它能為肺部和心臟帶來一種按摩效果,協助維護整個心臟呼吸系統的健康。這個姿勢也能增強胸腺區域的循環,有助維護免疫系統的健康。精神活力手印能鎮定大腦的情緒處理中樞,讓我們更有能力允許冥想過程中升起的所有情緒感受,而毋需去壓抑它們。

平衡生理系統:

滋養五種生命風息:

↑

活化五元素:

平衡七脈輪:

調和三督夏:

能量活力指數:從平靜到振奮

4	5	6	7	8	9	10

引導式冥想：允許一切念頭和感受

- 手持精神活力手印，做幾次自然呼吸調息，讓你整個人與這個手印所喚醒的感知覺受相調和。
- 觀察你的呼吸如何被溫和引導到胸腔、側肋以及上背部，讓你呼吸更加順暢。
- 花一點時間感受你肋骨部位的運動，吸氣時自然擴張，吐氣時自然鬆柔。
- 更深去感受你的軀幹中段部分的呼吸，注意你的呼吸如何被自然引導到肺部中間部位，讓你身體充滿能量，能夠持續安住在禪定冥想中。
- 當你感覺呼吸更加順暢，讓你的覺知意識被自然引導到大腦的中間區域，也就是你的情緒處理中樞，感覺它愈來愈平靜。
- 現在你的心理情緒層身處於寧靜狀態，你很自然能夠允許頭腦升起的一切念頭和感受，不批判也不抗拒。
- 做幾次呼吸調息，讓自己完全敞開，無論是正向的、負向的、中立的，讓一切自然升起又自然消逝，如同你的呼吸起伏一樣。
- 當你能夠允許所有的感受自然起落，你會感覺整個人進入一種非常和諧的狀態，讓你能夠更加安住於冥想的意識流動之中。
- 允許一切感受自然存在，然後對自己說三次這句肯定語（出不出聲都可以）：「**允許一切念頭和感受，我的定境自然加深。**」
- 現在，慢慢把手印放掉，做幾次深呼吸，安住於冥想定境之中。
- 準備好之後，張開眼睛，讓意識慢慢回到當下，現在你已經更有能力，在冥想時允許念頭和感受自然起落。

食物鞘
（物質層身）

- 將呼吸和覺知意識引導到整個肋骨區域，產生一種按摩效果，促進心血管和呼吸系統的循環。
- 增強胸腺區域的循環。
- 擴大肺部中央和中背部的呼吸效能，在腎臟和腎上腺區域產生一種按摩效果。
- 強化肋骨部位的肌肉，提升呼吸效能。
- 這個姿勢能擴張肺部、提振精神能量，有助改善卡法失衡。
- 有助開啟心輪，改善皮塔失衡。

生氣鞘
（生命之氣層身）

- 溫和活絡向上流動的命根氣。
- 打開與平衡主掌無條件之愛的第四脈輪。

意思鞘
（心理情緒層身）

- 促進情緒平衡。
- 溫和提振能量，可能有助改善憂鬱症狀。

理智鞘
（智慧層身）

- 允許一切念頭和感受，不與它們完全產生認同，我們的內在真實本性會更容易顯露。

歡喜鞘
（至樂層身）

- 當我們能夠允許一切升起的念頭和感受，我們就會發現，它們是一種純粹的能量，能夠滋養和開顯我們內在本具的正向品質。

102

智慧手印
JNANA MUDRA
喚醒清明覺照力

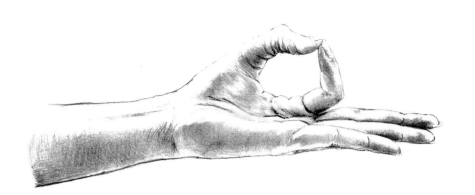

清明覺照力
能夠指引我們邁向覺醒

核心品質
喚醒清明覺照力

主要功效
- 透過客觀觀照的力量喚醒清明覺照力。
- 提升專注力。
- 區辨無拘限的真實本我與受制約的人格小我。

相近效果手印
意識手印、知覺手印、三叉戟手印、內觀手印

注意事項與禁忌
無

持印步驟
1. 食指指尖與拇指指尖相觸，兩手均同。
2. 拇指與食指形成一個空心圓。
3. 小指、無名指、中指朝外伸直。
4. 將手背置於大腿或膝蓋上。
5. 肩膀往後及往下鬆垂，脊椎保持自然正直。

冥想的第三階段是喚醒清明覺照力（清明洞見），讓我們能夠從真實本我的角度，而不是透過受制約的人格小我來看待自己、生命以及他人。當我們能夠如實觀照思想念頭和感受，同時看見在背後支撐它們的限制性信念，我們的清明洞見就會自然升起。如實觀照頭腦當中升起的一切，不與之產生認同，我們就不會再捲入頭腦所編造的「故事」當中。與我們的真實自我保持一致，我們就能夠發現思想與情緒背後的信念模式，進而在冥想和日常生活互動中放掉對它們的認同。

Jnana（闍那）的意思是「智慧」，智慧手印能帶給我們清晰的覺知力和洞見，讓我們的真實本性站到第一線，以更客觀如實的角度去觀照我們的思想和情感。這個手勢能將我們的覺知意識引導到第三眼處，也就是主掌清明洞見和專注力的能量中心，加深我們的意識覺照能力。在智慧手印當中，手指的擺放就是象徵禪定冥想的進程。食指象徵我們受制約的人格小我，向內彎曲與代表無所局限之真實本我的拇指相觸。拇指和食指相觸形成的空心圓，代表我們真實本我的圓滿無缺與無所局限。小指、無名指和中指則代表三種個性素質（古納/guna），分別是：活躍（rajas/拉價司）、沉悶慣性（tamas/踏偈司），以及純淨（sattva/薩特沃）。持此手印時，這三隻手指鬆開往下伸直，代表三古納（三種素質）重新回到原始平衡狀態，不再對我們的禪定冥想帶來干擾。

平衡生理系統：

滋養五種生命風息：

活化五元素：

平衡七脈輪：

調和三督夏：

能量活力指數：從平靜到振奮

					4	5	6	7	8	9	10

引導式冥想：喚醒清明洞見

- 手持智慧手印，做幾次自然呼吸調息，讓你整個人與這個手印所喚醒的感知覺受相調和。
- 觀察你的呼吸如何被溫和引導到你的胸部上層、頸部以及頭部，為你帶來一種清明的感受。
- 當肺部上層的呼吸效能增強，你的清明感也會跟著提升，身體也更有活力，讓你能夠持續禪定冥想當中。
- 因為身體能量提升，你的覺知意識會被導向大腦前額葉，也就是理智思維的中心，讓你思緒更加清明。
- 感受一下，你兩眉之間的第三眼處，也就是清明洞見的能量中心，從這個地方，你能夠客觀如實觀照你頭腦當中升起的一切。
- 當你感覺思緒愈來愈清明，做幾次呼吸調息，感受一下，你的念頭與念頭之間的寂靜空白時間也隨之愈來愈長，這讓你有足夠的時間去觀照自己的念頭和感受，而不需要完全與它們認同。
- 安住在這個寂靜空間，你的頭腦會自然安靜下來，讓你與自己的真實本我保持一致，因為它的本質就是清明覺照力。
- 對自己說三次這句肯定語（出不出聲都可以），來穩固你本具的內在清明：**「透過喚醒清明覺照力，我經驗到內在真實本我的寂靜。」**
- 現在，慢慢把手印放掉，做幾次深呼吸，安住在本我的清明寂靜之中。
- 準備好之後，張開眼睛，讓意識慢慢回到當下，你體驗到，清明覺照力讓你更容易保持在禪定冥想之中。

食物鞘
（物質層身）

- 將呼吸和意識引導到肺部上層，擴大呼吸效能。
- 使放鬆和警覺達到平衡。
- 疏通左右兩邊鼻孔，淨化鼻腔。
- 提升大腦左右兩半球的平衡。
- 此手勢能溫和提振能量，有助改善卡法失衡。
- 此手印能讓我們個性更加柔軟臣服，有助改善皮塔失衡。
- 提升專注力，有助改善瓦塔失衡。

生氣鞘
（生命之氣層身）

- 溫和活絡身體最上層流動的上行氣。
- 開啟與平衡智慧中心第六脈輪。

意思鞘
（心理情緒層身）

- 提升心理清明度和寧靜度。
- 在念頭與念頭之間製造停頓空間。

理智鞘
（智慧層身）

- 心理清明度提升，我們就更有能力辨別受制約的人格小我與不受局限的真實本我之差別。

歡喜鞘
（至樂層身）

- 不費力、不作意，而且延續不斷地展露真實本性，喜悅與清明洞見自然升起。

103

禪定手印
DHYANA MUDRA
不作意的禪定

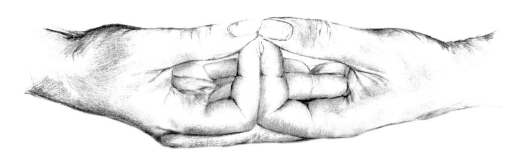

我輕鬆安住於冥想定境之中

身體、呼吸、頭腦自然完全融合

核心品質

不作意的禪定

主要功效

- 讓禪定冥想更不費力。
- 提升身體所有系統的健康。
- 統整生命體的五個層身。
- 讓念頭之間產生停頓空間，在這裡體會內在全然的寂靜。

相近效果手印

曼陀羅手印、哈基尼手印、法輪手印

注意事項與禁忌

無

持印步驟

1. 拇指指尖與食指指尖相觸，兩手均同。
2. 其餘手指朝外伸直而且併攏，指間不要留空隙。
3. 右手手指疊放在左手手指上，並讓左右食指的上端兩個指節完全相貼。
4. 左右手拇指指尖輕輕相觸。
5. 保持這個姿勢，將手放在大腿膝部上。
6. 肩膀往後及往下鬆垂，兩手手肘跟身體保持些微距離，脊椎保持自然正直。

當我們能夠更輕鬆安穩地保持在冥想狀態，我們生命體的每一個層面自然會統合、相融在一起，包括軀幹下部、中部和上部；肺部三個主要區域；以及大腦的三個主要中樞。當這些部分完全自然統合，我們就能感受到生命的極致和諧。在本章所討論的「靜心冥想手印」家族中，前三個手印的主要目的在於，將覺知意識分別帶到身體、肺部以及大腦的主要區域，讓我們進入和諧狀態，來為第四個手印，也就是禪定手印奠定修持的基礎。通過這樣的整合，我們就能自然而然、不費力、不作意地處在冥想定境之中，並與自己的真實本性保持一致。這種全生命體的統合，也是使我們身體各系統能夠保持健康和療癒的最大力量。

Dhyana（禪那）的意思是「禪定、冥想」，禪定手印能協助我們整個生命體各個層身，讓我們能夠毫不費力長時間處於禪定冥想狀態中。這個手勢能夠促進瑜伽式完全呼吸，讓肺部、軀幹以及大腦這三個主要區域完全得到整合。它可以穩定呼吸節奏，讓頭腦得到休息空間，使我們能夠長時間進行靜坐冥想。禪定手印能夠均勻活絡兩邊鼻孔的呼吸氣息，讓我們整個人更加寧靜，深入冥想定境。此手印也能延長呼吸之間的間歇時間，在念頭與念頭之間創造出停頓空間，讓我們能夠瞥見心智頭腦本然的寂靜。

平衡生理系統：

活化五元素：

調和三督夏：

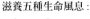

滋養五種生命風息：

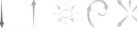

平衡七脈輪：

能量活力指數：從平靜到振奮

| | | | 5 | 6 | 7 | 8 | 9 | 10 |

引導式冥想： 穩定的冥想意識

- 手持禪定手印，做幾次自然呼吸調息，讓你整個人與這個手印所喚醒的感知覺受相調和。
- 觀察你的呼吸如何被均勻和緩地引導到你的全身，為你帶來整體的和諧感覺。
- 首先，感受你物質身體的和諧，你的軀幹上部、中部、下部，完全統合。
- 做幾次呼吸調息，感覺從你的頭頂到腳心都完全安住於身體之中，加深你在冥想之中的存在感。
- 當你的物質身體完全統合，你的呼吸自然變得平順寧靜，你肺部的上、中、下層每一個部位都能均勻充滿呼吸氣息。
- 做幾次呼吸調息，感覺你的呼吸非常調和，因為肺活量擴大，你整個人變得很有精神，讓你能夠長時間維持在冥想狀態中。
- 當你的身體與呼吸非常和諧，你的大腦每一個區域也會自然統合。
- 做幾次呼吸調息，感覺你大腦當中的生存中樞、情緒平衡中樞以及理性思維中樞，現在都處於非常安定的狀態。
- 你的身體、呼吸、大腦現在已經完全統合，你更能持續冥想，不作意地保持在定境之中。
- 對自己說三次這句肯定語（出不出聲都可以），來穩固這個統合感：「**我的身體、呼吸、頭腦完全統合，我毫不費力安住於禪定之中。**」
- 現在，慢慢把手印放掉，做幾次深呼吸，在定境中徹底止息。
- 準備好之後，張開眼睛，讓意識慢慢回到當下，不作意安住於禪定的能力，現在已經得到提升。

食物鞘
（物質層身）

- 促進瑜伽式完全呼吸，提升呼吸效能。
- 疏通兩邊鼻孔，讓休息與警醒保持在平衡狀態，有助維持全身系統的健康。
- 此手印帶來的平衡效果，可整體改善瓦塔、皮塔、卡法失衡。

生氣鞘
（生命之氣層身）

- 平衡五種生命氣息。
- 平衡第一到第六脈輪，但主要針對智慧中心第六脈輪。

意思鞘
（心理情緒層身）

- 協助清理和鎮定頭腦思緒，讓我們自然達到寧靜與和諧狀態。
- 在頭腦當中創造出空間，讓念頭思緒的列車放慢速度。

理智鞘
（智慧層身）

- 生命體各個層身的統合，能幫助我們開啟通往真實本我的大門，瞥見自性的和諧寂靜。

歡喜鞘
（至樂層身）

- 當生命體各個層身完全融合，我們自然會進入更深的冥想定境，體驗到喜悅與合一。

104

獠牙濕婆手印
BHAIRAVA MUDRA
體驗合一之境

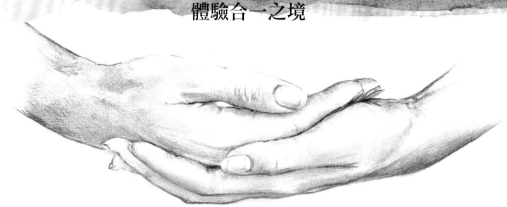

安住於內在最深的寂靜
所有分別意識都被消除

核心品質
合一體驗

主要功效
- 體驗真實本我的自在解脫與完滿合一。
- 維護身體所有系統的健康,特別是神經系統、內分泌以及免疫系統。
- 提升內在寂靜感。

相近效果手印
無限手印、曼陀羅手印、合掌手印

注意事項與禁忌
無

持印步驟
1. 左手放在大腿膝部上,掌心朝上。
2. 右手手背貼在左手掌心上。
3. 左右拇指輕輕相觸。
4. 雙手自然安放於大腿膝部。
5. 肩膀往後及往下鬆垂,兩手手肘跟身體保持些微距離,脊椎保持自然正直。

禪定冥想的終點,就是自由自在和完滿合一的體驗,因為那就是我們內在真實本性的體現。所謂「自由自在」,就是明白我們究極而言都是完整無缺,不受我們的制約性格與外部周圍環境任何事物的影響。「合一」則是體認到我們與萬物乃是一體,是變動無常生命之流的一部分。自在與合一體驗可能會偶爾出現在我們的靜坐冥想中,當我們離開定境,這種感受也隨之消失。這種對於真實本性的短暫體驗,稱為 Samadhi(三摩地)。當這種自在感與合一感滲透在我們日常生活的每時每刻,成為一種相續不斷的經驗,就稱為 Moksha(摩克夏),也就是「精神的自在解脫」。

Bhairava(陪臚/獠牙濕婆)是濕婆神的一個化身,外型凶猛恐怖,能夠將我們內在的無知面紗摧毀,使我們的自由心性得以顯露。陪臚還有另一個意思是,當我們釋放內在的限制性信念之後,所展現的合一喜悅感。當我們練習獠牙濕婆手印,尤其是跟這個手印家族的其他手印一起練習,我們就有機會瞥見真實本性當中的自由與合一本質。這個手印非常簡單,就是把其中一隻手疊放在另一隻手上,這個動作清楚說明,合一體驗並非遙不可及的夢想,真實本性原本就在,只是需要我們的肯認。獠牙濕婆手印能讓我們體驗到「自發性的止息」(Kevala Kumbhaka),也就是吐氣之後的那段自然屏息時刻,使我們能夠深入品嘗合一的喜悅感。

平衡生理系統:

滋養五種生命風息: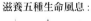

活化五元素:

平衡七脈輪: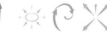

調和三督夏:

能量活力指數:從平靜到振奮

引導式冥想：體驗合一

- 手持獠牙濕婆手印，做幾次自然呼吸調息，讓你整個人與這個手印所喚醒的感知覺受相調和。
- 首先，手持般若清淨手印。做幾次自然呼吸調息，讓你的身體下盤更加穩固，感覺更加扎根、穩定。
- 當身體逐漸穩定，你的呼吸速度自然會變得緩慢、安定，為你接下來的冥想提供一個穩定安全的基礎。
- 現在，雙手改持精神活力手印。感覺你的肋骨部位完全擴張，整個身體非常敞開。
- 做幾次呼吸調息，感覺你的胸腔、側肋、上背部已經完全打開，讓你更輕鬆自然地接納頭腦裡面升起的一切念頭和感受。
- 接下來，雙手改持智慧手印。感覺能量和呼吸氣息慢慢往上升，進入你的胸腔上層、頸部、以及頭部，讓你的覺知意識自然停留在第三眼，也就是你的清明洞見中心。
- 將注意力集中在清明中心，如實平等觀照你頭腦和身體升起的一切，然後安住在你真實本我的寂靜之中。
- 現在，雙手改持禪定手印。感覺你身體的每一個區域，你肺部的所有區域，以及你大腦的主要中樞完全整合。
- 當你感覺你生命體所有層身全部統整合一，做幾次呼吸調息，感覺身體、呼吸，以及頭腦處於完全和諧的狀態。
- 現在，雙手改持獠牙濕婆手印。做幾次呼吸調息，感受內在深處的和平與完全寧靜，寂靜感瀰漫你的整個生命體。
- 現在你整個人處在寂靜之中，安住於本心的合一狀態，你已經來到禪定冥想旅程的終點。
- 對自己說三次這句肯定語（出不出聲都可以），來穩固你的禪定旅程：**「安住於絕對的寂靜之中，我經驗到內在本體的合一無別。」**
- 現在，慢慢把手印放掉，做幾次深呼吸，安住於寂靜本心中。
- 準備好之後，張開眼睛，讓意識慢慢回到當下，現在你對於整個禪定冥想過程有了更親切的覺知感受。

食物鞘
（物質層身）

- 促進瑜伽式完全呼吸，維護全身所有系統的健康。
- 安定呼吸、促進放鬆。
- 此手勢帶來的平衡效果，有助於全面改善瓦塔、皮塔、卡法的失衡。

生氣鞘
（生命之氣層身）

- 溫和活絡全部五種生命氣息。
- 平衡所有脈輪，但特別著重於主掌智慧與合一體驗的第六和第七脈輪。

意思鞘
（心理情緒層身）

- 深層的內在寂靜與止息。

理智鞘
（智慧層身）

- 當我們經驗到內在最深的寂靜，我們自然會發現，它就是我們內在真實本性的聲音，從那裡，智慧自然升起。

歡喜鞘
（至樂層身）

- 當我們與內在本體的自由與合一協調一致，喜悅與自在無拘感自然升起。

祈禱與皈依奉愛手印

祈願和皈依奉愛都是與神連結的方式。祈願能召喚神的庇佑和祝福，皈依奉愛則是傳達我們對神性臨在的渴望。祈願和皈依奉愛反映出的認知是：我們所生存的世界是由一個更高的秩序所統管，非我們個己所能掌控。祈禱是藉由與神的本源保持聯繫，來尋求神的支助庇佑和指引。皈依奉愛是藉由對神展露虔誠崇敬，來加深我們與神的精神連結。

印度靈修傳統最重要的一部經書《薄伽梵歌》，對祈禱和皈依的不同層次有非常美妙的描述。在第七章第十六節，神的化身奎師那（Krishna，黑天）講解了祈禱與皈依奉愛的四個層次。奎師那強調，這四種皈依都為他所鍾愛，但是，惟當皈依者與神不再有分別，才是祈禱和皈依奉愛的最高境界。以下是這四種類型的祈禱與皈依。

Arthi 阿蒂：在險難中請求消災解厄

這些人平常時候不會想到要向更高力量祈求，但是當生活中出現他們無法掌控的困難挑戰，他們就會向神求助、尋求神的慰藉，或是求神幫忙解決。

Artharthi 阿塔提：祈求財富與健康

這種類型的祈求者通常會向神求財富、求子嗣、求身體健康等等。這種祈求背後的認知是，世間所有的利益好事都是來自神的賜予，只要一心向神祈求，並誠心答謝，我們就有能力得到生命的無盡豐盛。

Jijnasu 吉奇阿蘇：透過皈依奉愛追求與神合一

這樣的人已經不再要求消災解難或豐盛財富，而是追求與神建立關係，或是向神表達他們虔誠的皈依奉愛之心。這樣的皈依者通常內心都擁有一種渴望，因為懷抱修行的志向，他們已經初嚐神性之愛的法味，因而渴望進一步與神有更深入的交流。在這個層次，皈依者通常會設想某位神具有人身，然後與祂發展更深厚的個人關係。

Jnani 伽尼：透過認識真我與神合一

前三種類型的祈願皈依者有一個共同點就是，他們與神是分離的、是有所分別的。就算虔誠皈依奉獻的心非常深厚，愛人者和被愛者仍然是分別獨立的。

根據《薄伽梵歌》的教導，靈性修行的最高境界是：最終認識到我們的真我與神無二無別。當我們有了這種體認，我們自然達到圓滿、自在、合一的境界，所有的追求也來到終點。有了這種合一體驗，我們就能時時刻刻在生活中體認到萬物一體的這個事實，並對此心存崇敬。

練習持手印，能夠幫助我們集中和增強內心的動機意圖，來滿足這四種類型的祈禱與皈依。手印也能提升我們的精神活力，讓我們更有力量去實踐皈依奉愛的精神。此外，手印姿勢也能幫助我們釋放內在的制約信念，讓我們更深入與神連結。同時也能喚醒我們的清明辨識力，了解自己真正的需要，並向神提出明確的請求。最終，練習手印能讓我們體認到，我們的真實本性早已一切具足、圓滿無缺，不需要再向外去追求任何東西，甚至連追求解脫都不需要。

祈禱與皈依奉愛的層次

Mudra	Level of Devotion
心臟手印	Arthi 阿蒂 在險難中請求消災解厄
依持手印	Artharthi 阿塔提 祈求財富與健康
光明手印	Jijnasu 吉奇阿蘇 透過皈依奉愛追求 與神合一
合掌手印	Jnani 伽尼 透過認識真我與神合一

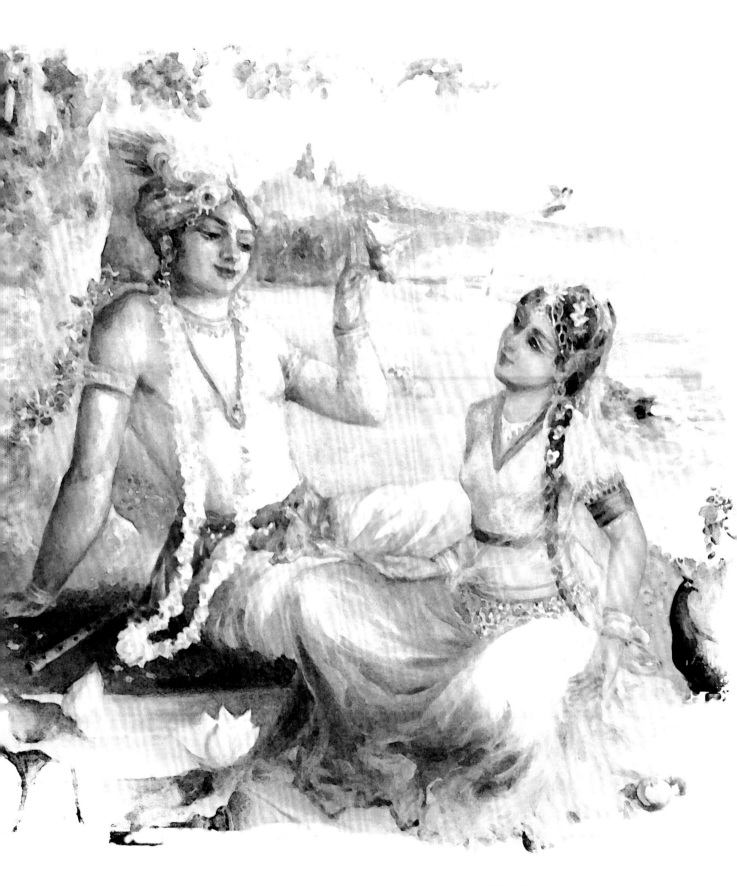

在《薄伽梵歌》當中，
奎師那描述了四種皈依的層次。

105

心臟手印
HRIDAYA MUDRA
尋求神的庇護

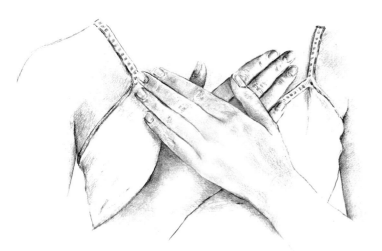

遭遇艱難險厄時
我完全敞開自己接受神恩的庇護

核心品質
尋求神聖庇護

主要功效
- 在遭遇險境危厄時尋求神的庇護。
- 紓解胸腔的緊繃。
- 維護免疫系統健康。
- 提升信賴感與情緒平衡。

相近效果手印
鴿子手印、慈悲手印、全心手印

注意事項與禁忌
無

持印步驟
1. 將右手輕輕放在心臟位置，手掌和心臟之間保留些微空隙。
2. 將左手疊放在右手上。
3. 讓下巴微微往內縮，頭部微微前傾，呈臣服皈依的姿勢。
4. 肩膀往後及往下鬆垂，脊椎保持自然正直。

當我們遭遇艱難險惡，轉而向神尋求庇護時，代表我們承認有一個更廣大的智慧，能夠在我們遭遇困難時給我們支持和指引，幫我們度過自己無力掌控的艱難時期。當我們轉而向神求助，我們會敞開自己接受神的清明覺識，從一個更寬廣的角度去看待我們所遭遇的困境，然後找到解決方法。神的指引能帶給我們洞見和智慧，去化解眼前的困難。如果我們能夠在需要的時候尋求神的庇護，我們就能逐漸改變對於困境的看法，將我們遭遇到的一切艱難阻礙都視為靈性旅程上的有利資糧。因為視野變得更加廣闊，我們就有能力去探究造成這些困境的真正原因，而且對它們所帶來的深層意義心懷感謝，因為它們就是我們邁向覺醒的工具。

Hridaya（哈瑞蒂亞）的意思是「心、心臟」，心臟手印能在我們內心培育出一個庇護空間，讓我們在那裡向神尋求支持和慰藉。這個姿勢能將呼吸、覺知意識和能量引導到心臟中央，帶給我們信任感和安全感，讓我們能夠接納自己的感受，並且看清我們所遭遇的困境難題。這個手勢也有助於緩和心律，紓解胸部的緊繃壓力。心臟手印也能讓我們滿懷信心去迎接艱難挑戰，充滿信心，進而紓解壓力，維護免疫系統的健康。這個手勢還能延長吸氣時間，讓我們身體有足夠充足的能量去面對挑戰。同時它也能延長吐氣時間，讓我們更加放鬆，以更冷靜和客觀的心智來迎接艱難挑戰。

平衡生理系統：

活化五元素：

調和三督夏：

滋養五種生命風息：

平衡七脈輪：

能量活力指數：從平靜到振奮

| | | | 4 | 5 | 6 | 7 | 8 | 9 | 10 |

引導式冥想：尋求神的庇護

- 手持心臟手印，做幾次自然呼吸調息，讓你整個人與這個手印所喚醒的感知覺受相調和。

- 注意你的呼吸如何被溫和引導到你的胸腔中央，進入你內在的神聖庇護所。

- 當你能夠在你需要的時候轉而向神求助，接受神的支持與指引，你就更能夠去面對這些艱難時刻。

- 為了讓自己更加敞開接受神的支持，你可以試著觀想一件你目前遇到的困難。做幾次呼吸調息，接受支持和指引。

- 首先，觀想目前這個困境帶給你的感受，隨著你的呼吸，在這些感受的周圍創造一個空間，讓你的胸部隨著呼吸自然擴張和放鬆。

- 做幾次呼吸調息，與你的呼吸節奏同步起伏，帶著悲憫心擁抱你內心升起的所有感受。

- 允許這些感受存在，所有的沉重就能得到釋放，讓自己去經驗釋放之後的輕鬆感。

- 因為感覺更加輕鬆自在，你的心能夠更深刻感受到神的庇護，你就能夠以更清明的心智去探究造成目前這個困境的原因。

- 做幾次呼吸調息，敞開自己，看清楚你目前所面對的這個問題，探索它的所有面向，是什麼原因它會出現。

- 現在，用一點時間來反思，你該改變自己的什麼觀點和信念，才能讓這類問題不再出現。

- 當你能夠更了解這個問題的根源，你就有能力去找到化解這個困境的方法。

- 當你的視野逐漸擴大，你就能夠敞開自己去接收可以解決這個問題的指引和智慧。

- 用一點時間，允許這個指引慢慢從你心輪深處的神聖庇護所自然顯露出來。

- 現在，把你接收到的指引圖像化，觀想化解這個問題的具體步驟。

- 現在，單純讓自己安住於你心的庇護所，感覺非常平和寧靜，在靈性旅程上，你時時刻刻都信賴神給予你的指引。

- 對自己說三次這句肯定語（出不出聲都可以），來穩固神的支持：「**在此艱難時刻，我完全敞開接受神的支持與指引。**」

- 現在，慢慢把手印放掉，做幾次深呼吸，感受神的庇護。

- 準備好之後，張開眼睛，讓意識慢慢回到當下，感受來自你內心之神聖庇護所的支持。

食物鞘
（物質層身）

- 將呼吸和覺知意識引導到上胸部與胸骨，產生一種按摩效果，促進胸腺區域的循環。

- 放鬆胸部肌肉，紓解緊繃與緊張。

- 在面對困境時為我們注入信賴感和自信，有助免疫系統發揮功能。

- 讓情緒感受順暢表達，有助改善卡法失衡。

- 這個姿勢能夠加強我們與心輪的連結，有助改善皮塔失衡。

- 此手印能帶給我們支持感，有助改善瓦塔失衡。

生氣鞘
（生命之氣層身）

- 平衡向上流動的命根氣以及向下流動的下行氣。

- 開啟與平衡主掌無條件之愛的第四脈輪。

意思鞘
（心理情緒層身）

- 提升舒適自在感與情緒平衡。
- 帶來信賴感和支持感。

理智鞘
（智慧層身）

- 當我們在遭遇困難時向神尋求庇護，我們會逐漸看見，神無時無刻都在我們身邊。

歡喜鞘
（至樂層身）

- 當我們感覺得到支持，信賴感和放鬆感就會從心輪中央自然流露。

106

依持手印
ADHARA MUDRA
接收生命的豐盛

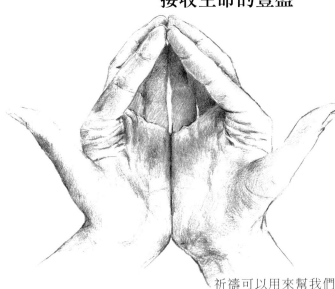

我更加敞開接收
神即賜予我一切所需

核心品質
接收生命的豐盛

主要功效
- 自然敞開接收一切豐盛。
- 幫助消化。
- 紓解腰部的緊繃。
- 維護腎臟和腎上腺的健康。
- 提升自尊自信，幫助消解我們內在認為自己「不配、不值得擁有」的這些信念。

相近效果手印
祈願手印、開掌手印、財神手印

注意事項與禁忌
無

持印步驟
1. 雙手合十置於腹部前方，指尖朝前。
2. 所有指尖和手腕部位繼續保持相連，拇指則分別朝兩側分開並伸直，像一對張開的翅膀，讓兩個手掌中間形成一個空間。
3. 肩膀往後及往下鬆垂，前臂靠在腹部上，脊椎保持自然正直。

祈禱可以用來幫我們實現個人的願望。在這個類型的祈禱中，我們向神傳送我們的意圖，尋求神的幫助。為了提升這種祈禱的效力，我們必須確實釐清我們真正想要的東西，而不只是表層的渴求。例如，我們以為我們有某種物質上的需要，但是當我們深入去探究，會發現其實它是一種情感上或精神上的需求，比如：愛、安全感，或是渴望與我們的真實本我連結。滿足物質上的需求可能會讓我們稍稍感到紓解，但它卻永遠無法成為一種替代品，來釐清和滿足我們內心更深的需求。當我們更清楚認識到自己的真實需要，下一步就是釋放掉我們頭腦裡面認為自己「不配」，或是「不值得擁有」的那些信念。最後，我們虔誠向神發出我們的祈求，神始終都知道我們需要什麼，無論是物質上的需要，或是內心更深的需求，神都能滿足。

Adhara（厄哈拉）的意思是「根底、依持」，也就是說，神是一切豐盛的來源。依持手印能將我們的呼吸、覺知意識和能量引導到太陽神經叢中，帶給我們熱情和自尊的感受，讓我們肯認自己是值得接受神賜予的一切豐盛。雙手打開表示我們願意接受，也代表我們願意放掉那些使我們無法接收生命之豐盛的限制性信念。這個手勢也能提升我們的專注力，讓我們能夠釐清自己的真正需要，然後客觀如實地向神提出請求。依持手印能建立起我們的信任感，相信自己會在人生旅程的正確時間點接收到我們所需要的一切。

平衡生理系統：

滋養五種生命風息：

活化五元素：

平衡七脈輪：

調和三督夏：

能量活力指數：從平靜到振奮

			4	5	6	7	8	9	10

引導式冥想：敞開接受生命的豐盛

- 手持依持手印，做幾次自然呼吸調息，讓你整個人與這個手印所喚醒的感知覺受相調和。

- 觀察你的呼吸如何被溫和引導到你的太陽神經叢，在那裡創造出一個空間，讓你可以自然而然接受豐盛。

- 做幾次呼吸調息，融入你雙手當中的這個開放空間，它代表你願意敞開自己接受生命的一切豐盛。

- 雙掌打開的這個姿勢，也代表你已經準備好要放掉你內心覺得自己不配、不值得擁有的那些信念。

- 用一點時間去反思，你現在想要祈求什麼東西，包括表層的需要以及內在更深的需求，比如愛、自我價值，或是內心的平靜。

- 現在，向神發出你的祈求，從你內在最深處清楚表明你的願望意圖，在心裡默默重複說三次。

- 接下來，觀想你所祈求的這樣東西，現在就被你真實捧在手中，觀想它在人生旅途上一路都會陪著你。

- 最後，將你的祈求交託給神，你知道宇宙一定會滿足你的需求，讓自己在人生旅途上始終保持這種開放和接受的心。

- 對自己說三次這句肯定語（出不出聲都可以），來穩固這個敞開：「**我向神發出真實祈求，敞開自己接受一切豐盛。**」

- 現在，慢慢把手印放掉，做幾次深呼吸，感覺自己完全敞開接受一切。

- 準備好之後，張開眼睛，讓意識慢慢回到當下，你現在願意接受生命的豐盛。

食物鞘
（物質層身）

- 將呼吸和覺知意識引導到太陽神經叢，產生一種按摩效果，促進消化系統的循環。
- 促進橫隔膜的擴張運動，強化呼吸道的主要肌肉。
- 橫隔膜的擴張運動，能為背部的腎臟和腎上腺帶來按摩效果，同時紓解腰部緊繃。
- 此手勢具有提振能量的效果，有助改善卡法失衡。
- 提升專注力，有助改善瓦塔失衡。

生氣鞘
（生命之氣層身）

- 溫和活絡水平流動的平行氣。
- 疏通與平衡主掌個人力量的第三脈輪。

意思鞘
（心理情緒層身）

- 提升自尊自信。
- 提升心智專注力，創造一個可以實現願望的理想環境。

理智鞘
（智慧層身）

- 當我們敞開自己去接受，我們也會認識到，神就是萬事萬物的本源。

歡喜鞘
（至樂層身）

- 當我們的自信提升，內在的富足和光明感自然升起。

107

光明手印
TEJAS MUDRA
培養皈依奉愛之心

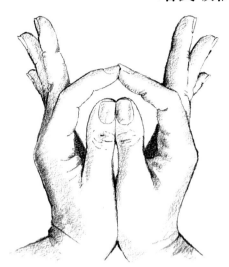

虔誠皈依奉愛於神
我的心靈充滿光明

核心品質
培養皈依奉愛之心

主要功效
- 培養對於神的虔誠皈依之心。
- 強化免疫系統。
- 注入樂觀、熱情、精神振奮的能量。

相近效果手印
蓮花手印、慈悲手印、全心手印

注意事項與禁忌
有高血壓或心臟病的人應仔細監測此手印所帶來的效應。可使用較為溫和的「全心手印」來代替。

持印步驟
1. 雙手合十，置於心臟前方。
2. 食指彎曲，形成一個環狀將拇指包住，但不要碰到拇指。
3. 左右手拇指外緣側邊完全相貼，其餘手指完全張開，往外伸直。
4. 肩膀往後及往下鬆垂，兩手手肘跟身體保持些微距離，脊椎保持自然正直。

Bhakti（巴赫提）的意思是「精神的虔誠皈依」，是一種對於神性臨在的深愛與渴望。這種追求往往非常激烈而且是全面性的，因此經常被比喻成戀人間的情愛追求。這種全心全意的臣服奉獻，通常會使用經咒（也就是聖號或聖句），直接對某個特定神靈不斷重複唱誦，來讓自己與這尊神祇有更深的連結。在印度文化中，不同的神分別代表不同的精神品質，例如：象神甘尼薩代表慈愛庇佑和消除業障；濕婆神是精神淨化乃至智慧解脫的化身；妙音天女（薩拉斯瓦蒂）代表知識和創造力的精髓；黑天（奎師那）是智慧與慈悲的化身。當我們與自己所選擇的神靈有更深的連結，而且對祂虔誠皈依奉愛，我們就能逐漸體現這位神靈的精神品質，讓我們在靈性旅程上有所依靠和支持。

Tejas（帖伽斯）的意思是「光」或「光明、光輝」，光明手印能喚醒虔誠奉愛的光，將求道者與他（或她）所選擇的神以及其精神品質結合在一起。這個姿勢能將呼吸、覺知意識和能量引導到心輪，在那裡創造一個神聖庇護所，讓我們能夠與神更深入溝通交流。光明手印可以提升我們的樂觀情緒，帶來一種幸福感，自然而然加深我們對神的愛和感情。這個手勢能溫和刺激心跳速率和血壓，帶給我們精神活力，使我們能夠長時間將注意力放在這位神靈身上。手印的手部形狀代表光明燦爛的精神火焰，當我們與神建立起深厚而真誠的連結，這道光明火焰就會注入我們整個生命，指引我們人生道路的方向，讓我們更能夠體現這位神靈的所有精神品質。

平衡生理系統：

活化五元素：
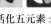

調和三督夏：

滋養五種生命風息：

平衡七脈輪：

能量活力指數：從平靜到振奮

			4	5	6	7	8	9	10

引導式冥想：虔誠奉愛之光

- 手持光明手印，做幾次自然呼吸調息，讓你整個人與這個手印所喚醒的感知覺受相調和。

- 觀察你的呼吸如何被溫和引導到你的心輪部位，讓你自然進入內在的神聖庇護所，深入與神連結。

- 將注意力放在這個神聖庇護所，觀想一隻燭光火焰代表神性品質，做幾次呼吸調息，輕輕地、充滿愛意地觀照它。

- 然後，讓這支燭火的光芒向外輻射到你全身，讓燭火帶著神性光輝，充滿你的身心靈。

- 接受這道光明火焰的洗浴，深深與神性品質結合，將這些品質融入到你身上。

- 首先，敞開自己接收安穩寧靜的品質，你知道，在人生的每一個階段你都是安全的，你始終都在神的慈愛懷抱中。

- 帶著這樣的安穩寧靜之心，你接受清明智慧的品質，它讓你可以在萬物眾生身上看到神性，深化眾生一體的感受，你經驗到，萬物眾生都是神性的反射映照。

- 當你能在萬物之中看到神性，你自然而然對生命懷抱感激，做幾次呼吸調息，感覺自己愈來愈有能力去接受，生命的每一刻都是一種學習和祝福。

- 當你對生命每一刻都懷抱感激，你自然全心擁抱生命，你釋放掉「覺得自己不配擁有」的這種信念，因為你了解到，萬事萬物皆有其存在目的和意義，讓它引導你走向神性的光明。

- 當你更能完全擁抱生命，你認識到，神始終都在，祂始終在為你提供人生指引。

- 你一直都受到神的庇佑，你的虔誠信服之心自然升起，願意放下一切，投入神的懷抱，讓慈悲光明照耀你整個生命。

- 安住在神的懷抱之中，你的心充滿寂靜和恩典。

- 對自己說三次這句肯定語（出不出聲都可以），安住在神性光明之中：
「神性光明充滿我心，我體驗到最深的皈依奉愛。」

- 現在，慢慢把手印放掉，做幾次深呼吸，安住於神性臨在之中。

- 準備好之後，張開眼睛，讓意識慢慢回到當下，你現在全身充滿神聖光明。

食物鞘
（物質層身）

- 將呼吸和覺知意識引導到心臟區域，帶來一種按摩效果，提升胸部上層（包括胸腺）的循環。

- 提升正向感受，比如愛、慈悲，有助維護免疫系統健康。

- 此手勢帶來的能量提振效果，有助改善卡法失衡。

生氣鞘
（生命之氣層身）

- 活絡向上流動的命根氣，以及從身體中央流到四肢的遍行氣。

- 開啟主掌無條件之愛的第四脈輪。

意思鞘
（心理情緒層身）

- 提升內在光明和能量，讓我們對神能夠更加虔誠皈依。

- 提升專注力和定力。

理智鞘
（智慧層身）

- 全心全意皈依，是通往真我的大門，因為真我的本質就是愛。

歡喜鞘
（至樂層身）

- 當虔誠皈依之心瀰漫我們整個生命，我們自然經驗到它的核心品質，包括：完整無缺、寧靜安詳、虔誠禮敬，以及和平。

108

合掌手印
ANJALI MUDRA
祈求與神合一

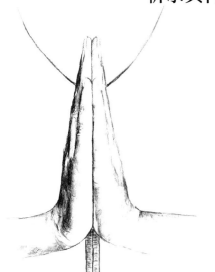

我對所有人合掌禮敬
因我們本是一體

核心品質

祈求與神合一

主要功效

- 喚起神性一體感。
- 收攝感官，鎮定心神，減輕壓力、降低血壓。
- 紓解肩胛骨之間的緊繃。
- 維護免疫系統的健康。
- 提升內在寂靜感。

相近效果手印

鴿子手印、慈悲手印、知覺手印

注意事項與禁忌

無

持印步驟

1. 雙手合十置於心臟前方，兩手完全貼合，指尖朝上。
2. 兩手掌心之間保留些微空隙。
3. 拇指外緣可以靠在胸骨上，也可與身體保持些微距離。
4. 肩膀往後及往下鬆垂，手肘跟身體保持些微距離，脊椎保持自然正直。

前面的三種祈禱與皈依，祈求者和被祈求的神是分離的、有所分別的。隨著靈性覺醒的進程，這種分離感會逐漸被消解，祈求者與神結合成為無別無二的一體。 根據《薄伽梵歌》的教導，這幾種不同形式的祈禱與皈依都能在我們靈性修行路上提供我們助力，但終極而言，它們其實都是我們追求與神合一的反照。在遭遇艱難險厄的時候，人們會向一個比自己更高超更有能力的神祈求庇護；當希望得到豐盛財富與健康，人們也會向神祈求，因為神就是一切財富恩賜的源頭。我們對神虔誠奉愛，是因為嚐到與神合一的法味，因為那就是我們的真實自性。當我們來到靈修旅程的最高點，所有的分離感都被消解，然後發現，原來我們所追求的一切，早已經存在於我們本性之中。

Anjali（安賈里）的意思是「尊崇、合掌禮敬」，也就是指我們對於自身和眾生內在神性的禮敬尊崇。藉由將雙手合在一起，合掌手印能喚起我們內在的一體感，也象徵我們生命中所有的極端與分離都已經得到消融，合而為一。這個姿勢能將呼吸、覺知意識和能量引導到胸部中央，幫助我們收攝感官，轉向內在，加深我們與神的一體感。也因為認識到眾生乃是一體，一切生命疑惑與難題自然得到徹底解決。這個手勢也經常被用來相互問候問安，作為我們與每一個人溝通交流的一種方式，因為我們知道，我們本是一體。

平衡生理系統：

活化五元素：

調和三督夏：

滋養五種生命風息：

平衡七脈輪：

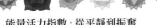

能量活力指數：從平靜到振奮

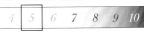

引導式冥想：喚起與神合一

- 手持合掌手印，做幾次自然呼吸調息，讓你整個人與這個手印所喚醒的感知覺受相調和。
- 觀察你的呼吸如何被溫和引導到你的心輪，讓你的感官自然向內收攝。
- 當你安住於存在的最中心點，做幾次呼吸調息，感覺內在自然升起一種統合感。
- 接下來，我們要探索你生命中那些分離的兩極，觀想它們逐漸融合為一。
- 首先，將你的覺知意識帶到你身體的右半邊，且將注意力放在右鼻孔的呼吸。
- 感覺你身體的右半邊愈來愈溫暖、愈來愈有精神，你的陽極活力正在覺醒，它對應的是你的行動作為與成就。
- 接下來，將覺知意識帶到你身體的左半邊，將注意力放在左鼻孔的呼吸。
- 感覺你身體的左半邊愈來愈有精神也愈來愈輕鬆，那是你的陰極活力正在覺醒，它對應的是臣服與釋放。
- 接下來做幾次呼吸調息，感覺你左右手掌的接觸面，將你的覺知意識平均放在身體左右兩邊，感覺你的身體完全統合與和諧。
- 接下來，將覺知意識帶到你的右手，它代表智慧，是你在靈性旅程上所獲得到體悟與洞見的總和。
- 現在，將覺知意識帶到你的左手，它代表慈悲，代表你能看見所有眾生皆是一體、一同邁向覺醒。
- 接下來，再做幾次呼吸調息，感受你雙掌的接觸面，你體驗到智慧與慈悲的融合，你明白，唯有兩者融合，你才能真正覺醒。
- 在這個融合感中，再次將你的注意力放在你的右手，它代表虔誠皈依，代表你與你所祈求的神之間的交流關係。
- 現在，將注意力放在你的左手，它代表神性本體，也就是你靈性旅程的終點，是它在接受你的祈求、你的皈依奉愛，以及你的供養奉獻。
- 接下來做幾次呼吸調息，感覺你兩掌的接觸面，你經驗到，皈依者與神乃是一體。
- 做幾次呼吸調息，安住在這無所不包的神性本體之中，他的光明就是萬物眾生的本源和本質。
- 對自己說三次這句肯定語（出不出聲都可以），來穩固這種全生命的合一感：「**我統合生命的陰陽兩極，體悟到真實自性乃是合一。**」
- 現在，慢慢把手印放掉，做幾次深呼吸，安住在神性本體之中。
- 準備好之後，張開眼睛，讓意識慢慢回到當下，讓這個合一感來引導你的靈修旅程。

食物鞘
（物質層身）

- 將呼吸和覺知意識引導到胸部正面，產生一種按摩效果，促進胸腺的循環。
- 擴大肩胛骨之間的呼吸效能，紓解這個區域的緊繃。
- 這個手勢所帶來的統合效果，有助整體改善瓦塔、皮塔、卡法失衡。

生氣鞘
（生命之氣層身）

- 平衡命根氣與下行氣。
- 疏通與統合全身所有脈輪系統，但特別聚焦於主掌無私之愛的第四脈輪。

意思鞘
（心理情緒層身）

- 提升安詳寧靜感。
- 收攝感官。
- 對於萬物眾生升起尊崇禮敬之心。

理智鞘
（智慧層身）

- 當我們心神逐漸安定、集中，自然感受到合一就是我們真實本性的反射。

歡喜鞘
（至樂層身）

- 當我們整個人更加和諧統一，內在的完滿無缺感自然升起。

瑜伽體式	梵文名稱	輔助手印	手印功效
	Ardha Chandrasana 立姿半月式	精神活力手印 上舉的手持印	拉開和伸展肋骨兩側，擴大肺活量，促進完全呼吸，使動作更持久。
	Virabhadrasana II 英雄式 II	脊柱手印	將呼吸導入太陽神經叢，鍛鍊身體強度，提升能量活力以及穩定度。匯集能量、矯正脊椎，與大地保持垂直。
	Virabhadrasana I 英雄式 I	信心手印	持手印時，雙手舉至胸前。拉開和延展肋骨的前後左右側，鍛鍊勇氣和毅力，能夠以一顆開放的心去面對生命。
	Parsvakonasana 三角側伸展式	風手印	以上舉的手持印。活化風元素，延展肋骨左右兩側，使肋骨更容易拉開和旋轉。帶來輕盈和放鬆感，使脊椎保持正直的對角線。
	Trikonasana 三角式	命根氣手印 上舉的手持印 下行氣手印 底下的手持印	兩個手印的組合，能調和向上流動的命根氣和向下流動的下行氣，讓脊椎保持正直。
	Vrikshasana 樹式	遍行氣手印	提高身體覺知意識，在延展和拉伸脊椎時，協助身體保持平衡。
	Natarajasana 舞王式	內在微笑手印 前手持印， 掌心朝上	提升體式的穩定度，協助保持平衡。舒緩臉部緊繃，提升喜悅感與優雅氣度，讓胸部得到更深層的開展，使動作更持久。
	Ardha Chandrasana 平衡半月式	方向手印 上舉的手持印	提升專注力和身體覺知力，同時讓精氣能量從身體中央向外圍發散。
	Virabhadrasana III 英雄式 III	太陽手印	將呼吸引導到太陽神經叢，提振精氣能量，同時保留精力，讓動作更持久。
	Parivritta Prasarita Padottanasana 分腿前彎扭轉式	風手印 上舉的手持印	拉伸肋骨兩側，協助肋骨打開和旋轉。

瑜伽體式	梵文名稱	輔助手印	手印功效
	Adhara Utkatasana 堅固下盤式	原初寂靜手印	讓身體穩定接地，促進全身精微能量的流動。提振身體能量，使體式動作更持久。
	Malasana Variation 深蹲平衡式	濕婆林伽手印	提升平衡感與居中穩定度，協助延展脊椎。提振身體能量，使體式動作更持久。
	Malasana 深蹲式	身體手印	活絡向下流動的下行氣，讓身體穩定接地，協助身體清理淨化。
	Dandasana 手杖式	方向手印	活絡流動於全身上下的遍行氣，協助延展脊椎、活化四肢。
	Paripurna Navasana 船式	遍行氣手印	活絡遍行氣，提高身體覺知意識，增強身體中央部位的力量與能量，同時將精氣能量向外發散到四肢。
	Baddha Konasana 束角式 蝴蝶式	海洋手印	將呼吸和能量引導到骨盆，協助打開髖關節，讓脊椎在保持正直的情況下往前彎。
	Upavista Konasana 分腿前彎 坐角式	臣服手印	延長吐氣時間，放鬆全身，紓解肌肉緊繃，尤其是腿部。將呼吸帶到脊椎，使其保持正直。
	Virasana 英雄坐姿	大地手印	提升穩定接地感和支撐感，讓身體下盤更輕鬆貼近地面。
	Vajrasana 金剛坐姿	原初寂靜手印	讓身體深度扎根，增加穩定度，穩固下盤，使脊椎自然得到伸展。
	Mandukasana 青蛙式	湖泊手印	將呼吸和能量導入骨盆和軀幹底部，幫助打開臀部，提高接地感和穩定度。

瑜伽體式	梵文名稱	輔助手印	手印功效
	Deviasana 女神式	信心手印	在胸前結此手印，可使肋骨得到深層擴張，並讓脊椎自然維持正直，體式動作更加持久。
	Chakravakasana 太陽鳥式	太陽手印 上舉的手持印	活化太陽神經叢，提升身體強度和能量活力，並保留精力能量，讓動作更持久。
	Ardha Matsyendrasana 坐姿扭轉式	庇護所手印 上舉的手持印	協助身體深度扭轉，同時使脊椎保持正直。
	Ardha Mandalasana 半環式	風手印 上舉的手持印	使肋骨得到全方位拉伸，讓身體更輕盈，體式動作更加持久。
	Vashistasana 單手平衡式 （側板式）	命根氣手印 上舉的手持印	讓身體更輕鬆、更有活力，幫助體式動作更加持久。
	Supta Navasana 臥船式	方向手印	將呼吸和能量從身體中央引導到四肢部位，讓體式動作更持久，並拉牽脊椎。
	Supta Virasana 仰臥英雄式	繁榮之神手印	增強此手印對於消化與排泄系統的按摩效果。讓身體更加穩定接地，使體式動作更持久。
	Jathara Parivartanasana 臥姿扭轉式	精神活力手印 拉伸手臂的手持印	擴大胸腔和肋骨兩側的呼吸，加深扭轉的幅度，並使脊椎自然保持正直。
	Apanasana 膝碰胸式	身體手印	活絡向下流動的下行氣，延長吐氣時間，深度按摩腹部，同時使脊椎保持正直。
	Padmasana 蓮花式	智慧手印	穩定體式，增加腿部舒適度。同時也能將呼吸向上引導到第六脈輪，提高專注力，加深冥想深度。

呼吸法	輔助手印	手印功效
Kaki Pranayama 烏鴉嘴喙呼吸法 用鼻孔吸氣； 然後嘟嘴做出鳥喙形狀吐氣。	地手印	幫助延長吐氣時間，提升接地穩定感。藉由此呼吸法淨化全身，提高實踐力。
Sedanta Pranayama 清涼呼吸法 牙齒閉合從嘴巴吸氣，然後嘴巴緊閉， 從鼻孔慢慢吐氣。	內在居處手印	延長吸氣與吐氣時間， 提升此呼吸法的清涼鎮靜效果。
Dirgha Pranayama 瑜伽完全呼吸法（身體正面）	完滿呼吸手印	提升瑜伽完全呼吸法在身體正面帶來的效果。
Dirgha Pranayama 瑜伽完全呼吸法（身體背面）	脊骨手印	提升瑜伽完全呼吸法在身體背面帶來的效果。
Dirgha Pranayama 瑜伽完全呼吸法（全身）	哈基尼手印	提升瑜伽完全呼吸法在全身帶來的效果。
Viloma Krama 三階段吐氣法 從鼻孔吸氣， 然後分三次短促吐氣。	濕婆林伽手印	擴大吐氣量。
Anuloma Krama 三階段吸氣法 分三次慢慢吸氣，然後自然吐氣。	中軀幹手印	擴大吸氣量。
Kapalabhati Pranayama 頭顱光明淨化呼吸法 正常吸氣，讓腹部完全吸滿氣， 接著做一次急促吐氣。	脊柱手印	促進完全吸氣和急促吐氣。
Suryanuloma Pranayama 右鼻孔呼吸法	右脈手印	將呼吸導入右鼻孔、右肺，以及身體右半部； 也就是我們生命體的陽極。
Chandranuloma Pranayama 左鼻孔呼吸法	左脈手印	將呼吸導入左鼻孔、左肺，以及身體左半部； 也就是我們生命體的陰極。
Nadi Shodhana Pranayama 左右鼻孔交替呼吸法 左鼻孔吸氣、屏息、右鼻孔吐氣、屏息； 右鼻孔吸氣、屏息、左鼻孔吐氣、屏息。 交替循環。	左脈手印：左鼻孔 右脈手印：右鼻孔	讓呼吸氣息在左右鼻孔順暢交替循環，延長吸氣和吐氣之後的自然停頓時間。

餐前祈禱咒

這段禱詞出自《薄伽梵歌》第 4 章 24 節。經常在餐前唱誦，提醒我們，我們所得到的一切都是神賜予的禮物。

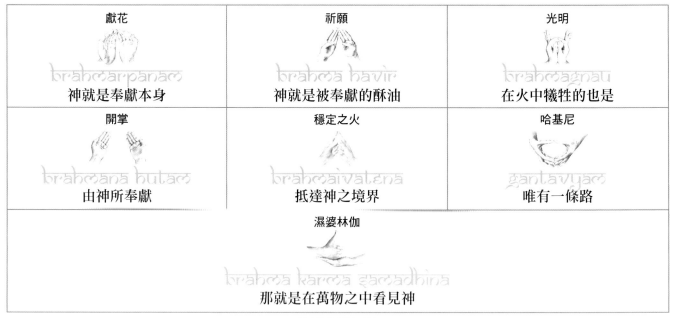

獻花	祈願	光明
brahmarpanam	brahma havir	brahmagnau
神就是奉獻本身	神就是被奉獻的酥油	在火中犧牲的也是
開掌	穩定之火	哈基尼
brahmana hutam	brahmaivatena	gantavyam
由神所奉獻	抵達神之境界	唯有一條路

濕婆林伽

brahma karma samadhina

那就是在萬物之中看見神

伽耶特梨心咒

伽耶特梨心咒是《吠陀經》當中最有名、也最為世人喜愛的一段祈禱文。它是對本源意識的化身，也就是太陽神薩維特里，發出的祈求。以下經文為喬瑟夫和莉蓮安所改編的版本。

智慧	原初寂靜	信心	迦梨女神	濕婆林伽
om.	bhur.	bhuvah.	svaha.	tat.
向造物之神祈求	物質界	天界	心界	祂

太陽	獻花	蓮花
savitur.	varenyam.	bhargo.
太陽神即是覺知意識之光	是最值得被追求的	光明

曼陀羅	禪定	寶盒	老鷹	合掌
devasya.	dhimahi.	dhyo.	yo nah	prachodayat
之神	願吾人專注冥想	以聰明智慧	所有人	光明普照均霑

噢！造物之神在一切眾生之中，願吾人專注冥想，那啟發我們、引導我們的神聖之光。

眾生喜樂自由咒

這段經咒來自吠陀經，祈求世上所有眾生皆得喜樂安康與自由。

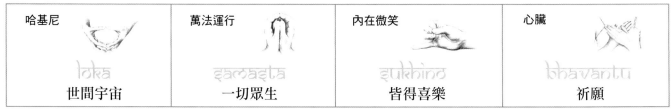

哈基尼	萬法運行	內在微笑	心臟
loka	samasta	sukhino	bhavantu
世間宇宙	一切眾生	皆得喜樂	祈願

願一切眾生皆得喜樂。

平安吉祥咒

此段吉祥咒源自《鷓鴣氏奧義書》，是一段普世通行的平安祈禱讚誦，特別是祈求師徒之間相處和諧。

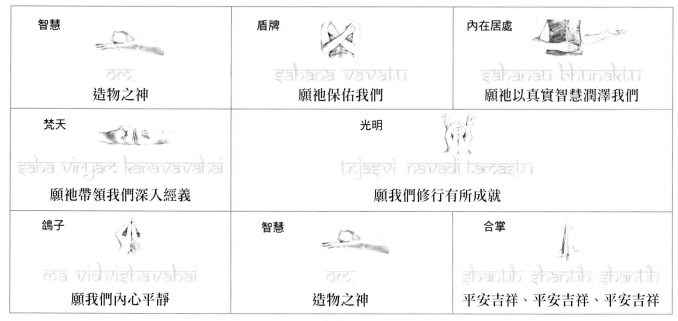

智慧	盾牌	內在居處
om.	*sahana vavatu*	*sahanau bhunaktu*
造物之神	願祂保佑我們	願祂以真實智慧潤澤我們

梵天	光明	
saha viryam karavavahai	*tejasvi navadi tamastu*	
願祂帶領我們深入經義	願我們修行有所成就	

鴿子	智慧	合掌
ma vidvishavahai	*om.*	*shantih. shantih. shantih.*
願我們內心平靜	造物之神	平安吉祥、平安吉祥、平安吉祥

轉生咒

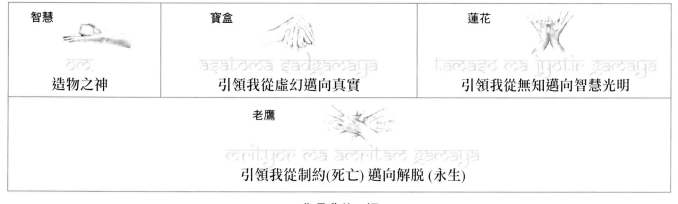

智慧	寶盒	蓮花
om.	*asatoma sadgamaya*	*tamaso ma jyotir gamaya*
造物之神	引領我從虛幻邁向真實	引領我從無知邁向智慧光明

老鷹
mrityor ma amritam gamaya
引領我從制約(死亡) 邁向解脫 (永生)

您是我的一切

合掌	吉祥	合掌
tvameva 您是	*mata cha pita* 我的母親和父親	*tvameva* 您是
合掌	哈基尼　　全心	合掌
tvameva 您是	*bandhush chasakha* 我的家人和朋友	*tvameva* 您是
合掌	智慧　　財神	合掌
tvameva 您是	*vidya dravinam* 我的智慧和財富	*tvameva* 您是
合掌	哈基尼　　心臟	
tvameva 您是	*sarvam* 我的一切　　*mama deva deva* 無限敬愛的神	

瑜伽治療與手印

瑜伽治療整合了瑜伽哲學、心理學和修練技巧，是屬於全人治療的一種特殊方法。它是針對有特定需要的個人或族群，比如高血壓、癌症，或是背痛患者所開發的一種療法。作為此領域的先驅，瑜伽整合治療中心（Integrative Yoga Therapy）已經發展一套獨特的十週治療計畫，每一個階段級別都有特定的學習主題，來幫助人們循序漸進恢復健康。

十週治療計畫的每一個級別階段，都包含了瑜伽整合治療十步驟。在這個治療過程中，瑜伽體式、呼吸技巧以及其他瑜伽技巧，分別扮演非常重要的治療角色。而手印和冥想肯定語的練習，對整個療癒過程尤具關鍵作用，因為它們能將每個階段的治療串連在一起，成為完整的療程。

瑜伽整合治療十步驟

十週治療計畫的每一個級別階段，都包含了以下十項步驟：

1. **報到**：概要回顧前一週學習的手印和主題，以及先前指派的作業。

2. **學習主題**：由瑜伽治療師介紹一個特定主題，以喚醒一個特定的核心品質或治療面向。

3. **覺知練習**：引導式覺知意識練習，幫助學員探索一個特定核心品質。

4. **分享**：學員在團體中分享個人經驗。

5. **手印和肯定語**：練習一個特定手印和肯定語，深入該級別所學習的核心品質。

6. **呼吸練習**：學習與這個主題相關的呼吸技巧。

7. **暖身和瑜伽體式**：針對特定身體狀況，練習適合的瑜伽體式，並以手印和肯定與冥想作為輔助，協助整合該主題。

8. **瑜伽睡眠法（引導式放鬆）**：每週介紹一個瑜伽睡眠法，與核心品質做深度結合。

9. **冥想**：每週的手印和肯定語練習，是冥想練習的基礎。

10. **結業**：每一位學員以一句話來總結自己的課程體驗。指派作業，其中必須包括練習手印和肯定語。

瑜伽整合治療中心的十週計畫

瑜伽整合治療健康心靈計畫（IYT Healthy Heart Program）是瑜伽整合治療中心的一個療程範例，其中手印扮演關鍵角色。

第一週：觀想最佳健康狀態 「我見到完美健康的新黎明即將到來。」 **核心品質**：新的可能性	黎明手印
第二週：減輕壓力 「我現在非常放鬆、非常自在。」 **核心品質**：放鬆	雙面手印
第三週：身體覺知力 「我信賴並尊敬我的身體。」 **核心品質**：健康的身體	大地手印
第四週：矯正體態 「我的身體和脊椎自然保持正直。」 **核心品質**：身體正直	脊柱手印
第五週：正確呼吸 「我的呼吸輕鬆順暢。」 **核心品質**：完全飽和的呼吸	信心手印
第六週：自我滋養 「我體驗到內在療癒的泉源。」 **核心品質**：自我滋養	內在居處手印
第七週：感官覺醒 「我的身體感官覺醒，每天都充滿活力。」 **核心品質**：生命活力更加充沛	哈基尼手印
第八週：感恩 「生命的每一個片刻都是寶貴的禮物。」 **核心品質**：感恩	寶盒手印
第九週：敞開心懷 「我的心跳與所有眾生同步脈動。」 **核心品質**：慈悲心	蓮花手印
第十週：生命的深層意義 「我與生命的深層意義一致無違。」 **核心品質**：生命目的和意義	合掌手印

手印的科學論證

馬修‧J‧泰勒博士（MATTHEW J. TAYLOR, PT, PHD）

這本書的出版，是手印學術立論的一大進展，因為它不同於以往，作者用一個更宏觀的視角，對於手印在人類身心健康上所能帶來的效用，做了非常有力的觀察和實驗。本書所提供的知識，將進一步鼓勵更多人以科學方法對手印進行深入探究，並發展出理論來解釋手印為何能夠對人類身心靈產生轉化效用。這篇附錄的主旨，就是要邀請更多人來深入探索手印這個議題。

手印書籍的出版概況

二〇一三年四月的一份出版評論發現，市面上居然沒有任何專門研究手印理論及其治療功效的書籍。雖然有一些關於昆達里尼能量的研究同時提到肢體動作、梵咒和手印，但是卻沒有任何一本書籍，是單獨論述手印的原理。瀏覽了幾本有關手印的書籍後發現，除了描述手印帶來的放鬆反應，以及用元素來解釋手印的可能效用之外，沒任何一本書籍和討論可以真正反映這個新興的神經科學，以及人體動作行為的複雜機制。

手印為什麼有效？

幾項最新的科學研究揭露，大腦功能和形式之複雜，已經無法單純使用左右腦模型、心智即頭腦，或是將大腦功能與部位的單獨解剖，來進行理解。本世紀初，許多關於表觀遺傳學、神經可塑性、人際心智的研究，原本只是推測，現皆已成為公認的事實。心理學的還原論針對手印的療效已經提出許多可能的解釋。以下就簡要提出幾個觀點，供大家進一步研究。

深入研究手印的幾點參考：

- 大腦皮質的運動區和感覺區（外在感覺系統），有將近三分之一是在我們的手部，相對的，只有不到三分之一是在我們的軀幹和身體末端。此外，研究也發現，位於腦島右前葉的內在體感系統更接近於原始的外在感受，因此透過手印將覺知意識導向內在，去感受身體的各種精微活動（比如：疼痛、溫度、瘙癢、嗡嗡聲、內臟感覺、血管舒張及收縮等等），會轉化成一種情感上的覺知，影響我們對於自身的主觀印象。

- 手指和手部相碰觸，可促進左右腦交叉控制與感覺運動的認知統合。透過透過高科技的動作分析和影像研究，針對特定目標動作對於生命品質及功能的相關程度，進行量表調查和報告。

- 有節奏的運動和聲音能抑制分離感和孤立感。可嘗試區別傳統手印和假動作或其他控制活動有何不同，來彰顯手印的效益，並討論是否這些傳統手印真能帶來特定效應。

- 認知重建和重新敍述生命故事，已證明可以帶來內部和外部的行為改變。而梵咒經義和手印符號則有助於改變敍事，影響前額葉和邊緣神經系統的活動。以改變為取向的治療團體，可嘗試從傳統解釋、神經科學解釋、混合解釋以及假解釋等各方面，來檢視單只用個人敍事以及同時使用手印所帶來的不同效果。

- 上肢位置和功能的改變，會影響人體姿勢的控制、呼吸的模式，並使自主神經系統產生改變。只要針對兩種不同的手印，分別進行肺活量、表面肌肉活動、胸腔與腹部的容積變化的簡單測量，我們就可以假設，可被觀察的生物力學測量與練習手印的主觀經驗（比如脈輪打開之後的能量振動變化），兩者之間可能存在的作用關係。

- 目前已知，持手印同時配合視覺影像的觀想，能改變身體動作以及身體內外在感知。將覺知意識集中在身體結構、內在精神品質以及純然的觀照，或是療癒結果的顯像，皆是可行的研究方向。

- 固定的練習動作會在大腦中形成突觸新生，統合並建立新的關聯，而不僅限於特定區域的活動。客觀觀照情緒反應，而不立即回應，能增強適應力、提升同理心。冥想已經被證實可以達到這些變化，可試著將這些「硬體佈線」詳細描繪出來，包括解剖學上的變化、刺激模式，以及主體行為變化。

- 手印能減輕痛苦和孤獨感。可針對特定族群（例如經常頭痛、背痛、胃食道逆流疾病等病患）進行實驗觀察和報告。

- 將注意力放在呼吸及身體和情緒感受，能改變基因表現，並促發放鬆反應。練習手印也許能產生類似的表觀遺傳學反應，無論是單獨練習或與其他靈修方法結合。

- 內在反思能力能提升創造力，並讓人更包容，更有慈悲心、耐心和同理心。將這些心理反應與經典手印相對照，非常值得研究。

手印研究的無限可能

以上幾點思考僅是敲門磚，希望能引起更多人深入去探究「手印為什麼有效」。如果能配合一些先進的測量技術（比如：MRI磁力共振成像、PET正電子掃描、身體意象評量、人體影像縮放、表面肌電圖），或是更強大的研究方法（定量、定性及其混用），透過軟體進行數據管理和統計分析，手印研究的潛能無可限量。

針對這個主題，想獲得更多資訊或進一步討論，請來信聯絡：

research@matthewjtaylor.com

手印名稱	核心品質	手印名稱	核心品質
1. 小指手印	連結大地	55. 顯化知識手印	安全感
2. 無名指手印	自我療癒	56. 內在居處手印	自我滋養
3. 中指手印	平衡能量	57. 鑽石手印	個人力量
4. 食指手印	心性敞開	58. 蓮花手印	無條件的愛
5. 拇指手印	聆聽內在聲音	59. 迦梨女神手印	靈性淨化
6. 哈基尼手印	統整合一	60. 三叉戟手印	非二元對立
7. 下軀幹手印	活絡下軀幹呼吸	61. 無限手印	合一意識
8. 中軀幹手印	活絡中央軀幹呼吸	62. 法輪手印	統合所有脈輪
9. 上軀幹手印	活絡上軀幹呼吸	63. 左脈手印	接納
10. 完滿呼吸手印	完滿呼吸	64. 右脈手印	活力四射
11. 原初寂靜手印	寂靜不動	65. 車輛手印	靈性合一
12. 下脊柱手印	定心	66. 盾牌手印	屏障自然力量之傷害
13. 脊柱手印	回正對齊	67. 吉祥手印	屏障負面能量
14. 上脊柱手印	開闊	68. 祕密手印	屏障限制性信念之傷害
15. 大地手印	顯化	69. 象神手印	庇佑生命的新起點
16. 精氣手印	生命能量的自由流動	70. 雙面手印	深度放鬆
17. 全心手印	尊重一切念頭與感受	71. 烏龜手印	減輕感官負荷
18. 知覺手印	喚醒內在觀照力	72. 臣服手印	放下
19. 內在微笑手印	開展正向品質	73. 黎明手印	迎接新的可能性
20. 形手印	強健骨骼系統	74. 鴿子手印	非暴力
21. 脊骨手印	緩解背部疼痛	75. 寶盒手印	真實正直
22. 魚手印	維護關節健康	76. 開掌手印	不竊取
23. 消解手印	平衡排泄系統	77. 財神手印	保留能量
24. 水神手印	強健泌尿系統	78. 獻花手印	不執取
25. 子宮手印	女性生殖系統健康	79. 淨化手印	淨化
26. 海螺手印	男性生殖系統健康	80. 四面手印	知足
27. 三神手印	和諧的人生轉換期	81. 拳頭手印	靈性紀律
28. 繁榮之神手印	消化系統均衡	82. 內觀手印	自我探究
29. 梵天手印	喚醒生命活力	83. 意識手印	臣服於神
30. 海洋手印	呼吸順暢	84. 身體手印	穩固又舒鬆的體態
31. 風元素媒介手印	最佳血液循環狀態	85. 擴展呼吸手印	擴張生命能量
32. 淨化下行氣手印	健康的心臟	86. 造物主手印	收攝感官
33. 廣大頭部手印	緩解頭痛	87. 灌頂手印	心靈集中
34. 老鷹手印	代謝平衡	88. 淨念手印	靜心冥想
35. 信心手印	對生命的熱情	89. 曼陀羅手印	精神合一
36. 托缽手印	紓解焦慮	90. 濕婆林伽手印	專一修行
37. 遍行氣手印	強健神經系統	91. 空無手印	敞開自己接受改變
38. 蜜蜂手印	強健免疫系統	92. 庇護所手印	信賴內在指引
39. 珍貴寶石手印	整體療癒	93. 祈願手印	真心納受
40. 地手印	大地的穩固性	94. 慈悲手印	慈悲心
41. 水手印	如水般流暢	95. 完全覺識手印	靈性辨識力
42. 太陽手印	火般的光明能量	96. 公豬手印	寂靜
43. 風手印	如風般輕盈	97. 夏克堤手印	喚醒靈性能量
44. 空手印	如空無般廣大無邊	98. 至上菩提手印	做自己的主人
45. 萬法運行手印	平衡所有元素	99. 時神手印	精神的自在解脫
46. 穩定之火手印	強健消化功能	100. 般若清淨手印	穩定身體和呼吸
47. 無懼和滿願手印	無所畏懼	101. 精神活力手印	允許一切念頭和感受
48. 湖泊手印	寧靜	102. 智慧手印	喚醒清明覺照力
49. 燦爛寶石手印	元氣活力	103. 禪定手印	不作意的禪定
50. 下行氣手印	具淨化作用的能量流	104. 獠牙濕婆手印	合一體驗
51. 命根氣手印	具振奮作用的能量流	105. 心臟手印	尋求神聖庇護
52. 智慧女神手印	具發散作用的能量流	106. 依持手印	接收生命的豐盛
53. 林伽手印	具澄清作用的能量流	107. 光明手印	培養皈依奉愛之心
54. 方向手印	周遍全身的能量流	108. 合掌手印	祈求與神合一

健康狀況	主要手印	次要手印
上癮症	內在居處	無名指，雙面，海螺，魚
注意力不足過動症	顯化知識	地手印，身體，大地，灌頂
過敏症	蜜蜂	合掌，完滿呼吸，哈基尼，法輪
貧血	脊柱	鑽石，財神，太陽，繁榮之神
憤怒情緒管控	蓮花	鴿子，全心，湖泊，內在居處
焦慮	托缽	地手印，顯化知識，雙面，臣服
氣喘	海洋	精氣，精神活力，擴展呼吸
背痛	脊骨	擴展呼吸（上），鑽石（中），子宮（下）
癌症	鴿子	雙面，祈願，哈基尼，內在居處
慢性壓力	臣服	地手印，雙面，顯化知識，湖泊
手腳冰冷	遍行氣	方向，法輪
感冒和流感	命根氣	蜜蜂，中軀幹，擴展呼吸
便祕	下行氣	消解，臣服，水手印，般若清淨
膀胱炎和泌尿系統疾症	水神	水手印，雙面，魚，海洋
失智與阿茲海默症	禪定	三叉戟，智慧，黎明，造物主，雙面
憂鬱	信心	蓮花，全心，擴展呼吸，時神
第二型糖尿病	中指	繁榮之神，法輪，哈基尼，鑽石
消化系統疾症	繁榮之神	穩定之火，鑽石，財神，內在居處
飲食失調	哈基尼	慈悲，內在居處，繁榮之神，顯化知識
纖維肌痛症	魚	湖泊，水手印，內在居處，遍行氣
慢性疲勞	鑽石	哈基尼，曼陀羅，萬法運行
頭痛與偏頭痛	廣大頭部	臣服，雙面，下行氣，顯化知識
聽力問題	空無	曼陀羅，時神，老鷹，空手印
心臟疾症	淨化下行氣	風元素媒介，蓮花，全心，內在微笑
高血壓	風元素媒介	顯化知識，雙面，下行氣，湖泊
腸躁症	消解	下行氣、臣服，湖泊，哈基尼
免疫系統問題	全心	蜜蜂，法輪，哈基尼，時神
失眠	雙面	下行氣、臣服，顯化知識，內在居處
更年期	三神	子宮、海洋、法輪、曼陀羅
多發性硬化與神經系統疾症	遍行氣	方向，哈基尼，曼陀羅，法輪
骨關節炎與關節問題	魚	水手印，遍行氣，海洋，內在居處
骨質疏鬆與骨骼問題	形	湖泊，地手印，原初寂靜，庇護所，脊骨
恐慌症	托缽	原初寂靜，海螺，內在居處，無懼和滿願
經前症候群與女性生殖系統疾症	子宮	海洋，魚，三神，湖泊
創傷後壓力症候群	內在居處	雙面，托缽，黎明，造物主，無懼和滿願
呼吸系統問題	擴展呼吸	海洋，夏克堤，精神活力，風手印
攝護腺與男性生殖系統疾症	海螺	般若清淨，下脊柱，下行氣
脊椎側彎	脊柱	脊骨，地手印，大地，庇護所，林伽
自尊問題	鑽石	財神，智慧女神，梵天，太陽，脊柱
鼻竇炎	蜜蜂	魚，精氣，內在居處
中風	左脈／右脈	法輪，哈基尼，曼陀羅
甲狀腺與內分泌問題	老鷹	時神，淨化，拇指
顳顎關節功能障礙	顯化知識	雙面，廣大頭部，魚手印
體重管控	梵天	智慧女神，拳頭，象神，太陽

Mudras for Healing and Transformation, Second Edition
by Joseph Le Page and Lilian Le Page
Illustrations by Sergio Rezek and Carlos Eduardo Barbosa
Copyright © 2014 Integrative Yoga Therapy
All rights reserved.
Chinese complex translation copyright © Maple Publishing Co., Ltd., 2020
Published by arrangement with Integrative Yoga Therapy
through LEE's Literary Agency

瑜伽手印大全

出　　　版／楓樹林出版事業有限公司
地　　　址／新北市板橋區信義路163巷3號10樓
郵 政 劃 撥／19907596　楓書坊文化出版社
網　　　址／www.maplebook.com.tw
電　　　話／02-2957-6096
傳　　　真／02-2957-6435
作　　　者／喬瑟夫
　　　　　　莉蓮・雷佩吉
翻　　　譯／黃春華
企 劃 編 輯／陳依萱
校　　　對／龔允柔
港 澳 經 銷／泛華發行代理有限公司
定　　　價／900元
出 版 日 期／2020年11月

國家圖書館出版品預行編目資料

瑜伽手印大全 ／ 喬瑟夫，莉蓮・雷佩吉作；
黃春華翻譯. -- 初版. -- 新北市：楓樹林，
2020.11　面；　公分
譯自：Mudras for healing and
　　　transformation
ISBN 978-957-9501-93-4（平裝）

1. 瑜伽

411.15　　　　　　　　109013337